洪善贻膏方经验集

林刚　主编

U0273792

中国中医药出版社
·北　京·

图书在版编目（CIP）数据

洪善贻膏方经验集 / 林刚主编 .—北京：中国中医药出版社，
2020.6

ISBN 978 – 7 – 5132 – 6056 – 5

Ⅰ.①洪… Ⅱ.①林… Ⅲ.①膏剂—方书—中国 Ⅳ.① R289.6

中国版本图书馆 CIP 数据核字（2019）第 297614 号

中国中医药出版社出版

北京经济技术开发区科创十三街 31 号院二区 8 号楼
邮政编码　100176
传真　010-64405750
保定市西城胶印有限公司印刷
各地新华书店经销

开本 880×1230　1/32　印张 9　字数 198 千字
2020 年 6 月第 1 版　2020 年 6 月第 1 次印刷
书号　ISBN 978 – 7 – 5132 – 6056 – 5

定价　49.00 元
网址　www.cptcm.com

社 长 热 线　010-64405720
购 书 热 线　010-89535836
维 权 打 假　010-64405753

微信服务号　zgzyycbs
微商城网址　https://kdt.im/LIdUGr
官 方 微 博　http://e.weibo.com/cptcm
天猫旗舰店网址　https://zgzyycbs.tmall.com

如有印装质量问题请与本社出版部联系（010-64405510）

序

膏方，又名膏滋方，属中医八种剂型之一，具有营养、滋补、治疗和预防等综合作用。膏方始于汉唐，近现代在江南地区广泛使用，因其服用方便，口感好，当今已越来越受到人们的青睐。

洪善贻教授是我校首届中医学专业毕业生，据我所知，他当年在校读书不仅学业出色，而且能歌善舞，是年级知名的文艺骨干。1965年毕业后，长期在宁波市中医院工作，从事医、教、研近六十载，学验俱丰。洪善贻教授临诊时以扶正为先，认为恶性肿瘤的本质就是"虚"，倡导扶正补虚贯彻在恶性肿瘤治疗的全程之中。在治疗肿瘤、老年病、脾胃病及其他慢性疾病中，提出"先调后天为要，后固先天为本"的原则，擅长从脾胃入手，调治疾病。强调未病先防、有病早治、既病防变、既愈防复的"治未病"思想，善用膏方。他先后担任宁波市中医院院长、宁波市中医药学会副会长等职。洪善贻先生现在是浙江中医药大学兼职教授，浙江省名中医研究院研究员，全国老中医药专家学术经验继承工作指导老师，享受国务院特殊津贴，浙江省名中医，中华中医药学会药膳专业委员会委员，为宁波市的中医药事业做出了突出的贡献，是我校出类拔萃的校友，也是我尊敬的学长。

《洪善贻膏方经验集》由宁波市中医院组织编写，全书分上、下两篇。上篇为理论篇，论述了膏方的渊源与发展简史、膏方的特点、处方原则、前期准备、组成与制作、临床应用、膏方应用中常见的问题及解决办法；下篇为实践篇，分未病先防、既病防变两大章，辑录近年来洪善贻教授典型膏方验案。未病先防章按年龄层次分类；既病防变章按疾病划分，主要涉及内科疾病，以呼吸、心血管及消化病的膏方应用最具特色。膏方验案均来源于工作室的门诊医疗，其连续复诊记录及洪氏手书方笺尤为珍贵。书中脉案书写、病史陈述、处方用药最大程度保持原貌，每案后均有门人所加的按语，阐述了洪善贻教授诊病思路、诊疗规律和用药特色。

　　随着人民群众生活水平的不断提高以及老龄化社会的到来，中医的膏方将会受到更加重视。《洪善贻膏方经验集》无疑会给中医药的同行提供帮助和参考。我与洪善贻教授相识多年，抚今追昔，感触良多。该书付梓前，有幸先睹为快，因而谨记数笔，以志祝贺，是为序！

　　　　　　　　　　范永升　己亥中秋于浙江中医药大学

目 录

上篇 理论篇

下篇 实践篇

上篇

理论篇

第一章　膏方的渊源与发展简史

膏方历史悠久，是中医学宝贵遗产之一，在保健卫生、防治疾病等方面起到很大的作用，其分类主要有外用与内服两类。外用膏方多用于治疗外科疾患或内病外治，内服膏方分为成药和膏滋方两类。目前医疗及日常生活中所提及之膏方多指膏滋方。

从现有医书的记载来看，制膏外用可追溯到我国现存最早的医学方书、长沙马王堆西汉古墓出土的《五十二病方》，据专家考证，书中记载的医学理论和治病方药，要早于《黄帝内经》，其中就有膏方的应用记载。但那时主要是将药与油脂调和成膏剂，以外用为主，治疗外科诸伤、痈疽、疮疡、皮肤疥癣等。如《五十二病方·诸伤》云："今伤毋般，取彘膏、口衍并冶，傅之。"《五十二病方·加》云："冶乌喙，炙羖脂弁，热傅之。"可见在《黄帝内经》以前的时代就有医家用动物油脂制成膏剂，涂在皮肤上，用以医治疾病。成书于春秋之前的《五十二病方》中，所取用的调膏油脂类已有羊脂、猪脂、牛脂、蛇脂及豹脂等多种动物油脂。并已经有"以清煮胶"（《五十二病方·大带者》）的方法，这种熬煮让水分蒸发而使药汁变稠的炮制方法，可以说是如今膏滋制作的雏形。

　　《黄帝内经》中保存 11 个药方，其中包括 2 个膏方，即《灵枢·痈疽》中的豕膏，治疗米疽，"发于腋下赤坚者，名曰米疽，治之以砭石，欲细而长，疏砭之，涂以豕膏，六日已，勿裹之"；《灵枢·经筋》中的马膏，对筋脉纵弛，"治之以马膏，其急者，以白酒和桂以涂其缓者"。从文中可以看出豕膏、马膏也都是外治涂膏。

　　内服膏方是由汤药（煎剂）浓缩演变发展而来，凡汤剂治疗有效者，皆可熬膏服用。东汉末年张仲景所著的《伤寒杂病论》中，记载了丸剂、散剂、膏剂、汤剂、酒剂、浸膏剂、糖浆剂、含化剂、粥剂、滴耳剂、洗剂等十多种剂型。在其《金匮要略》中的一些所谓"煎"，如《金匮要略·腹满寒疝宿食病脉证治》篇中的大乌头煎，《黄疸病脉证并治》篇的猪膏发煎，其制法已与现代膏方的制作方法十分相似，完全可以看作是最早的膏滋方，这也是膏滋方内服的最早记录。《金匮要略·腹满寒疝宿食病脉证治》中的大乌头煎，从它的煎取方法来看，是将药汁煎熬去水分，加蜜、胶制成，此膏类药即称为"煎"。"寒疝绕脐痛，若发则白津出，手足厥冷，其脉沉紧者，大乌头煎主之。""乌头（大者五枚，熬，去皮，不必㕮咀），上以水三升，煮取一升，去滓，内蜜二升，煎令水气尽。取二升，强人服七合，弱人五合，不瘥，明日更服。不可一日更服。"《金匮要略·黄疸病脉证并治》云："诸黄，猪膏发煎主之。猪膏发煎方，猪膏（半斤），乱发（如鸡子大三枚），上二味，和膏中煎之，发消药成，分再服。病从小便出。"

　　晋代葛洪《肘后备急方》诸膏方制剂一般是用苦酒（即醋）与猪油作溶剂，药制成后，既可外用以摩病处，又可内服。

　　到了南北朝时期，陈延之的《小品方》有单地黄煎，是最早的滋补膏方。陶弘景在《神农本草经集注》（约公元 500 年）中对膏药的制作做了详尽的说明，提出根据治病的需要来确定剂型和给药途径的理论："又疾有宜服丸者，宜服散者，宜服汤者，宜服酒者，宜服膏煎者，亦兼参用，察病之源，以为其制耳。"（《神农本草经集注·序录》）并规定了汤、丸、散、膏、药酒的制作常规，"凡合膏，初以苦酒渍取，令淹，溲浃后，不用多汁，密覆勿泄。云时者，周时也，从今旦至明旦。亦有止一宿者。煮膏，当三上三下，以泄其焦势，令药味得出。上之使迎迎沸仍下之，下之取沸静乃上，宁欲小生。其中有薤白者，以两头微焦黄为候。有白芷、附子者，亦令小黄色也。猪肪勿令经水，腊月弥佳。绞膏亦以新布绞之。若是可服之膏，膏滓亦堪酒煮稍饮之。可摩之膏，膏滓即宜以薄病上，此盖贫野人欲兼尽其力。"较详细地阐明了制膏的几大要点：首先尽量浸取药物的有效成分，煎煮时间相对要长，并用猪脂为收膏剂。另外，还指出，若膏剂在内服同时可以外敷的话，可将制膏的药渣用来外敷病处，以尽药力而不浪费。这些论述可以说为现代制膏工艺奠定了基础。

　　唐宋时期，朝廷非常重视医药的发展，并组织编写医方药书，使得中医膏方的加工和应用得到进一步的发展，膏方已由治疗向滋补强身、养生延老的方向延伸，并大多以"煎"冠名。如《新修本草》《备急千金要方》等书中膏方的记载已不鲜见，"杏仁煎""地黄煎""枸杞煎"即为当时一些补虚康复、养生延老的膏。《备急千金要方》关于膏方的制剂与给药途径与《肘后方》大体相同，但《千金方》中有个别"煎"方已与现代膏滋方完全一致，如卷十六的地黄煎，是一首滋养胃阴，并清虚热的膏方。

王焘的《外台秘要》载有以"煎"（即膏剂）命名的多张膏方，如卷三十一载"古今诸家煎方六首"，如鹿角胶煎、蒜煎方，有内服也有外用，但主要是用于治疗。这时期，大多医家把外敷药膏称为"膏"，而将内服膏剂称为"煎"。这些煎方实质上与现代膏滋方几乎一样，均被用作滋补强壮剂。当时的"煎"和"膏"是有区别的。

到了宋金元时期，无论滋补还是治疗所用，膏和煎已不刻意区分，膏方的叫法由"煎"逐渐向"膏"过渡，并以内服为主。南宋时洪文安之《洪氏集验方》收载的琼玉膏，是一首著名的膏方，时至今日，仍广为沿用。宋代的《太平惠民和剂局方》也收录有治病的膏方制剂，如助胃膏、钩藤膏均为内服之膏方。金元时期百家争鸣，医家分门，流派鼎立，各擅其长，疗疾补虚的膏方也在诸多医著中被记载。如《丹溪心法》之"藕汁膏"用黄连末、生地汁、牛乳汁、白莲藕汁各一斤慢火熬制治消渴。另有《东垣试效方》治疗偏头痛之"清空膏"，《世医得效方》之"地黄膏""蛤蚧膏"等。并已经引入食疗中，如最早的饮食卫生与营养学专著《饮膳正要》中已经提到赤赤哈纳（就是沙棘）如何做成膏剂的情况。

膏方发展至明清，已进入成熟阶段。医家大多注重血肉有情之物调补身体，认为能"延年益寿，填精补髓，发白变黑，返老还童"。膏方的名称，采用"某膏"的方式命名，膏方的制作方法——煎汁、浓缩、加糖蜜或胶类收膏，已成为大家所共识。临床应用膏方也日益广泛。明朝膏方取得了长足的进步，主要表现在广为各类方书记载，膏方数量大增，反映了应用的普及。不论是小型方书，或大中型的医学书籍，均载膏方。例如《摄生秘剖》是一本养生方书，书中膏方组成甚为简单，这也是该书的最大特色，如二冬膏、玄极膏、山莉膏三方。《赤水玄珠》所载膏方则组成较为复杂，如该书卷十之补真膏由二十九味药组成。这时期膏方已从药用延伸到膳食调养，如明代《御制饮膳调养指南》，用人参、生地、茯苓、蜂蜜制"琼玉膏"，用枸杞子制"金髓煎"，用天门冬制"天门冬膏"等，均规定以"慢火熬成膏"，对清代膏方的进一步发展产生了深刻的影响。

到了清代，上至宫廷御用，下至民间滋补养生，用膏方补养之风盛行。膏方已成为临床治疗疾病的常用手段，广泛应用于内、外、儿、妇科。其中许多膏方沿用至今，清代《清太医院配方》《慈禧光绪医方选议》《医宗金鉴》等书中对于膏方的记载比比皆是。膏方在清廷中的运用面之广、数量之多，可从《慈禧光绪医方选议》一书中窥见一斑。此书共收各种内服膏方30首，有用于保健抗衰老的菊花延龄膏，用于补益的扶元和中膏与扶元益阴膏，用于调治脏腑的润肺和肝膏、理脾调中化湿膏、加减健脾阳和膏、清热养肝和络膏等，还有用于治眼病的明目延龄膏等。膏方在治病、调补中都有应用。但膏药的理论，治病疗疾的机制尚未系统总结整理。直到清代吴尚先才系统地进行总结，其《理瀹骈文》是当时颇有代表性的膏方专著。书中对膏方的治病机制、应用方法，尤其在制备工艺上均进行了详细的论述和较完整的总结，他在《理瀹骈文》一书中说："今人但知痞癖用膏，风痹用膏，而不知一切脏腑之病皆可用膏。""余积数十年之经验，统会前人用药之旨，阅历十年，施送数万人，深知其效，故不惜为后告。"晚清的《张聿青医案》中列有膏方专卷，举医案27例，为历来医案类书所罕见，反映了当时膏方的盛行和为医家所注重。从《张聿青医案》第十九卷之膏方中，可见其用药讲究，配伍周细，注重炮制。更重要的是张聿青的膏方应用强调辨证而施，因人、因病处方。秦伯未曾谓其"论病处方，变化万端，不株守一家言"。

近代内外所用膏方日益丰富多彩。外用膏方多在中医外科，用以治疗骨伤、皮肤疮疡疾患为主，但亦有传承清代吴尚先之法，内病外治，用膏外敷以治疗诸如哮喘、腹水、肿瘤、痹证等各种内科疾病。而内服膏方更是受到众人的青睐，不但用于单纯滋补之用，而且是救治疾病、痼病缓图的有效治疗方法。如秘传噎膈膏（《种福堂公选良方》）用人乳、牛乳、蔗浆、梨汁、芦根汁、龙眼肉浓汁、人参浓汁各等分，入姜汁少许，隔汤熬成膏子，下炼蜜，每日徐徐频服，治气阴两虚之噎膈。如今也常用于癌症患者放疗或手术后气阴两伤者，可益气补血，养阴润燥，提高机体免疫功能。

现代膏方续有发展，历史悠久的中药店，如北京同仁堂、杭州胡庆余堂、上海雷允上等药店均有自制膏滋，如首乌延寿膏、八仙长寿膏、葆春膏、参鹿补膏等，制合方法，皆有其独特之长，在临床被广泛应用，在国内外都享有一定的信誉。许多著名老中医，均有配制和应用膏滋防治疾病的经验体会。如秦伯未老中医、蒲辅周老中医，在调理慢性病时，很喜欢用膏丸缓图，临床治验甚多。颜德馨教授根据自己的临床经验，一改膏方仅能滋补强身的局限性，将膏方作为一种剂型，治疗多种慢性病，取得良好疗效，并出版了《颜德馨膏方真迹》一书，在医界和患者中享有很高的声望。纵观古今，可见膏方源远流长。

除了上述补益膏剂之外，还有诸种具备其他功效之夏枯草膏、蒲公英膏、忍冬膏等，可谓丰富多彩，实为我国传统医学宝库中之一大宝藏，应当很好继承、整理、研究。

　　总之，膏滋药是一种重要剂型，经过了漫长的岁月逐渐发展而成熟起来，虽然其本身具有明显的滋补特点，但辨证论治、量体裁衣仍是其不可或缺的内涵，它仍将为人类的健康和长寿做出重要的贡献。

第二章　膏方的特点

　　膏方，是中药的一种剂型，就像我们常见到的丸药、汤药、冲剂、散剂一样，是中药的一种呈现方式。中医里的膏方，亦称膏剂、膏滋，是一种具有营养滋补和治疗预防等综合作用的中药内服制剂，属于中药丸、散、膏、丹等常用剂型之一。膏方是将中药饮片反复煎煮，去渣取汁，经蒸发浓缩后，加阿胶、龟甲胶、鳖甲胶等胶类药物来收膏，再加糖或蜂蜜制成的半流体稠状剂型。这种膏剂具有药物浓度高，体积小，药效稳定，服用方便，口感好，便于携带和长期服用等优点。

　　好的膏滋药非一般补品可比，这就要求开膏方的医生要有较深厚的中医理论与临床功底，而且对中医方药的配伍理论娴熟在心，这样才能根据患者体质不同与病情需要，按照中医的理法方药原则开出高质量的膏方。

　　膏方的处方是医师根据患者体质不同与病情需要、按照中医的理法方药原则拟就的。由于医生在处方时要综合考虑到既"疗疾"又"补虚"的双重性，因此膏方的中药药味要比通常的处方药味多。膏方的魅力在于它有着以下的独特之处。

（一）膏方的历史特点——内涵深蕴，历久弥新

膏方古已有之，是中医方剂的重要组成部分，在我国有着悠久的历史。最早的内服膏方记载可以追溯到汉代张仲景的《伤寒杂病论》。但是人们对膏方并不像草药汤那么耳熟能详，这与膏方不同寻常的历史密切相关。

虽说从汉代就有了用内服膏方治病的记载，但因在唐代膏方由治疗向养生方面延伸，富贵人家多用膏方来滋补强身。对于普通百姓，由于膏方制作工艺讲究，内多含滋补的名贵药材，所以在民间用膏方的较少。到了宋代，膏方的用途日益广泛，既用于滋补，又用于治疗，明清时代更是发扬光大，如《清太医院配方》就收录了很多著名的抗衰老滋补膏方，其中就载有十分受慈禧钟爱的菊花延龄膏。

膏方的历史使其披上了只重滋补的外衣，其实膏方是中药的一种剂型，药物选择与组方有别于单纯"强身健体"的方法，也有别于一般的"补品"，是在"辨病"与"辨证"的互补下，根据个体差异进行立法组方。这里的"补"实质上是调治、调养，此中"调"是关键，不足者补之，多余者泻之，抑其强扶其弱，不相协调者衡之。经过一番调理，使人体达到内稳的阴阳平衡健康状态，只是膏方传统立意在于平调、缓图、长效，类于"润物无声"，对于体质虚弱者和慢性病患者更为适宜，所以长此以往导致人们认为膏方只用于滋补的误解，实际上膏方的作用涵盖了补虚和疗疾两方面，对慢性病的调治有相对优势。膏方既能滋补强身、抗衰延年，又能治病纠偏，可广泛用于防病治病和养生保健。

膏方之治虽然不是只重滋补，但传统上因其常含有一些血肉有情之品，确实偏于滋补。中医学认为，"正气存内，邪不可干，邪之所凑，其气必虚"，正气虚损是人体发病、衰老的重要内在因素，所以通过进补可以扶植体内气血阴阳等正气不足，改善体质，减少和避免疾病的发生和发展。膏方之缓补慢调，能补气养血，调畅经络，调动人体的自我防御功能，特别适用于因病致虚、因虚致病的慢性虚弱性疾病，和未病先防，需要增强体质的亚健康人群。对于一些顽固性、消耗性的疾病，也可以按照补中寓治、治中寓补、补治结合的原则，以达到治病调养结合，加快疾病痊愈的目的。

膏方偏于补益，宜藏，与冬之收藏相应，冬季进补，事半功倍。但是临床上虚弱及其他病证并非只发于冬季，如手术后所致的体质虚弱，妇女产后的气血不足，因虚所致的失眠、眩晕等病证在任何季节均可能发生，根据膏方之治涵盖补虚和疗疾两方面和中医学"虚则补之，实则泻之"的理论，有是病，用是药，对于体虚和体内有实邪的患者，一年四季都可以选择适宜的膏方内服，以达到补虚和祛邪的作用。因此，服用膏方并非只限于冬季，而是根据病情需要，四季皆宜。

（二）膏方的养治特点——缓补慢调

"缓补慢调"是保养生命、调治慢性病的真谛所在。中医学认为，很多慢性病和亚健康者多属于"久病"的范畴。"久病多虚"或是"虚实夹杂"，这是因为机体在长期与疾病做斗争或长期劳心劳力的过程中消耗了人体的正气。膏方也多用于老年人的调摄和治疗，因为老年人精气衰，"精气夺则虚"，老年人适应能力和抵抗能力都低下，正常气候变化对年轻人可能不成为致病因素，但对老年人就可能成为诱发因素。老年人脏腑功能低下，活动量小，故饮食稍多一点，或摄入硬黏食品，或微有不洁生冷食物，便可发病，有的表现为运迟脘胀，有的表现为消化不良。老年人遭遇意外的精神刺激时，应激能力也比较低下，因七情所伤患病者甚为多见，老年人因暴怒、暴喜而暴死者屡见不鲜。

中医药学认为，汤者荡也，散者散也，丸以缓调于中，胶则填精益气。诸膏能补气养血，包含着"救偏却病"双重作用。因病致虚，因虚致病，可用膏方。慢性、顽固性、消耗性的疾患，亦可用膏方来调养，所以膏方不同于其他补药、补方，它具有补中寓治、治中寓补、补治结合的特点。治疗时只有先扶助人体的正气，然后才能祛除邪气，或者扶正祛邪同时实施并以扶正为主。什么时候正气扶起来了，什么时候邪气才能被赶出去，这是在增进机体活力，让机体以自身的活力去消灭疾病。因此，常常需要调养很长一段时间，这样在药物的作用下将人体的正气慢慢补足唤醒，是一种按照自然规律来治病养生的方法。

膏方的传统立意就在于缓补慢调，润物无声。所谓的缓、慢并非怠惰，不是放慢速度和拖延时间，而是优雅从容地从根本上调理，激发机体的自愈功能，从而达到"阴平阳秘，精神乃治"的最佳状态。缓、慢诠释着主动健康的理念，践行着中医的"正气存内，邪不可干"与"天人相应"的健康观。

总之，膏方应用正确，能使人的精力充沛，精神愉快，对于延年益寿，有着奇特的功效。只要服用合理，就能使有病虚损者逐渐痊愈，使无病者正气旺盛，身体健康，减少疾病。

（三）膏方的制作特点——晶莹剔透，厚积薄发

从外观上看，熬好的膏方用晶莹剔透来形容再合适不过，如此惹人喜爱的外表来自人们的精心熬制和其中包含的物华天宝。

《说文解字》云："膏，肥也。膏者，脂也。凝者曰脂，释者曰膏。"《春秋》谓："膏者，神之液也。"膏意指那些肥沃、甘美，具有润泽和滋润作用之物。"释者""液"均指膏的特性凝而不固，常借指物之精华，故蕴含有滋润、缓和、润泽的意思。

"熬"并非一蹴而就，而是慢工出细活。首先将配好的药物根据其性质不同分别置于有盖的容器内浸泡，还要注意到有的药物需要先煎、后下、分冲等，特别是对于名贵、细料药及胶类药更要另器浸泡，而后三煎其药，过滤取汁，再将过滤净的药汁倒入锅内，蒸发水分，让药汁慢慢变得稠厚成为清膏，接着把烊化开的胶类与糖（以冰糖和蜂蜜为佳）倒入清膏，放在小火上慢慢熬炼，并且要不断搅拌，直至能扯拉成旗或将膏汁滴入清水中凝结成珠。收膏的同时，可以放入准备好的药末（如人参粉、鹿茸粉、胎盘粉等，要求药末极细），充分搅匀，也可以根据需要加入核桃肉、桂圆肉、黑芝麻等一起收膏，再将熬制好的成膏分装收藏在瓷罐内。

经过细心熬制而成的一料膏方少则可以服用半个月，多则可以服用3个月。经过炼制的膏方呈半流体状态，其外表晶莹剔透，柔美可爱。其内含有的药物浓度高。

细细地熬，厚聚物之精华；慢慢地品服，缓调体之偏颇失衡，填补气血精液之不足，为我们的生命保驾护航。

（四）膏方的组方特点——个性化膏方，量体裁药

膏方大多由复方组成，膏方的药味相当多，一般在 20 ～ 40 味，属大方、复方，而且服用时间较长。因此，制定膏方更应注重针对性，即注重辨证论治，也就是要针对患者的体质类型和疾病的性质，经辨证后配方制膏，一人一方，量体用药，才能达到增强体质、祛病延年的目的。其组成看似庞杂，实属井然有序。医家根据患者的具体病情拟定膏方，可以结合不同禀赋与病证而选用相应药物，随症加减，其功效甚于市售之补膏，这是因为所服膏方，乃是辨证施治，而非见虚蛮补。

膏方为大剂补养，常服食达一月以上，为转变患者之体质，调节其病理状态，实现治疗目标，必定深思熟虑，兼顾虚实。膏方的组成，既属复方，则以选方为第一步。例如补法，先确定益气、养血、温阳、滋阴之方为基础，痰多的佐以化痰，气郁的佐以理气，湿盛的佐以化湿，热重的佐以清热，血瘀的佐以活血，善于随症化裁，有是病证，用是方药。同时膏方多滋腻，又须时时顾及脾胃，因脾胃为消化系统，有助运化之功，倘若忽视消化功能，一味蛮补，脾胃既伤，非但无益，更有害处，适得其反。

另外，膏方中多含有补益气血阴阳的药物，其性黏滞难化，若不顾实际情况和个体差异，一味纯补峻补，则可能妨碍气血的流畅，于健康无益，甚至会吃出病，因此辨证配方，十分重要。

服用膏方不仅强调个体化的辨证论治，而且还十分强调不同人群因年龄、性别、生活境遇、先天禀赋、后天调养等不同而各有差异，故选方用药也因人而异。如小儿为纯阳之体，不能过早服用补品，如果确实需要，多以甘淡之品调养；中年人则多补泻

兼施；老年人则以补养为主。

　　同时，四时之气的升降浮沉对疾病也会产生不同的影响，在配制膏方时，还应根据病情和气候，采用相应的四时用药法，随证应变。

（五）膏方的口味特点——良药爽口，老少皆宜

　　提起喝汤药，人们首先想到的是它那苦涩难闻的味道，在感叹良药苦口的同时又有些望而生畏。特别是一些慢性病患者，长期喝汤药都喝怕了，一提起汤药就叫苦连连。膏方制剂是以毒性小、反应小、用量小的"三小"为指导方针，追求高效、速效、长效的"三效"目标，以及符合生产、运输、贮存、携带、服用均方便的"五便"要求而发展的中药制剂。将中药制成膏方后，可以减少体积，使患者既得到对证用药的便利，又省去煎药的麻烦，服用方便，节约时间。膏方长期服用的用量一般还比中药汤剂小，可节约大量药材。它的发展正是当今社会的需要。随着时代的发展，生活节奏不断加快，社会已步入老龄化。老年人需要便捷、高效的膏方调治不言而喻，中青年上班族迫于日趋紧张的竞争压力和繁忙的工作，不时出现乏力、紧张、焦虑、失眠等亚健康的状态，不及时纠正会导致大病的出现，因而对于调治亚健康的状态，膏方不失为一个简便的途径。相信流传千百年来的膏方同样会深受当今人们的青睐。

　　中药的剂型表面上看是一张处方的不同表现形式，实则不然，因为不同剂型有不同的使用特点，同一种药物剂型不同，作用有时也不同。选择合适的剂型是为了发挥药物的最佳疗效，减少不良反应，以及便于使用、贮存和运输。如藿香正气丸，其药

效持久，但吸收较慢，服药量相对较大，多用于成年人，而藿香正气软胶囊，在胃肠道中崩解快，疗效较丸剂、片剂吸收好，含油量高，稳定性好，剂量准确，儿童服用尤为方便。

内服膏剂多适用于需要长期进补的慢性虚证和需要长期调理的慢性病患者，这类人群一般宜于缓治久服，膏剂这种剂型对他们来说服用起来就十分方便。首先制作一料至少可服用1个月左右，免去了天天煎药之苦；其次，膏方在制作过程中多采用冰糖、阿胶、蜂蜜、鹿角胶等胶糖类作为基质和矫味剂，即使是针对糖尿病患者的膏方也加入了木糖醇等一类的矫味剂，所以制作出来的膏方不仅看起来晶莹剔透，而且口感好，无汤药的难闻苦涩，浓缩了药物精华，服用方便，易保存。

第三章　膏方的处方原则

膏方的组成必须充分体现中医辨证论治和理、法、方、药的传统特色，要用中医的基本理论进行辨证分析和指导临床实践，而不是罗列一些症状，头痛治头，脚痛治脚。而且膏方一般由三十味左右的中药组成，属大方、复方范畴，且服用时间较长，因此，制定膏方更应注重针对性。所谓针对性，即应该根据患者的疾病性质和体质的不同类型，经辨证后配方制膏，一人一方，量体用药，方能达到增强体质、祛病延年目的。其处方原则有以下几点。

（一）重视脉案书写，辨证立法

膏方的脉案，习用毛笔在折叠式方笺上书写，它既是中华文化的艺术结晶，又能体现中医辨证论治的内涵。由于膏方不仅是滋补强壮的药品，更是治疗慢性疾病的最佳剂型，所以膏方的制定，首当重视辨证论治。医家应从患者错综复杂的症状中，分析其病因病位，正气之盛衰，病邪的深浅，探求疾病的根源，从而确定正本清源的方药。这套理、法、方、药的中医特色，必须全面体现在膏方的脉案中，切忌"头痛治头，脚痛治脚"。

（二）分析体质差异，量体用药

专业医生开具的膏方，一人一方，针对性强。不同人群因年龄、性别、性情、劳逸、起居环境、先天禀赋、后天调养等不同而有体质上的差异。医生根据患者不同体质特点和病情不同症状、体征进行详细诊察与辨证，将望、闻、问、切四诊合参，从整体出发，辨证择药配伍施膏，充分体现了因人、因时制宜的个体化处方原则。

人体体质的减弱，是病邪得以侵袭，导致疾病产生的主要原因，而体质因年龄、性别等不同而异，故选方用药也不尽相同。如老年人脏气衰退，气血运行迟缓，膏方中多佐活血行气之品；妇女以肝为先天，易于肝气郁滞，故宜辅以疏肝理气之药；小儿为纯阳之体，不能过早服用补品，14岁之前以健运脾胃为主，14岁之后也仅宜六味地黄丸之类。先贤秦伯未先生开膏方，总以白术、山药为君，颜亦鲁先生不轻易为孩童开膏方，偶尔为之，也不过以南沙参、白术加六味地黄为主，均具法度。

（三）扶正补虚，调治兼施

明清以来，膏方应用逐渐偏重于补益，虚而不足以补之。补益药是膏方最主要的组成部分，是膏方处方中的主体。另外还要兼顾个体的既往病史及现病史，在辨证的基础上配伍祛邪治病疗疾的药物。人体在正常生理状态之下，阴阳是处于"阴平阳秘"的状态，即阴阳的对立、制约和消长取得动态平衡，如果这种动态平衡被打破，就导致阴阳失调而发生疾病，这里所讲的阴阳失调概括了脏腑、经络、气血、营卫等相互关系的失调，所以说气血阴阳、五脏六腑之间原有动态平衡的破坏是导致疾病发生的关

键因素。利用药物的偏性，来纠正人体阴阳气血的不平衡，以求
"阴平阳秘，精神乃治"，是中医养生和治病最基本的思想，也是
制定膏方的主要原则。临床所见，中老年人，由于脏气渐衰，代
谢乏力，而呈现虚实夹杂的病理状态，对此若一味投补，补其有
余，实其所实，往往会适得其反，所以膏方用药，既要考虑"形
不足者，温之以气，精不足者，补之以味"，还应根据患者的症
状，针对瘀血、痰浊等病理产物，适当加以理气活血、祛痰化浊
等之品，疏其血气，令其条达，而致阴阳平衡。注重对患者脏腑
气血阴阳的综合调治，也达到了补虚扶正的效果。

故制定膏方时，应"谨察阴阳所在而调之，以平为期"，"必
先五胜，疏其血气，令其条达，而致和平"（《黄帝内经》），从而
达到人体精之充沛、神之安逸、气之行畅、血之通利。古今善用
膏方的名医大家拟处膏方时，往往调补与治病并施，寓攻于补，
补攻兼施，达到纠正阴阳、脏腑、气血偏盛偏衰的作用，最终达
到使人体阴平阳秘、气血调和、脏腑健旺的目的。

（四）配方动静结合，通补相兼

膏方中补益药是主体，但大多补益药属厚味滋腻之"静药"，
若素有脾运不健者，易使脾胃运化受阻。脾胃是先天之本，再好
的膏滋药，如果脾胃功能差，不能很好地消化吸收，就起不到补
益作用，还会产生积滞不消、助湿生痰、气机壅滞的不良反应，
如出现胃脘胀满、食欲不振，对膏滋药难以吸收。因此，在膏方
组方布药时应考虑配伍芳香健脾、助运开胃、辛香行气之品，苍
术、白术、陈皮、砂仁、枳壳、佛手、香橼、茯苓等均为常用之
品。这些药具有走窜流动之性，属于"动药"，能起到补而不滞

的作用。一张好的膏方，药物组方配伍上"动静"结合，主次有序，则有利于脾胃健运，精气血化生，药物得以运化，膏方才能发挥出应有的功效。

清代名医叶天士曾谓："胃以喜为补。"口服膏方后，胃中舒服，能消化吸收，方可言补。故制定膏方，总宜佐以健脾运胃之品，或取檀香拌炒谷麦芽，以醒脾开胃，或用枳壳、桔梗，一升一降，以升清降浊，或佐以苍术一味，其气辛香，为运脾要药，加入众多滋腻补品中，则能消除补药黏腻之性，而起赞助脾运吸收之功。中医习惯在膏方进补前，服一些开路药，或祛除外邪，或消除宿滞，或运脾健胃，处处照顾脾胃的运化功能，确具至理。

第四章　膏方的前期准备

由于膏方具有防治结合、全面调理、因人而异、针对性强等特点，深受老百姓的欢迎和青睐。但是要开出一张疗效确切的膏方，并非易事。中医界素有"宁看十人病，不开一膏方"之说。洪老认为，开膏方的疗效，固然取决于医者的中医功底，也离不开必要的前期准备。总结起来有以下几点需要注意。

（一）调查先行，掌握病情

洪老设计了一张"膏滋药服用者观察登记表"。开膏方前，必定将此表交给服用者，并嘱其认真填写除外舌象和脉象的栏目。

表格的第一部分，是一般情况登记，包括姓名、性别、年龄等一般信息。第二部分是主诉，要填写就诊者自觉的主要症状或不适。第三部分列举了很多的症状以供选择，包括头晕或耳鸣、眼花、心悸心慌、失眠、记忆力减退、乏力、气短、易感冒、动则汗出、痰多、上腹胀闷或痛、胸闷或痛、腰膝酸痛、尿频或夜尿多、潮热或烦热、手脚心发热、毛发易脱、肢麻、性功能减退、情绪低落、焦虑紧张或多愁善感等32项。每个人要根据自己的情况选择有或者无，如果是有此症状，还要根据轻重程度分别用 +、++、+++ 来表示。第四部分也是症状情况，包括形体、面色、口唇、口感、四肢、大便、小便、月经及带下等。第五部分，是个人的嗜好，有无烟、酒、浓茶的喜好，以及口味上有无辛辣、咸、甜的爱好。第六部分则是过敏史，有无服用药物、食物的过敏史，服用其他补益剂有无不良反应等。第七部分针对以往曾服用膏方者，具体记录服用后的疗效和身体反应情况。最后还要由医生填写舌象、脉象、血压等情况。

洪老认为，膏方用药品种多、用量重、疗程长、费用高，既要辨证，又要辨质（体质），要开一张膏滋药处方，相对来说更为复杂、更为困难。先辈秦伯未先生指出："膏方则大剂补益，服饵必一二月，设非深思熟虑，必使偾事，尤为难之又难，慎之慎之。"因此洪老一直强调，要认真全面地了解病情，详细分析辨证，才能切中病机，开出有针对性的膏方。

（二）精心准备，理清思路

"膏方非单纯补剂，乃包含救偏却病之义。"准备服膏者认真填好表格交给洪老，洪老还要花很多的时间来准备。在开膏方前几天，他会依据患者填写的表格内容精心归纳，对这个就诊者的情况做全面的分析。首先针对求诊者的情况，目的是治病还是调理，分清主次轻重。如因病致虚，以病为主，主要针对原有慢性病，治病为君，调理为臣；如因虚致病，以虚为主，主药为调理体质，臣药治病。其次按照八纲和脏腑辨证进行症状分析，辨寒热、虚实、气血、脏腑、阴阳，大致分析出他的疾病辨证和体质辨证。在此基础上，再具体考虑调补和治病的基本原则。再次，如果是以往曾在他这里服用过膏方，他还要在以往留下的膏方档案中找出原来的处方资料，这样的资料他已经积累了近十年，他会根据登记表的症状变化以及处方用药来判断以往的疗效优劣，清楚地知道哪些症状明显改善，哪些方面用药尚需加强，进而大致拟定本次的用药原则。最后，如果发现部分患者填表马虎，需在膏方门诊中补充询问哪些内容，都做到心中有底。

（三）清障探路，开路为先

在正式开处膏滋药前，洪老还会让部分初诊病人服用 1～2 周的汤剂，也就是常说的"开路方"。洪老认为开路方的作用有三个方面：一可清障。对于感冒、咳嗽之类外邪未尽的患者，不宜盲目进补，否则有关门留寇之虑，因此要先服用祛邪解表、化痰清热之剂，使邪气得除，方能进补益之膏方。二可助运，对于平素纳差、腹胀者，先服以健脾开胃助运汤剂，以改善脾胃的消化和吸收功能，这有利于以后膏滋药的吸收，从而可以提高膏方的疗效。三可探路。对于临床病情较为复杂，一时难以确定理法方药的患者，先用汤剂试投，了解患者的体质和病证。如果试探性汤剂效果良好，可以在膏方中有针对性地拓展应用药物组合，取得更满意的疗效。如果试探性汤剂效果不佳，所服汤剂再次调整方向，这样开出的膏方会辨证更准确，疗效更可靠，也能减少不良反应的发生。

（四）细致诊察，保证质量

要将膏方的不良反应降到最低，取得最佳疗效，全面详细地了解临床症状，审慎地分析体质、证候是关键。尽管事先做了充分的调查问卷，洪老开膏方时仍是一丝不苟。先对患者所填表格内容进一步核实，以避免部分患者因家属代填，病情交代不全面，或者有填写不全面、不准确的情况。然后面对就诊者再次进行详细的望、闻、问、切四诊补充，并再次对患者既往看病用药和服膏方情况全面了解，以便确定最终病机病证。

　　现在为了追求经济效益，个别医院和商家大力推广膏方，有时不管制剂条件，也不精选有经验的医生，一哄而上，把开处膏方等同于普通的门诊。正如国医大师颜德馨所言："个别医者之制膏方，手挥目送，其速度与一般门诊相等，规范先失，遑论效果？！"虽然经过充分精心的膏方前期准备，洪老仍在膏方门诊中严格控制就诊者的数量，一般半天只看十位左右。给每位就诊者都预留了充分的诊察和交流的时间。洪老准备充分、精益求精的认真态度，似一场战役之布兵排阵，周全缜密，是其膏方疗效确切的保证。

附表：膏滋药服用者观察登记表

姓名		性别		年龄		职业	
单位或住址				手机或电话		QQ号	
主诉							
症状（一）	头晕或耳鸣		眼花或眼干		心悸或心慌		失眠	
	记忆力减退		精神差		易乏力		气短或懒言	
	音低无力		动则汗出		易感冒		胃口差或少味	
	痰多		腹部肥软		面额或鼻部油腻		上腹胀闷或痛	
	胸闷或痛		胁胀或痛		腰背怕冷		腰膝酸软或怕冷	
	尿频或夜尿多		潮热或烦热		手足心发热		盗汗	
	毛发易脱		肢麻		性功能减退		出血或易见青紫斑	
	情绪低落闷闷不乐		焦虑紧张或多愁善感		常欲叹气		喉部有异物感	
	其他							
症状（二）	形体	胖、瘦、一般		面色	红赤、苍白、萎黄、晦滞或见斑			
	口唇	色：淡白、暗紫、红润或唇干		口感	干渴喜饮、干不欲饮、口甜黏、口和			
	寒热	怕冷喜热、怕热喜冷		四肢	冷、热			
	大便	干秘、稀溏、一般		小便	短赤、清长、一般			
	月经	先期、后期、无定期、痛、闭、断		带下	色：黄、白			

续表

个人 嗜好	烟		酒		浓茶		油腻	
	辛辣		咸		甜		其他	
过敏史								
服膏方（或补品）后情况								
舌象		脉象				血压		

填写说明：

1. 主诉栏：填写主要症状表现或来诊要求。

2. 症状（一）栏：各项症状不同，分别用＋（轻）、＋＋（中）、＋＋＋（重）表示。

3. 症状（二）栏：在各项症状的表现处打"√"。

4. 个人嗜好栏：在有该项嗜好的空格内打"√"。

5. 有过敏史：请在栏内用文字表达。

第五章　膏方的组成与制作

（一）膏方的组成

膏滋药一般由中药饮片、细料药、胶类、糖类及辅料（包括矫味品）五部分组成。

1. 中药饮片

中药饮片是膏滋药的主体部分，是医师通过四诊详细辨证分析后，按照君臣佐使的配伍原则，根据患者体质和病情需要开具的药物，与一般门诊处方相比，膏滋药处方具有药味品种多、剂量大的特点。一方面要考虑到"疗疾""补虚"的作用，避免药力不足，影响效果；一方面也不能盲目追求处方大而全，使品种过多，剂量过大，造成中药材的浪费，一般而言以在 1 个月左右服用完为宜。需要注意的是有些中药有腹泻、肝肾损害等副作用，膏滋药中应尽量少开，例如首乌、夜交藤、泽泻、仙茅、附子、细辛、苍耳子、全蝎、蜈蚣等。

2. 细料药

细料药是参茸类和其他贵重药物的统称，又称为贵细药，是膏滋药中体现补益虚损功效的重要组成部分，大多数贵细药需要单列处理。贵细药品种的来源主要有以下几个方面：

（1）参类：如西洋参、生晒参、朝白参、红参、山参、别直参。

（2）贵重动物类药：如羚羊角、鹿茸、鹿鞭、紫河车、海马、海龙、蛤蚧、珍珠粉、金钱白花蛇等。

（3）贵重矿物类药：如琥珀粉等。

（4）贵重植物类药：如西红花、川贝、石斛、三七、红景天等。

（5）贵重菌藻木耳类：如冬虫夏草、灵芝、灵芝孢子粉等。

（6）药食两用补益药类：如黑芝麻、核桃肉、龙眼肉、大枣等。

另外有些特殊来源的中药如鲜竹沥、青黛等也可单列处理。

需特别注意的是，石斛粉在收膏时会先吸水后出水，易导致膏药发霉，故临床应尽量避免使用石斛粉，如病情需要可用鲜石斛代替。其他粉剂如三七粉、河车粉等尽量少于100g，过多则会影响口感。

在加工时，大部分细料药可以在收膏时直接加入，需要煎煮的细料药应采用另炖、另煎、烊冲、对入、打粉等方式入膏，以达到物尽其用的目的。细料药补虚力强，但也不是多多益善，应合理选用，避免浪费贵重药材以及增加患者的经济负担。

3. 胶类

胶类不仅是膏滋药中补益虚损的重要组成部分，而且有助于膏滋制剂的固定成形。一般有阿胶、龟板胶、鳖甲胶、鹿角胶、黄明胶、鱼鳔胶等。各类胶按其不同的功效特点，临诊辨证使用，可一胶单用，也可按一定的比例数胶合用。其中阿胶性平，味甘，能补血止血，滋阴润肺，适用于肺阴不足及血虚诸证，是膏滋药中应用最为广泛的一种胶类。但阿胶黏腻，有碍消化，故兼有胃病而中脘痞胀者应减量使用，若痰多黏稠者则应酌情改用其他胶类。如病情需要，通常在阿胶的基础上，加用龟板胶滋阴潜阳；鹿角胶补肾益精，壮其元阳；鳖甲胶补肾滋阴，破瘀散结。洪老指出，鳖甲胶除养阴清虚热外，兼有通利血脉、破瘀散结之功，对于动脉硬化、"三高"、肝硬化以及各种肿瘤稳定期的患者尤为适用。目前阿胶价格昂贵，若仅仅用来收膏，推荐使用黄明胶，虽补益力量稍弱，但无阿胶滋腻之嫌，关键是其价格低廉，仅此一项就可为患者节约数百元费用，可谓是价廉物美。胶类一般控制在 200～400g 为宜，一些低糖或无糖的膏方，可适当增加胶类用量，总量 400～600g，以保证收膏。

4. 糖（蜜）类

糖（蜜）类能调味，且具有一定的补益、滋润作用，另外也有助于膏滋制剂的固定成形，增加稠厚度，防止膏剂变质。常用红糖、白糖、冰糖、赤砂糖、饴糖、蜂蜜等，对有低糖摄入要求的特殊人群，可选择低热量的替代糖如木糖醇、元贞糖等。其中红糖偏温，可补血祛寒；白糖偏寒，可润肺生津；饴糖甘温，能和中补虚，生津润燥；冰糖亦可养阴生津，对于肺燥干咳者尤为适用；蜂蜜甘平质润，能益气补中，润燥止痛，适用于脾气虚弱，肺虚久咳，还可润肠通便。糖、蜜等总量以 200g 左右为宜（清膏另计），尤其对于有代谢性疾病的患者，处方更要注意控制糖类的总量，不能过分追求改善药味，增加口感，以免对基础疾病产生不利的影响。由于各种糖在有水分存在时易发酵变质，故用于收膏的糖类在制备膏滋药前都应加以炼制，以免出现"返砂"现象。

5. 辅料及矫味品

常用辅料为黄酒，黄酒是良好的有机溶媒，用于浸泡溶解阿胶等动物类药胶。酒本身有一定的活血化瘀、温通经脉的作用，且能化解动物胶的腥膻味。

矫味品主要有黑芝麻、核桃肉、枣泥、桂圆肉等，味多甘甜，能掩盖中药的苦味，且具有一定的补气、益血、滋润、安神等作用。其总量尽量控制在 500g 以内。

（二）膏滋药的制作

工艺流程：

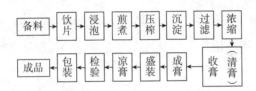

1. 物料准备和预加工

（1）核对：制膏前应仔细核对饮片、贵细药、胶类、糖（蜜）类及辅料的品种、剂量，检查是否有配伍禁忌、用药禁忌等。

（2）分类加工处理：饮片一般无须特殊预加工，如党参、茯苓、白术、黄芪等。

贵细药宜单独加工处理。①另煎对入类：如人参、藏红花、鹿茸、海马等需要另泡，另煎3次压榨取汁，合并煎液，过滤后适当浓缩备用，待收膏时直接对入浓缩的药液中。②打粉掺入类：如琥珀、灵芝等，不宜浸泡煎煮，需打成细粉，或以开水或药汁冲和成稀糊状，在收膏接近完成前徐徐撒入膏中，边搅边加，与膏充分混匀，避免直接放入时药粉不能迅速溶解而产生小颗粒，对于三七粉、川贝粉这类现象尤为明显。

胶类要做炖胶处理。如阿胶、龟板胶等，先将胶块打碎，或打成粗粉，以便熔胶。再将胶丁或胶粉置于瓷碗内，用适量黄酒浸泡至软，连瓷碗置于蒸锅内，隔水加热，炖烊备用。

糖（蜜）类要炼制后备用。

砂糖、冰糖等糖类需经炒熔、过滤、炼制。先将砂糖或冰糖置于铜锅内，用文火加热，完全炒熔，用6号100目不锈钢筛网过滤，除去杂质。继续加热，捞去浮沫，不断搅拌，炼至糖液呈金黄色、泛泡发亮、糖液微有青烟产生即可。若为饴糖，则先用6号100目不锈钢筛网过滤，除去杂质，倾入铜锅内，给锅加热，捞去浮沫，不断搅拌，炼至糖液呈金黄色、泛泡发亮、糖液微有青烟产生即可。

蜜类分为生蜜和熟蜜。生蜜需先置于铜锅内加热煮沸，用6号100目不锈钢筛网过滤，除去杂质。继续加热，用不锈钢勺捞去浮沫，不断搅拌，注意火候，以防溢出。炼至中蜜，即出现浅黄色有光泽的均匀气泡（俗称"泛鱼眼泡"），或用手捻蜜时有黏性，两手指分开时无白丝出现即可。熟蜜则倾入铜锅内加热，不断搅动，注意火候，以防溢出，炼至中蜜即可。

炼蜜根据水分含量和炼制程度不同分为嫩蜜、中蜜和老蜜，用于膏滋药制作的蜂蜜一般为中蜜，经测定含水量在14%～16%，密度为1.37kg/m^{3}左右。蜂蜜经过炼制，可以除去杂质，破坏酶类，避免发酵，而且控制了水分含量，能增加黏合力，并能杀死微生物。

矫味品如黑芝麻、胡桃肉、龙眼肉等需要去除杂质、碾碎、去皮、去核。收膏时可直接加入，边加边搅，使其与膏汁混合均匀。

2. 浸泡

将中药饮片用清水隔夜浸泡，一般 8～10 小时为宜。加水量应根据中药饮片的体积而定，一般为药料重量的 8 倍左右。以浸没全部饮片并高出药面 10cm 左右为度。在药料上加盖不锈钢网，防止药料浮起导致浸泡不透。

3. 煎煮

采用传统方法，每料药用铜锅煎煮 3 次，称为头煎、二煎、三煎，每次煎熬时间分别以连续保持沸腾 4 小时、2 小时、2 小时为宜。需注意干饮片经过一段时间浸泡后会吸收水分，体积有所膨胀，煎煮前要再次检查煎药锅内水的余量，必要时添加适量的水，保证药效成分能够充分煎出。若水量过少，滤出药汁较浓，但大部分已溶出的药效成分被药渣吸附，影响煎药效果；若加水过多，滤出药汁较淡且体积较大，给下一步的浓缩带来困难。

4. 压榨沉淀

（1）压榨：①机器压榨：将药渣投入布袋内包裹，扎紧袋口，置于机器内，旋转操作盘，启动压榨功能。②人工压榨：将药渣投入布袋内包裹，并置于榨床上，扎紧袋口，逐渐按同一方向拧转布袋上口，药汁自出。最后在药渣上方加压木板，向下压动榨床操作杆，直至药汁榨尽为度。

（2）沉淀：将三次煎煮压榨的药汁合并置于一个容器内，静置沉淀 4～5 小时。

5.过滤浓缩

（1）过滤：每次药液一般用40目不锈钢筛网过滤，三次滤液静置后取上清液，再用80～100目不锈钢筛网过滤，弃去沉渣。

（2）浓缩：将过滤后的药液倒入铜锅内，加热浓缩至稠厚状，即得"清膏"。在加热过程中不断撇去浮沫，当药液渐浓时注意随时调整火候，防止药液溢出，造成浪费。将成清膏时，对入贵细料药中另煎的药液和部分细粉，不断搅拌，使之混合均匀。

6. 收膏

在清膏中加入配方中事先准备好的胶类（烊化）、糖类（炼制）、蜂蜜（炼制）等，继续加热，充分搅拌，将完成时可对入少量贵重细粉药及已加工备用的矫味品，边加边搅，直至挂旗（用搅棒挑起药液，呈片状流下）或滴水成珠（膏滋滴入冷水中，不迅速分散和溶化，在水中仍保持圆珠状）即成。也可用搅棒趁热蘸取少量药汁滴于桑皮纸上，以滴液周围无水迹渗出为度。

7. 盛装和凉膏

（1）盛装：煎成的膏滋应趁热倒入大口带盖容器中，以便服时取用方便。容器的品种以陶瓷罐、搪瓷缸或大口瓶等为宜，事先应清洗、烘干、消毒、灭菌后放凉备用，以免日后膏滋生霉变质。在容器外贴上标签，标明患者姓名、制作日期等信息。

（2）凉膏：盛装后的膏滋不要马上加盖，应放入凉膏间（架）待凉，使热膏内水气散发，防止加盖后盖上冷凝水反流（滴）膏滋中，引起霉变。凉膏间的温度应保持在20℃以下，并有紫外线消毒装置。充分放凉后再加盖。

8. 检验、包装

（1）质检

1）外观检查：无"返砂"现象，即无糖的结晶析出现象，且膏滋药的气味应无焦臭味、异味。

2）不溶物检查：取成品 5mL 置容器内，加入热水 200mL，搅拌使膏体溶解并静置 3 分钟，容器内不得有胶块、药渣等。对于制作中添加粉状药料的膏滋药，此项检查应在药粉加入前进行，符合后方可加入药粉，加入药粉的膏滋药应再检查是否存在不溶物。

（2）包装：将质检合格的膏滋成品包装，并标明相应信息。

9. 制作中的注意事项

（1）过滤环节十分重要，药物煎煮所得的每一次汤汁均需过滤，混合后的药汁经过沉淀、混合取上清液后也需过滤，方可浓缩。另煎的细料药的汤汁和加入的各种辅料、胶料等充分烊化后，必须过滤再煎煮收膏，否则将直接影响膏滋的口感。经过上述操作，正常情况下膏滋中就不会出现不溶物。

（2）炼糖（蜜）必须充分，否则膏滋在贮存过程中易返砂变质。

（3）在浓缩及每次加料过程中，要充分搅拌，均匀混合，以防焦煳。

（4）要经常检查搅拌竹片是否完好，防止残片脱落在膏滋中。

（5）盛放的容器要洗净消毒，保持干燥，以防膏滋发霉变质。

（6）膏滋浓缩的程度、炼糖（蜜）的老嫩程度要根据季节变化而定，不可一概而论，如冬季可适当将膏滋药做得嫩一些，避免影响口感。

（7）在同时制作多种膏滋药时，一定要做好标记，避免弄错。

第六章　膏方的临床应用

膏方的主要作用体现在平衡阴阳，调和全身气血，改善体质，协调脏腑功能，所以更多地应用在慢性病的恢复阶段、亚健康状态、老年人的补虚纠偏、各种虚证、女性不同生理阶段的调理。因此膏方在未病先防，既病防变，愈后防止复发等方面有独特的优势。

（一）膏方的功能

1. 补虚扶正

凡脏腑亏虚、气血不足、阴阳虚损、体质虚弱者均可服用。如外科手术之后、女性生产后以及大病、重病、慢性消耗性疾病处于恢复阶段，均为适应证。可通过膏方调补、滋养，有效改善虚弱症状，恢复健康，增强体质，提高生活质量。一般的中药汤剂虽然也可以起到滋补、调理的作用，但因为汤剂容易变质，不可能长期保存，加上口感不好，服用者很难长期坚持。而膏方中多以血肉之品的胶质收膏，滋补的力量显著增强，口感又较好，便于储存，非草木类药剂所及。

2. 养生抗衰

老年人脏腑功能减退，精气渐衰，阴阳失调，中年人脏器功能日趋下降，加上工作劳累、家庭与社会等压力较大，容易出现早衰症状，若在冬令进补膏滋药，可以抗衰延年，能够有效改善生活中身体"透支"的情况，如头发早白，目眩耳鸣，头晕乏力，腰膝酸软，神疲纳差，心悸失眠，记忆衰退等现象。

3. 调理亚健康

亚健康是指人体处于健康与疾病之间的一种状态。处于亚健康状态的人，不能达到健康的标准，表现为一定时间的身体活力降低，功能和适应力减退，也称为次健康。临床表现多样，如疲乏无力、肌肉或关节酸痛、头晕目眩、记忆力减退、心悸胸闷、食欲不振、失眠多梦等。膏方能调节人体的阴阳平衡，纠正亚健康状态，使人体恢复到最佳状态。

4. 防病治病

正如大众所知，枇杷膏可以治疗咳嗽，夏枯草膏可以缓解甲状腺肿大，虫草膏可以保养身体阳气，针对不同病证的患者可以开处具有针对性的膏方，起到防病治病的作用，如慢性支气管炎、肺气肿、肺心病、冠心病、贫血、糖尿病、癌症患者恢复期等。在缓解期服用，对提高机体免疫能力、改善心脑血管供血、减少急症再次发作有一定控制作用，有的可与急性期治疗用药错时服用，治病与防病同时进行，二者兼顾，对于患者是更好的选择。冬令季节服用以扶正为主的膏滋药品，可以平衡人体阴阳，增强抵抗力，对于防止疾病复发有很大帮助。

5. 女性佳品

"女子以肝为先天"，"女子以血为用"，膏方可调补气血，滋补肝肾，健脾养心，通过调整妇人阴阳气血的动态平衡，达到防病治病的目的。还可以通过补肾调肝、益精补血来调节冲任，对中年及更年期妇女有一定的美容养颜作用。脑为髓海，通过补肾填精，还可达到一定的益智健脑作用。

（二）膏方的适用人群

内、外、妇、儿等科慢性疾病相对稳定期的调理；大病后元气大伤的患者的康复期；肿瘤患者放化疗后的体能恢复；亚健康人群；年老体弱者；体质较弱的儿童增强体质；女性的美容养颜及妇科疾病患者等。

（三）膏方辨证原则

膏方的辨证应遵循辨证与辨病相结合、辨证与辨体质相结合的原则，膏方的组方并不是补药的堆积。膏方的受用人群多是亚健康状态或慢性病恢复期或稳定期患者，患者表现出的症状不多，这时既要了解病人的宿疾问题，又要顾其体质状况，辨证与辨病、辨体质相结合，对临床用药更具指导意义。例如用膏方调补有哮病的患者，应根据这三个方面进行综合评价，如发作期属于寒哮的患者，在缓解期兼顾出现肾虚的表现，应在宣肺散寒的同时，注意补肾纳气，这类患者的哮病因寒诱发，素体阳虚，痰从寒化，若哮病反复发作，寒痰伤及脾肾之阳，则可由实转虚，变现为脏器虚弱之象，所以使用膏方调理时均应考虑在内，可加如茯苓、山药、熟地黄这类温肾助阳、益肾纳气的中药。

（四）膏方的具体应用

1. 心系病证

心主血脉，心气可以推动血液运行，以输送营养物质到达全身脏腑。血液的正常运化需要营气的帮助，同时也需要心气与心阳的作用。心的病理变化主要分为虚实两个方面，虚证为气血阴阳亏损，实证为痰、饮、水、瘀等阻滞。脾胃为气血生化之源，所化生的水谷精微灌注于心脉，荣卫心脏。若脾胃功能失调，则机体气血不足，气为阳，血为阴，气为血之帅，心阳阻痹，心气不足，会影响营血的正常运行，出现血瘀；反之，血瘀又会导致气滞，心系脉络不畅，不通则痛，久则致胸痹心痛。另则，脾胃功能衰退，不能运化水液，肝气疏泄功能失常，影响胆汁疏利，导致肝胆湿热，聚湿生痰，郁而化火，出现痰涎，痰火扰心，均可致心气痹阻，心阳被遏，心失所养。故将膏方用于心系疾病患者时应注意温补心阳、理气通络、健运脾胃功能、清热化痰，疏肝利胆、调畅气血。如心悸患者，其病机为以虚为主的心血不足证，运用膏方时应以"补虚"为主，重在益气，意在生血，可用黄芪、人参、白术等益气健脾，以资气血生化之源；以实为主的瘀阻心脉，用膏方调治时应从"去实"入手，可加入川芎、丹参、赤芍活血化瘀，延胡索、香附、青皮理气止痛。

2. 肺系病证

肺主气，司呼吸，开窍于鼻，在体合皮，故风、寒、燥、热等六淫外邪易从口鼻、皮毛侵入，首先犯肺。肾藏精，主水，主纳气，为人体"先天之本"。肾为气之根，肺为气之主，人体的呼吸运动，虽为肺所主，但也需要肾脏的纳气功能协助。肺主行水，为水之上源，肾主水液代谢，为主水之脏，肺肾之气的通力合作保证了人体内水液输布与排泄的正常。脾主运化水液，为水液升降输布的枢纽。然肺为娇脏，又居胸中，其位最高，诸邪皆可伤肺，其他脏腑病邪均可影响到肺脏。肺为肾之母，肺病易波及肾脏，且肾病多为虚证。另外，脾为生痰之源，肺为贮痰之器，若肺失宣降，脾失健运，则水湿易成痰饮，阻滞于肺。故肺、肾、脾三脏病变与呼吸系统疾病关系最为密切。因此，用膏方对肺系疾病患者进行调养时应根据肺、脾、肾的偏损选择不同治则，或以补肺为主，或以补肾为主，或以健脾为主，也可同时补益，但始终不能忘记对脾胃的顾护。例如哮病缓解期，肺脾气虚证的患者，可用党参、白术健脾益气，山药、茯苓、薏苡仁甘淡补脾，加用五味子敛肺气。肺肾两虚型的患者可用熟地黄、山萸肉、胡桃肉补肾纳气，人参、麦冬补益肺气，肾阳虚为主者酌加补骨脂、仙灵脾肉桂，肾阴虚为主者加用生地黄、冬虫夏草。

3. 脾胃病证

人出生以后，生命活动的持续和精气血精液的化生和充实，均赖于脾胃运化的水谷精微，故脾胃被称为"后天之本"。脾胃同为气血生化之源，在饮食物的受纳、消化及水谷精微的吸收、转输等生理过程中起重要作用，是机体化生气血、充养精微的源泉。胃主受纳、腐熟水谷，为脾主运化提供前提；脾主运化、消化食物，转输精微，也为胃的继续摄食提供条件。脾胃居中，脾气主升而胃气主降，相反而相成，故为脏腑气机上下升降的枢纽。脾胃相对而言，脾为阴脏，以阳气温煦推动用事，脾阳健则能运化升清，故喜燥恶湿；胃为阳腑，以阴气凉润通降用事，胃阴足则能受纳腐熟，故性喜润而恶燥。若脾为湿困，运化升清失职，则可影响胃的受纳与和降；若食滞胃脘，胃失和降，亦可影响脾的功能。且脾胃不健可影响到其他脏腑，而他脏有恙，亦可影响脾胃。脾肾二者首先表现为先天和后天互促互助的关系，在水液代谢方面两者关系也很为密切。若脾胃功能虚衰，化源不足，则五脏之精少而肾失所养；若肾阳虚衰，脾胃不得温煦，亦使脾胃失职。因此，脾胃病之病因病机，不外乎标实本虚，气滞湿热痹阻为标，脾胃肾亏虚为本。故用膏方调治脾胃系统疾病患者时，应脾胃并举，以平为期；兼顾补肾，扶助正气；药味适中，药性清灵；补消结合，动静并用。如慢性功能性便秘属中医学"脾约""肠结"等范畴，应用膏方调治时阴虚型便秘可用玄参、麦冬滋肾养精、增水行舟，沙参、石斛滋阴养血、润肠通便；血虚型便秘可用当归、生地滋阴养血，枳壳引气下行；气虚型便秘可用黄芪补脾肺之气，陈皮理气。

4. 肾系病证

肾为先天之本，主藏精，主水，主纳气，为人体生命之源，主人体生长发育，推动和调节脏腑气化。肾脏无实证，皆为虚证。肾气为肾精所化，肾气又分化为肾阴肾阳，肾阴肾阳又称为"五脏阴阳之本"。在人体的生命活动中，肾之精、气、阴、阳与其他脏器的精、气、阴、阳息息相关，尤其是各脏器病变时，最终必然会累及肾脏。脾主运化，可以把饮食水谷转化为人体所需的营养物质吸收、转输到全身，先后天之精相互资助，相互为用，后天之精有赖于先天之精的辅助，即脾气及脾阴脾阳有赖于肾气及肾阴肾阳的推动，才能不断地生化，以输布全身，营养脏腑及四肢百骸；先天之精也需要脾胃所化的水谷精微不断地滋养，才能日渐充盛，充分发挥正常的生理作用。肾脏疾病种类繁多，病情复杂，究其病因不外肺、脾、肾三脏亏虚，湿热邪毒羁留。对于病情进入稳定期者，可予膏方攻补兼施，而终末期肾病，正气虽虚而邪毒内盛者，则不宜服用膏方，以免助邪留寇。例如水肿脾肾衰微型，可加用干姜、附子、桂枝温阳散寒利水；白术、山药、大枣健脾益气；茯苓、泽泻、车前子利水消肿。

5. 妇科病证

女子脾失健运则气血生化乏源，或肝失疏泄，则气血失调，日久则肾精不足，终致月经过少，膏方调治时常以疏肝理气解郁、健脾补肾为主。若肝肾阴虚，虚火亢盛，则迫血妄行，致月经量多，终使气血两虚，膏方调治时常以滋阴清热、补气养血为主。若因流产等疾病所致肾精亏损，无精化血，或肾阳虚衰，寒从中生，或脾虚气弱，生化无源，使月经延后，甚则闭经，此时用膏方调治时常以补肾填精、健脾温阳、气血双补为主。《金匮要略》总结妇科疾病病因为"虚、积冷、结气"，其中虚占首位，表明补虚是妇科疾病的常用治法。女子以血为本，以血为用。妇女独有胞宫这一脏器，特有经、孕、产、乳的生理特点，数伤于血，血气不足，故妇科病治疗多以补虚为主。

6. 亚健康状态

随着社会的发展，人们的生活节奏变快，工作压力不断增大，长期的生活不规律，情绪的高度紧张及长期压抑等，都是成为亚健康状态者的主要原因。亚健康状态是一种慢性的身体不良状态，虽无明确的疾病诊断，但是亚健康状态下的人各项身体机能下降，自身的抵抗力降低，容易出现记忆力下降、腿软乏力、头晕眼花等症状，生活和工作的质量下降，而医院检查又未见任何病理上的变化。膏方这时就能显示出它独特的作用，膏方在改善这些症状的同时也调养了身体，坚持用药可以缓解大多数不适症状，提高人的生活质量，远离亚健康状态。中医认为，亚健康可分为气血两虚、肝肾阴虚、心脾两虚、气阴双虚、冲任不调等类型，但以气虚气郁为病机之本，在此基础上变化他证。而膏方整体上具有扶正祛邪、安脏腑、补气血、平阴阳的作用。膏方并不是多味补益药的简单叠加，而是在中医辨证论治的基础上，针对不同体质、不同症状，因人而异，量体制方。膏方药味多，能对机体进行综合调理，虽总剂量大，但服用时间长，且加入的各种动物胶类药物尚能起到缓释作用，使药物作用强度适中，作用时间长，药效稳定，因此，临床上可针对亚健康人群的不同体质分型进行调治。从体质学说来看，亚健康状态主要集中于郁证、痰湿和虚证这三类，虚证又分为气虚、血虚、阴虚、阳虚。如气虚者，用膏方调治时可用八珍汤或十全大补汤等化裁；血虚者，可用四物汤、归脾汤、当归补血汤等化裁；阴虚者，可用六味地黄丸、左归丸、大补阴丸等加减；阳虚者，可用右归丸、金匮肾气丸等化裁；精虚者，以金匮肾气丸、六味地黄丸等为基本方进行化裁；痰湿体质者，以香砂六君子汤、二陈汤等为基本方进行化裁；郁证体质者，以逍遥散、越鞠丸、柴胡疏肝散等为基本方进行化裁。

（五）膏方的使用注意事项

膏方的服用方法应遵循中医所讲的"三因原则"，即因人、因时、因地制宜。每个人的体质不同，服用方法也不尽相同，一般宜空腹服用，一日2次，每次20～30g，用温开水化开后服用或直接服用。服用膏方的剂量应遵循递增的原则，逐步由少增多，以使脾胃有适应的过程，甚至为了提高脾胃运化功能，会在服用膏方前使用调理脾胃、化湿燥湿的开路药1～2周。服药时间以早晨和晚上睡前服用最为合适。膏方服用时一般宜空腹，忌生冷、油腻、辛辣等难消化或刺激性强的食物；同时根据不同体质和不同的处方，对食物的忌口应有所不同，如含人参、西洋参、三七的膏方忌食萝卜，也不能与牛奶同时服用，而阴虚体质的患者，应忌食寒性食物等。在服用膏方期间，若服用者出现感冒、发热、咳嗽或其他急性疾病时，应暂停服用，待病情缓解甚至痊愈后方可继续服用膏方。

传统观念认为膏方仅用于滋补强身，但它作为一种剂型，与其他丸、散、汤、丹等剂型一样，不仅能够补虚，治未病，也能治疗疾病。秦伯未："膏方非单纯补剂，乃包含救偏却病之义。"

（1）适用于各种慢性虚弱性疾病及急性疾病恢复期的调养。

（2）适用于手术后，肿瘤化疗、放疗后的调治，补中寓治，治中寓补。

（3）王绵之云："适用于病情比较稳定，需要一定时间服药，而处方也基本固定者。"

（4）不适用于急性病或慢性病急性发作者。

（5）糖尿病不宜使用冰糖、红糖、饴糖、蜂蜜等进行浓缩收膏，可以选用一些低热量的甜味剂代替，例如木糖醇、甜菊糖、元贞糖等。

（6）肝脏病不宜用黄酒浸泡阿胶等动物类药胶。

（7）痛风不宜用阿胶、龟板胶、鳖甲胶、鹿角胶等。

膏方不同于食品，从严格意义上说，治疗的膏方属于药物的范畴。应尽量避免药物副作用的发生。某些对肝肾功能有损害的药物不要在膏方中出现，如关木通、马兜铃、青木香对肾功能有损害，黄药子对肝功能有损伤。按照四季的"春生、夏长、秋收、冬藏"的特点，冬季是封藏的季节，天气寒冷，食欲旺盛，营养物质容易吸收和利用，可以更多地转化为自身物质，所以冬季服用为佳。又因一料膏方要服一两个月，若夏季气温较高，不易贮藏，故膏方传统选择在冬季服用。但如前面所述，膏方的适应病证主要是慢性虚弱性疾病。而慢性虚弱性病证并非只限于冬季，一年四季均有。因此若有条件的话一年四季都可服用膏方。

第七章　膏方应用中常见的问题及解决办法

自开展膏方门诊以来，膏滋药深受大家的欢迎，每年冬季，前来服用膏方者络绎不绝，膏方的处方量也逐年大幅度增长。但是，在膏方热的同时，我们在应用膏方中也发现了一些问题，为了使具有中医特色的膏方疗法能更健康地发展，在此着重对这些问题做一些总结和分析，并探讨解决的对策。

（一）常见的问题

1. 膏滋药制作和保存的问题

（1）发霉：膏滋药出现发霉是较常见的现象，也是患者反映最多的问题。主要的原因有两个方面：①制作过程中的灭菌消毒问题。膏滋药制作过程中要注意卫生和消毒灭菌，特别是盛装、凉膏这两个环节。②放置时间过长（或因量过多）及服用时保存问题。一料膏滋药一般服用4～6周，因此，必须妥善保管，膏滋药取用后应及时存放冰箱，并要防止污染。

（2）膏滋药的量过多或太少：有些患者反映，膏滋药的数量太多，以致吃了两个月都还没吃完，这样就会放置时间太长，容易发霉；而有些则相反，膏滋药的数量太少，吃不到半个月，这样会使膏方的疗效难以充分发挥，影响膏方的效果，而且也使制作的成本相对增高。这种问题主要与处方中饮片的品种及胶类、糖类的用量有关，应适当掌握。

（3）膏的质量

1）太硬：一般见于荤膏。膏的质地太硬，主要是因为阿胶及其他胶类的用量过多，另收膏时间的掌握对其也有一定影响。

2）太软：膏的质地太软或稀薄，主要是收膏时间不足和阿胶等胶类用量过少。如果是未用胶类的素膏，则主要是收膏的时间不够，另与饮片的品种也有一定的关系。

3）服用时出现不溶物或颗粒：这主要是因为药液煎出后，没经过细致过滤所致。这样在服用时会影响口感。

4）返砂问题：这是由于膏方中析出的糖结晶所致。煎膏所用的糖或蜜，未经炼制，往往会出现返砂现象。

2. 服膏后的不良反应问题

（1）病情出现波动或反复：一般有三方面原因。

1）疾病本身可能会出现。应该看到有些慢性疾病本身（或受到外界因素的影响），有可能波动反复，不一定是服用膏方所引起的，这必须要说明清楚。

2）患者自身因素。有些患者在服用膏方期间擅自停服原来的治疗药，以致造成疾病的反复。或未按医嘱乱服膏方等，也可能会引起疾病的变化。

3）处方医师的辨证用药问题。医生开处膏方必须要符合中医辨证论治的精神，辨证不当，药不对症，滥用补品，也可能会造成病情的波动。

（2）症状加重：例如一口干者用滋阴生津之膏方后口干症状反而加重。这是由于患者虚不受补，平素脾胃虚弱，过用滋腻之品，脾胃不能运化，以致津不上承所致。

（3）出现其他症状：根据患者的反馈，有些人服用膏方后可能还会出现下面一些症状：

1）脾胃症状：纳呆、胃脘部闷胀不适等，究其原因，可能是平素脾胃功能虚弱，或膏方药物过于滋腻，或者活血化瘀药物太多损伤脾胃。药物过于滋润或寒凉等，或者蜂蜜的用量太大，则会导致大便变稀、次数增多。

2）心神症状：出现失眠多梦、心情烦躁、出汗等。这主要与膏方中益气助阳药如人参、鹿茸的用量过大，产生兴奋作用有关。

3）上火症状：口干口苦、鼻衄齿衄、口腔溃疡、牙龈浮肿、面红身热、大便干秘等。主要是因为膏方中补阳温燥类药等应用不当所致，另外与服用者的体质有关。

4）过敏反应：过敏体质的患者，有些人服用后出现皮肤瘙痒、红斑红疹等，因此对这些人在开药时尽量少用容易引起过敏的花粉类药物及富含蛋白质的动物类药物。

3. 费用问题

（1）过贵：有些患者反映，膏方价格太高，这主要是医生贵重药用得过多，特别是近年来冬虫夏草等相关药材价格昂贵，因此开处膏方时也要考虑患者的经济条件。

（2）太便宜：这其实是个不成问题的问题。现在膏方消费出现一些误区，有的人觉得既然是进补，膏方价格越高越好，要求医生在膏方中加入名贵的药材，如冬虫夏草、野山参、鹿茸等。

其实，滥用补品反而会有害身体。

（二）解决对策

为了避免出现以上这些问题，应注意以下几个方面：

1. 医生方面

先辈秦伯未先生指出："膏方则大剂补益，服饵必一二月，设非深思细虑，必使偾事，尤为难之又难，慎之慎之。"由于各种原因，我院也出现了"个别医者之制膏方，手挥目送，其速度与一般门诊相等，规范先失，遑论效果？！"（国医大师颜德馨语）。因此，要避免上述问题，开处膏方的医生应经系统培训，掌握膏方的处方规范，特别要注意以下几点：

（1）要辨证辨质：首先要全面了解病情，仔细进行分辨。中医诊法强调四诊合参，问诊中有"十问歌"，开处膏方之前，要先了解患者的既往病史、症状体征、过敏史、生活嗜好、个性、实验室检查及特殊检查的结果等，在此基础上，再通过辨证、辨病与辨质，根据每个人的具体情况，辨别其阴阳气血的盛衰，结合其原有的疾病，遵循补虚益损的原则，制定不同的膏方。

其次，辨证不能代替辨质。所谓体质，是指人体在先天禀赋和后天环境及调养基础上，表现出来的功能（包括心理、气质）和形态结构上相对稳定的固有特征，其具有个体特殊性和动态性的特点。体质和证候的不同在于：体质是相对稳定且较长时期存在的常态，而证候是在体质的基础上，受到致病因素影响后短期存在且易变化的病态。每个人的体质不同，故在膏方处方中除要辨证外还应结合辨质论治。

（2）用药要分清主次，平和合理

1）分清主次：服用膏方者，或因病，或因虚，医者应详细诊察，针对求诊者的具体情况，治病还是调理，应分清主次轻重。如是因病致虚，以病为主，则以治疗部分为君，主药为针对原有慢性病，而以调理部分为臣；如是因虚致病，以虚为主，则反过来以调补部分为君，主药为调理体质，而以治疗部分为臣。

2）平和合理：全面兼顾，平调阴阳气血是膏方最大的特点，这是与平时的汤剂只针对某一主病的治疗不同。开处膏方时应以调整好阴阳气血的平衡为首务。另外，要重视脾胃，不忘顾护患者的脾胃功能。

3）符合组方原则和制膏要求：开处膏方时，应充分体现中医辨证精神和理、法、方、药的特色，组方要分清君、臣、佐、使，还要考虑到制膏的要求，以及影响膏方质量的因素。比如要注意饮片的品种，掌握根茎叶草果实类与矿物类药物的比例，胶类药的数量，辅药如糖类和蜂蜜的用量，以及矫味药的使用等，这样才能开出高质量的膏方。

（3）开路药的运用及意义：膏滋药一般多用腻滞之品，开具膏方时常先给予开路方，目的一是清障，消除宿积，健运脾胃，以利于膏方的消化吸收，另如有感冒、咳嗽、便秘、腹泻等先予处理以清除障碍；二是探路，观察药效，了解服用者的个体情况，服药反应以及对药物的适应性，以便选择更合适的药物。

（4）掌握适应证，重视医嘱：膏方主要适用的人群有：①亚健康状态；②慢性疾病稳定期；③身体虚弱想提高机体免疫力的人群；④处于康复期的患者，如手术后、出血后、大病久病后、产后身体虚弱者等。另外，必须给患者讲清服法、用量、忌口以及注意事项、治疗药是否停服等问题。

2. 制剂方面

（1）标准问题：膏方是一种制作复杂的药剂，需经多道工序精心操作才能完成。如果加工过程出现疏漏或不规范，会产生一些隐性问题，影响膏方的质量，从而影响膏方的疗效。这方面，上海中药行业协会采取积极措施规范膏方质量，制定了《上海市中药行业定制膏方加工管理办法》等予以规范。从全国来看，制定膏方行业标准迫在眉睫。

（2）人员问题：煎膏应由有煎膏工作经验或经过规范培训的人员担任，负责技术指导，做好制膏过程的质量安全和卫生管理工作。从业人员要经过系统的培训，以提高业务素质及操作技能。工作中要明确职责，加强责任心。

（3）场地及设备问题：①场地的面积和空间应符合GMP要求，能防止交叉污染。②制剂过程中各道工序所需的设备必须齐全且符合标准。

（4）加强监督及检查：应由行业协会等有关部门定期对生产单位的制作场地、操作流程、膏方成品的质量等进行有效的监督与检查，对检查不合格者应进行停工和整改。

（5）不断改进与创新：针对膏方服用时间长，容易污染，出现发霉变质且不便携带等问题，有些单位推出改变包装办法，采用小包真空包装，这不但有效地减少了膏方霉变的发生，而且使患者服用更加方便。如何使膏滋药方便服用、贮存，稳定性又好，剂量准确等，这些都需要我们在实践中不断探索、改进和提高。

3. 宣传教育方面

（1）正确宣传膏方的作用与疗效，加强医患之间沟通

1）膏方有一定的适应证：膏方主要是针对慢性病患者和亚健康人群，并不是所有的人都适宜应用，体质强壮的人不宜盲目进补，以免导致阴盛或阳亢，破坏人体的阴阳平衡。"虚虚实实"，反而会有害健康。

2）膏方不是万能的：膏方不是仙丹，不可能所有的人都是"今年服膏方，明年可打虎"。膏方的重点是强身防病，对有些慢性病患者能帮助控制病情或缓解症状，对有些疾病是不能替代原来治疗的。

3）膏方见效的特点：膏方的特点决定了它是缓补，因此一些急于求成的人，原本身体十分虚弱，想通过吃膏方一下子强壮起来，膏方恐怕不能达到他们的期望。因此对膏方疗效要正确认识，缓图其功，坚持服用，才有益处。

（2）采用多种宣传形式：宣传膏方有多种形式，既可以通过报纸、电视、广播等媒体，也可以通过分发宣传资料，或举办讲座，或医师在就诊过程中个别讲解等，以做到与广大患者的充分沟通，让他们都能很好地了解膏方和正确地应用膏方达到防病治病的目的。

4. 服用者方面

（1）正确认识，消除误区：人们对膏方还存在着许多认识上的误区。膏方虽好但并非人人能用，比如"全家老少同吃一种膏方"的做法就不对。还有，有的人认为服用的膏方越贵越好，越贵就疗效越好。其实，补药也是药，是药就有性味的偏颇，对证进补才能达到良好的效果。不要盲目追求高价位和滥用贵重药。

（2）遵照医嘱，注意保存

1）服法及用量：膏方的服法和用量应严格遵照医嘱，不可随便加量或吃吃停停，也不要任意改变服法。

2）注意忌口：必要的忌口必须做到，以免影响膏方的疗效。

3）冷藏贮存，分批服用：膏滋药要放冰箱内，低温保存，如果没有冰箱要放在气温较低、朝北通风的地方。另要采用分批服用的办法，容器以瓷（陶）瓶为宜。

4）防止污染：取膏服用时，开盖的时间要短，并宜用一个专用的小勺舀取，尽量避免污染。

总之，只有医者、制膏者、服用者都能按规范去做，才能使膏方更好地发挥其作用。

下篇

实践篇

第一章　未病先防

第一节　青少年

1. 都某，男，16 岁。

初诊：2008-12-13

平素体质较差，体型瘦弱，曾患过敏性鼻炎，怕冷，冬日手足皆冰冷，易感冒，流涕，咳嗽，发热，大便较干。苔薄，舌淡红，脉细。此为先天不足，复加后天失养，导致脾肾阳虚，运化失司，化源不足，五脏六腑失养所致。当予益气健脾、温肾养肺之剂，固其后天，以养先天，标本同求，膏滋调治。药用：

北黄芪 200g	炒白术 100g	炙五味子 90g	防风 60g
肉苁蓉 50g	太子参 300g	云茯苓 100g	野百合 150g
桂枝尖 100g	山萸肉 60g	菟丝子 60g	淫羊藿 90g
红景天 100g	灵芝 150g	炙远志 60g	石菖蒲 60g
干姜 50g	玉竹 200g	女贞子 100g	杭白芍 100g
桔梗 60g	辛夷 60g	佛手干 60g	清甘草 50g

上药煎取浓汁，文火熬糊，纳朝白参 50g（另煎取汁），西洋

参 60g（另煎取汁），真阿胶 90g（黄酒烊化），龟板胶 60g（黄酒烊化），白冰糖 500g，白蜜 200g，珍珠粉 30 支，溶化收膏，每晨起、卧前各 1 匙。

二诊：2009-12-12

服膏方后，感冒次数有减，怕冷症状缓解，过敏性鼻炎症状未消，睡眠较浅，较易疲劳，易汗出。苔薄，脉小滑。予益气健脾、滋肾养肺、安神益智之剂，制膏缓图。药用：

北黄芪 240g	炒白术 100g	炙五味子 90g	防风己^各90g
肉苁蓉 50g	太子参 300g	云茯苓 100g	野百合 150g
桂枝 50g	怀山药 150g	淫羊藿 100g	生龙牡^各200g
红景天 150g	灵芝 150g	炙远志 90g	石菖蒲 120g
干姜 120g	玉竹 150g	女贞子 150g	炒枣仁 150g
苦桔梗 60g	辛夷花 90g	佛手干 60g	清甘草 50g
大红枣 150g			

上药煎取浓汁，文火熬糊，纳朝白参 30g（另煎取汁），西洋参 60g（另煎取汁），真阿胶 60g（黄酒烊化），龟板胶 100g（黄酒烊化），白冰糖 500g，白蜜 400g，蛤蚧 1 对（打粉），溶化收膏，每晨起、卧前各 1 匙。

三诊：2010-12-18

患者连服两年膏方后，体质较前明显改善，但因学业较重，心理压力大，睡眠欠佳，胃纳差，较易乏力，神欠佳，记忆力减退，苔白，脉细。根据患者四诊情况，辨证为心脾两虚，故予归脾汤加减调理。今拟养心健脾、消食化湿、安神定志之剂调治。

黄芪 300g	炒白术 150g	党参 200g	云茯苓 150g
陈皮 100g	制半夏 100g	防己 100g	炒山楂 100g

桔梗 100g	炒麦芽 90g	枣仁 100g	炒内金 90g
炙五味子 90g	生薏仁 150g	炙远志 100g	石菖蒲 120g
红景天 100g	灵芝 150g	川芎 60g	天麻 150g
生葛根 150g	木香 60g	砂仁粉 30g	清甘草 50g
苍术 150g	川朴 90g	连翘 60g	大枣 100g

上药煎取浓汁，文火熬糊，纳朝白参 60g（另煎取汁），西洋参 30g（另煎取汁），真阿胶 100g（黄酒烊化），龟板胶 100g（黄酒烊化），白冰糖 200g，白蜜 200g，蛤蚧 1 对（打粉），溶化收膏，每晨起、卧前各 1 匙。

按语：患者初诊时 16 岁，《素问·上古天真论》曰："男子二八，肾气盛，天癸至，精气溢泻，阴阳合，故能有子。"传统观念认为男子以肾为本，调理身体首先要注意顾护肾气，但《上古天真论》又曰："肾者，受五脏六腑之精而藏之。"而五脏六腑之精，皆来源于后天脾胃运化之水谷精微。洪老认为，青少年男性，在调理身体时，应考虑与肾脏的关系，但更应该注意调理后天之本，使脾胃生化有源，则五脏六腑皆得水谷精微滋养，肾脏自然充实，身体自然强健。所以洪老在本例患者治疗过程中，首重益气健脾之四君子汤，复加温脾胃之阳之干姜，温心阳之桂枝，再加安神定志之品。而三诊时结合患者脉症变化，调整用药，增加养阴药物，以达到阴平阳秘的治疗效果。

《素问·五脏别论》云："故五气入鼻，藏于心肺，心肺有病，而鼻为之不利也。"《伤寒论》则提出了具体的治疗方法："太阳中风，阳浮而阴弱，阳浮者，热自发；阴弱者，汗自出。啬啬恶寒，淅淅恶风，翕翕发热，鼻鸣干呕者，桂枝汤主之。"鼻鸣，与现在的过敏性鼻炎症状极为相似。所以在治疗中加入桂枝，调和营卫，并补心肺之阳，收到了良好的效果。

2. 史某，男，14 岁。

初诊：2007-12-31

平素纳差，精神欠佳，形瘦，面色萎黄不华，怕冷，大便干溏不定，夜寐欠佳。苔薄，舌稍红，脉弱。此为脾运失职，清阳不升，化源不足，心失所养之证。刻值冬藏之时，当拟益气健脾、助运安神之剂，制膏缓图，以达脾运得健，气血调和，心神得安之效。药用：

太子参 200g	炒白术 60g	云茯苓 60g	莲肉 100g
炒扁豆 100g	怀山药 150g	佛手干 60g	玉竹 90g
甘枸杞 120g	红景天 150g	灵芝 90g	川石斛 150g
野百合 150g	柏子仁 150g	炙远志 60g	炙五味子 60g
夜交藤 150g	全当归 90g	制黄精 100g	明天麻 90g
生山楂 150g	鸡内金 150g	炒谷麦芽^各200g	
津大枣 30 枚			

上药煎取浓汁，文火熬糊，纳朝白参 60g（另煎取汁），西洋参 30g（另煎取汁），真阿胶 50g（黄酒烊化），龟板胶 50g（黄酒烊化），麦芽糖 200g，白蜜 300g，冬虫夏草 10g（打粉），珍珠粉 15 支，黑芝麻 60g（打粉），溶化收膏，每晨起、卧前各 1 匙。

二诊：2008-12-13

服膏方后，寐已安，便溏有好转，但纳仍欠佳，面色欠华。苔薄，脉细。再守原意增减，养心脾，调气血，巩固疗效。

潞党参 200g	炒白术 60g	云茯苓 60g	莲肉 100g
炒扁豆 100g	怀山药 150g	杭白芍 100g	龙眼肉 100g
制首乌 200g	佛手干 60g	玉竹 90g	甘枸杞 120g

红景天 150g　　灵芝 90g　　　野百合 150g　　炙远志 60g

炙五味子 60g　全当归 90g　　制黄精 100g　　明天麻 90g

生山楂 150g　　鸡内金 150g　炒谷麦芽^各200g

津大枣 30 枚

上药煎取浓汁，文火熬糊，纳朝白参 90g（另煎取汁），西洋参 30g（另煎取汁），真阿胶 90g（黄酒烊化），龟板胶 50g（黄酒烊化），麦芽糖 300g，白蜜 300g，珍珠粉 15 支，黑芝麻 60g（打粉），溶化收膏，每晨起、卧前各 1 匙。

三诊：2009-12-12

患者连服两年膏方后，身体素质明显好转，偶有乏力，纳仍欠香，晨起有涕，多喷嚏。苔薄，舌红，有小裂纹，脉细。守原法出入，滋膏调治。药用：

太子参 300g　　北黄芪 200g　　杭白芍 150g　　玉竹 150g

野百合 150g　　南北沙参^各120g　炒白术 100g　　云茯苓 100g

佛手干 100g　　怀山药 150g　　莲肉 150g　　　炒扁豆 150g

麦门冬 90g　　五味子 90g　　　红景天 150g　　制黄精 150g

炙远志 90g　　石菖蒲 100g　　柏子仁 150g　　生山楂 150g

炒谷麦芽^各200g　辛夷花 90g　　荆防风^各60g　鸡内金 200g

清甘草 50g　　大红枣 150g

上药煎取浓汁，文火熬糊，西洋参 60g（另煎取汁），龟板胶 120g（黄酒烊化），麦芽糖 300g，白蜜 300g，灵芝孢子粉 30g，黑芝麻 60g（打粉），溶化收膏，每晨起、卧前各 1 匙。

四诊：2011-1-1

患者连续服用三年膏方后体质已有明显改善，去年停服一年，再次出现易乏力，有时脘胁作胀，纳欠佳，怕冷，形瘦等。

有慢性胆囊炎史。苔稍腻，脉细弱。守原法出入，滋膏调治。
药用：

潞党参 200g	炒白术 150g	云茯苓 150g	莲肉 100g
炒扁豆 100g	怀山药 150g	佛手 60g	玉竹 90g
枸杞子 120g	红景天 150g	黄芪 200g	女贞子 100g
太子参 150g	木香 60g	柴胡 60g	炒白芍 100g
炒枳壳 90g	鸡内金 150g	生山楂 150g	郁金 100g
炒谷麦芽各300g	制黄精 150g	百合 100g	天麻 100g
防风己各90g	辛夷 90g	荆芥 60g	清甘草 50g
大枣 100g	炙五味子 90g	小青皮 60g	六曲 200g

上药煎取浓汁，文火熬糊，纳朝白参 50g（另煎取汁），西洋参 30g（另煎取汁），真阿胶 100g（黄酒烊化），龟板胶 60g（黄酒烊化），麦芽糖 200g，白蜜 200g，珍珠粉 15 支，溶化收膏，每晨起、卧前各 1 匙。

按语：患者平素脾胃虚弱，运化无力，复加祖辈对其疼爱有加，每餐必有鱼肉，并劝其多吃，自幼如此，加重脾胃负担，饮食不节，更加损伤脾胃，脾胃受损，则化源不足，心神失养，故见纳差，精神欠佳，形瘦，面色萎黄不华，怕冷，大便干溏不定，夜寐欠佳等。补土派创始人李东垣在《脾胃论》中曰："胃虚则五脏、六腑、十二经、十五络、四肢皆不得营运之气，而百病生焉，岂一端能尽之乎？"又曰："若饮食不节，损其胃气，不能克化，散于肝，归于心，溢于肺，藏于肾。食入则昏冒欲睡，得卧则食在一边，气攒得舒，是知升发之气不行者此也。"由此可见，脾胃内伤不仅影响五脏六腑发生病变，亦可使四肢九窍不通。因此洪老在整个治疗过程中始终予归脾汤，健脾养心安神，并结合患者脉症变化，随症加减。

洪老在临床上首重后天之本脾胃，并着重于研究后天养先天之法、后天养五脏之法，在运用膏方治疗青少年体质虚弱方面，经验丰富，多有效验。洪老在临证过程中，不但予以药物治疗，还重视患者平时生活中的饮食调理，建议患者不可多食，每餐七八分饱即可；不可过食辛辣油腻厚味；不可嗜食生冷之品；水果适量，不可多吃。这样药物治疗结合饮食调理，多可收事半功倍之效。

3. 丁某，女，19 岁。

初诊：2010-1-9

平素常感乏力，身重，神差，较易感冒，痰较多，并见头晕，头重，纳欠香，易紧张。苔白，脉细。此为脾虚湿困，痰蒙清窍之证。时值冬令封藏之时，拟予健脾利湿、化痰息风之剂，制膏缓图。

北黄芪 300g	苍白术^各 150g	潞党参 200g	云茯苓 150g
制半夏 100g	广陈皮 100g	荆防风^各 90g	辛夷花 90g
汉防己 100g	苦桔梗 100g	炙远志 100g	石菖蒲 120g
川芎 60g	明天麻 150g	生葛根 150g	制黄精 150g
红景天 150g	灵芝 150g	炙五味子 60g	川朴 60g
制香附 90g	绞股蓝 150g	生山楂 150g	炒谷麦芽^各 150g
清甘草 50g			

上药煎取浓汁，文火熬糊，纳朝白参 60g（另煎取汁），真阿胶 150g（黄酒烊化），白冰糖 200g，白蜜 200g，蛤蚧 1 对（打粉），溶化收膏，每晨起、卧前各 1 匙。

二诊：2010-12-18

服膏方后感冒明显减少，抵抗力有所增强，但鼻炎有时仍发，痰多，较易疲劳，面油腻，发易脱，苔薄，脉小滑。守原法出入，滋膏调治。

黄芪 300g	炒白术 150g	党参 200g	云茯苓 150g
制半夏 100g	陈皮 100g	荆防风^各90g	苍术 100g
辛夷 100g	苍耳子 100g	防己 100g	桔梗 100g
绞股蓝 150g	制首乌 300g	炙五味子 100g	川芎 90g
补骨脂 100g	炙远志 100g	石菖蒲 150g	明天麻 150g
生葛根 150g	制黄精 150g	红景天 150g	灵芝 150g
生山楂 200g	生侧柏叶 100g	怀牛膝 100g	砂仁粉 30g
清甘草 50g	大枣 100g		

上药煎取浓汁，文火熬糊，纳朝白参 60g（另煎取汁），西洋参 50g（另煎取汁），真阿胶 150g（黄酒烊化），龟板胶 60g（黄酒烊化），白冰糖 200g，白蜜 200g，蛤蚧 1 对（打粉），胡桃肉粉 100g，溶化收膏，每晨起、卧前各 1 匙。

三诊：2011-12-10

连服两年膏方后，症有改善，但易乏力，天凉易感冒，目干，记忆力减退，有时头晕，腰酸，人较易紧张。苔薄白，舌边有齿痕，脉细。原法出入调治。

黄芪 300g	炒白术 150g	党参 200g	茯苓 100g
防风己^各100g	荆芥 100g	制半夏 100g	辛夷 100g
陈皮 100g	桔梗 100g	炙五味子 90g	绞股蓝 200g
制香附 100g	补骨脂 100g	桑寄生 150g	炙远志 100g
菖蒲 150g	川芎 90g	天麻 150g	生葛根 150g
制黄精 150g	红景天 150g	灵芝 150g	生山楂 300g

怀牛膝 100g　　砂仁粉 30g　　　清甘草 50g　　　大枣 150g

上药煎取浓汁，文火熬糊，纳朝白参 60g（另煎取汁），西洋参 50g（另煎取汁），真阿胶 100g（黄酒烊化），龟板胶 100g（黄酒烊化），白冰糖 200g，白蜜 200g，蛤蚧 1 对（打粉），溶化收膏，每晨起、卧前各 1 匙。

按语：本例患者初诊时，以脾虚湿困、痰蒙清窍为主证。脾主湿，为生痰之器，肺为贮痰之器，而脾胃为后天之本，气血生化之源，并主四肢，故脾虚之人耐力差，易乏力；肺为清虚之脏，又主皮毛，肺气为痰所阻，肺气不利，故易感冒风邪；痰湿上扰清窍，故见头晕，头重。故在治疗上予六君子汤健脾化湿，并予化痰息风，增强免疫力之品助之。二诊时，患者各项症状均改善，但仍有湿邪逗留，故在原方基础上加砂仁，并重用菖蒲。三诊时，患者出现腰酸、头晕之肾虚脑髓不足之症，故在原方基础上，加补肾益髓之蛤蚧。

《素问·异法方宜论》指出："中央者，其地平以湿。"洪老认为，湿为脾之本气，当其时则正，非其时则邪。正如唐容川在《伤寒论浅注补正》中所说："湿者，脾之本气也。"罗浩在《医经余论》中也指出："夫脾为己土，其体常湿，其用为阳。"洪老在本例患者治疗过程中，始终抓主症，以健脾祛湿为主，以六君子汤为主方，从根本上解决问题，并根据患者脉症变化，加减用药，深得仲景"观其脉证，知犯何逆，随证治之"的精髓。

4. 张某，女，7 岁。

初诊：2010-12-4

体型偏瘦弱，面色萎黄，乏力，平素纳差，晨起有痰，有时恶心，大便易干，夜易盗汗，苔薄，脉小滑。此为脾虚湿困，胃气上逆之证，当予益气健脾祛湿、降逆止呕之剂，调补后天，恢复其升降之能，标本同求，膏滋调治。

太子参 150g	炒白术 60g	云茯苓 100g	制半夏 60g
小青皮 50g	陈皮 50g	莲肉 60g	怀山药 60g
佛手片 50g	竹茹 50g	荷叶 60g	鸡内金 100g
炒谷芽 200g	炒麦芽 200g	生山楂 150g	六曲 100g
糯稻根 150g	稽豆衣 60g	煅龙牡^各 150g	火麻仁 200g
炒枳壳 60g	川朴 50g	淮小麦 200g	炙甘草 300g
大枣 60g			

上药煎取浓汁，文火熬糊，纳西洋参 30g（另煎取汁），白蜜450g，灵芝孢子粉 15g，溶化收膏，每晨起、卧前各 1 匙。

二诊：2011-11-22

服用膏方后，胃口较前好转，现咽喉不舒，似有异物，口干欲饮，晨起常有恶心，便易干秘，动则易汗出。苔薄，舌淡红，脉细。此为阴液亏虚，虚火扰动所致，应予益气养阴利咽、收敛止汗之法调治。

太子参 150g	南沙参 90g	北沙参 60g	元参 90g
麦冬 60g	桔梗 50g	丹皮 60g	佛手干 50g
竹茹 60g	陈皮 50g	炒枳壳 50g	生白术 60g
煅龙骨 150g	煅牡蛎 150g	糯稻根 150g	稽豆衣 60g
淮小麦 150g	火麻仁 200g	炙远志 60g	薏仁 150g
银花 60g	象贝 60g	清甘草 30g	大枣 60g

上药煎取浓汁，文火熬糊，纳西洋参 30g（另煎取汁），白蜜400g，灵芝孢子粉 15g，溶化收膏，每晨起、卧前各 1 匙。

按语：本例患者初诊时为脾虚湿困，胃气上逆之证，治疗首先要恢复脾胃的升降功能，脾升胃降，则痰湿之邪自然化去，恶心消失，大便通畅。二诊时患者出现阴液亏虚，虚火扰动之象，治疗上予益气养阴利咽、收敛止汗之法，阴液得充，则虚火自消。

钱乙在《小儿药证直诀》中指出"脾主困"，其主要理论来源应为《素问·脏气法时论》："脾病者，身重善饥，肉痿，足不收，行善瘛，脚下痛。虚则腹满肠鸣，泄泻，食不化。"《幼科发挥》也提到："脾主困，谓疲惫也，吐泻久则生风，饮食伤则成疳，易致疲惫。"纵观本例患者治疗，洪老始终重视恢复脾胃气机升降，在此基础上加以运化消导之药。在治疗过程中抓主要病机，初诊主证为脾胃虚弱，二诊主证为阴虚，在抓主证的基础上予火麻仁，润下通便，给邪以出路，达到标本兼治的目的。

5. 王某，男，16岁。

初诊：2006-12-18

年值二八，肾气虽渐旺，但内脏尚未坚，平素学习紧张，睡眠较少，精神差，纳欠佳，易乏力。苔薄，脉细。此为思虑伤脾，心脾肾皆虚之证，当予益气健脾、养心补肾之剂，膏滋调治。药用：

潞党参 150g	白术 90g	怀山药 100g	佛手干 60g
莲肉 100g	薏仁 150g	炒扁豆 100g	砂仁粉 15g
广陈皮 60g	云茯苓 100g	鸡内金 150g	炒谷麦芽^各 200g
枸杞子 150g	山萸肉 60g	红景天 100g	灵芝 60g
明天麻 100g	川芎 50g	北黄芪 200g	女贞子 150g
菟丝子 90g	牛膝 100g	广木香 50g	杭白芍 90g
全当归 90g	黄精 100g	清甘草 30g	津大枣 30 枚

上药煎取浓汁，文火熬糊，纳生晒参 50g（另煎取汁），西洋参 30g（另煎取汁），真阿胶 60g（黄酒烊化），龟板胶 60g（黄酒烊化），麦芽糖 200g，白蜜 250g，黑芝麻 60g(打粉)，溶化收膏，每晨起、卧前各 1 匙。

二诊：2007-12-15

去年服膏方后，纳食好转，体力好转，但夏天易出盗汗。苔白，脉细弦。再守原意增损，养心脾，补肾精，巩固疗效。

潞党参 150g	白术 90g	怀山药 100g	佛手干 60g
莲肉 100g	炒扁豆 100g	广陈皮 60g	云茯苓 100g
鸡内金 150g	炒谷麦芽各 200g	枸杞子 150g	山萸肉 60g
红景天 100g	灵芝 60g	明天麻 100g	川芎 50g
糯稻根 200g	炙五味子 90g	稽豆衣 100g	北黄芪 200g
女贞子 150g	菟丝子 90g	怀牛膝 100g	杭白芍 90g
全当归 90g	制黄精 100g	清甘草 30g	津大枣 30 枚

上药煎取浓汁，文火熬糊，纳生晒参 60g（另煎取汁），西洋参 30g（另煎取汁），真阿胶 60g（黄酒烊化），龟板胶 60g（黄酒烊化），麦芽糖 200g，白蜜 250g，黑芝麻 60g(打粉)，溶化收膏，每晨起、卧前各 1 匙。

三诊：2008-12-13

服膏方后，体质好转，感冒减少，盗汗止，但纳仍欠佳。苔薄，脉细带弦。再以原意加减调治。

潞党参 150g	白术 90g	怀山药 100g	佛手干 60g
莲肉 100g	薏仁 150g	炒扁豆 100g	广陈皮 60g
云茯苓 100g	鸡内金 150g	炒谷麦芽各 200g	枸杞子 150g
山萸肉 60g	红景天 100g	灵芝 100g	明天麻 100g

川芎 50g	生葛根 100g	青陈皮^各60g	北黄芪 200g
女贞子 150g	菟丝子 90g	怀牛膝 100g	广木香 50g
杭白芍 90g	全当归 90g	制黄精 100g	清甘草 30g
津大枣 30 枚			

上药煎取浓汁，文火熬糊，纳生晒参 60g（另煎取汁），西洋参 60g（另煎取汁），真阿胶 90g（黄酒烊化），龟板胶 60g（黄酒烊化），麦芽糖 300g，白蜜 250g，黑芝麻 60g(打粉)，溶化收膏，每晨起、卧前各 1 匙。

四诊：2009-12-12

服膏方后，自觉症有改善，现惟乏力，神欠佳，手足汗多。苔薄，脉小弦。再拟益气健脾、补肾养心之剂调治。药用：

潞党参 200g	炒白术 150g	怀山药 150g	莲肉 150g
佛手干 100g	薏仁 300g	麦门冬 100g	青陈皮^各60g
云茯苓 150g	炙五味子 100g	甘杞子 200g	山萸肉 100g
红景天 150g	明天麻 150g	川芎 60g	北黄芪 300g
女贞子 200g	全当归 100g	制黄精 150g	菟丝子 100g
广木香 60g	煅龙牡^各300g	炙远志 100g	石菖蒲 150g
怀牛膝 100g	杭白芍 100g	炙甘草 60g	大红枣 150g

上药煎取浓汁，文火熬糊，纳生晒参 90g（另煎取汁），西洋参 50g（另煎取汁），真阿胶 100g（黄酒烊化），龟板胶 100g（黄酒烊化），麦芽糖 400g，白蜜 250g，黑芝麻 60g（打粉），胡桃肉 100g（打粉），溶化收膏，每晨起、卧前各 1 匙。

按语：患者初诊时年方二八，肾气尚未充盈。患者正值高中阶段，长辈期望较高，对自己也要求过于严格，学业压力较大，精神长期紧张，惟恐考试出问题，《素问·五运行大论》就有"脾志为思，肾志为恐"的论述，即我们平常所说的"思虑伤脾""惊恐伤肾"。患者长期处于不良情志的刺激下，导致脾肾受损，心力憔悴，进而进入体质下降，成绩下降，精神更紧张，体质、成绩进一步下降的不良循环。这种情况早在《灵枢·百病始生》既有记述："喜怒不节则伤脏，脏伤则病起于阴也。"《素问·举痛论》云："怒则气上，喜则气缓，悲则气消，恐则气下，思则气结，惊则气乱。"因此情志致病始终有气机紊乱的存在。

洪老在治疗此类患者的过程中，除了一般常规药物治疗外，尤其重视情志治疗。《灵枢·本脏》曰："志意者，所以御精神，收魂魄，适寒温，和喜怒者也。"意志力能够提高人的免疫力，调节人的情志活动，具有抗病防邪的作用。现代生活实践也证实，拥有远大的理想和坚定的信念能够促进人们身心健康发展。洪老建议患者树立信心，勇敢面对学业上的压力。

6.陈某，男，17岁。

初诊：2010-1-2

平素学习压力较大，易乏力，头晕，记忆力欠佳，面部较油腻，有时感冒。苔薄，脉细。拟益气补肾之剂调治。药用：

潞党参200g	山萸肉100g	制首乌300g	枸杞子200g
菊花150g	北黄芪200g	女贞子200g	制黄精150g
白蒺藜150g	赤白芍各150g	桑叶皮各150g	生侧柏叶150g
红景天150g	炙远志100g	石菖蒲150g	柏子仁150g
炒白术150g	莲肉100g	炙五味子100g	生山楂300g
绞股蓝150g	荆防风各100g	川石斛200g	怀牛膝100g

上药煎取浓汁，文火熬糊，纳生晒参50g（另煎取汁），西洋参50g（另煎取汁），龟板胶150g（黄酒烊化），白蜜450g，黑

芝麻60g（打粉），灵芝孢子粉50g，溶化收膏，每晨起、卧前各1匙。

二诊：2011-1-1

服膏方后头晕等症有减，但学习紧张，仍易疲劳，目糊不舒，苔薄脉细，再拟益气血、补肝肾之剂调治。药用：

党参200g	山萸肉100g	制首乌300g	枸杞子300g
菊花150g	女贞子200g	决明子150g	五味子100g
黄芪300g	潼蒺藜150g	白蒺藜100g	菟丝子150g
白术150g	赤白芍^各150g	红景天150g	炙远志100g
石菖蒲150g	柏子仁200g	莲肉150g	生山楂300g
川石斛200g	怀牛膝100g	甘草50g	鱼腥草300g
辛夷100g			

上药煎取浓汁，文火熬糊，纳生晒参60g（另煎取汁），西洋参50g（另煎取汁），真阿胶100g（黄酒烊化），龟板胶150g（黄酒烊化），白蜜450g，黑芝麻60g（打粉），灵芝孢子粉20g，溶化收膏，每晨起、卧前各1匙。

三诊：2011-12-11

服膏方后，自觉较前好转，现面部较油腻，多头屑，有时乏力，神差，易感冒，怕冷，头晕，眼花，记忆力欠佳，较易紧张。苔薄，脉小滑。再以原意出入调治。药用：

太子参150g	山萸肉100g	制首乌300g	枸杞子300g
女贞子200g	炙五味子100g	菟丝子150g	防风己^各100g
黄芪300g	潼白蒺藜^各150g	炒白术150g	炒白芍150g
红景天150g	炙远志100g	石菖蒲150g	柏子仁200g
莲肉150g	制黄精200g	绞股蓝200g	炒枳壳90g

制香附 100g　　郁金 150g　　　川芎 60g　　　银杏叶 150g

生山楂 300g　　清甘草 50g

上药煎取浓汁，文火熬糊，纳生晒参 60g（另煎取汁），西洋参 50g（另煎取汁），真阿胶 100g（黄酒烊化），龟板胶 150g（黄酒烊化），白蜜 450g，黑芝麻 60g（打粉），灵芝孢子粉 30g，溶化收膏，每晨起、卧前各 1 匙。

按语：患者正值高中阶段，为人生之重要阶段，每日长时间学习耗伤心血，导致"思虑伤脾"，致脾胃生化无源。长期如此，终至出现心肾两伤，脑髓不足的乏力、精神差、记忆力下降等症状。

本例患者与上例患者最大的不同在于本例患者仅仅是身心疲劳，处于亚健康状态，情志方面未出现问题。洪老在这类患者的治疗过程中常说："治病诱因不除，药物治疗也仅仅是减轻患者症状。多数人在高考结束后，睡上几天，症状自然消失。"因此洪老在治疗过程中，多用健脾补肾、养心安神之剂，并建议患者在学习之余，多参加体育锻炼，增强患者体质，提高免疫力。

7. 顾某，男，12 岁。

初诊：2007-12-31

身痒，皮肤发疹多年，发作时即皮肤发红，瘙痒难耐，经多方求治未愈，过敏体质，面色欠华。苔薄，舌偏红，脉细。此为西医的慢性荨麻疹，为风热湿邪滞留肌表所致。刻值冬藏之时，当拟清热凉血、祛湿息风之剂，制膏缓图，以达血凉湿祛风止之效。药用：

土茯苓 150g　　连翘 60g　　　生牡蛎 200g　　牡丹皮 100g

赤芍 90g	白蒺藜 90g	白鲜皮 90g	地肤子 90g
蝉衣 60g	炒僵蚕 60g	薏仁 200g	炒黄芩 90g
大生地 150g	防风 60g	全当归 90g	汉防己 60g
苦参 50g	紫草 60g	牛蒡子 60g	生甘草 30g
红景天 100g	灵芝 90g	柏子仁 100g	生葛根 60g

上药煎取浓汁，文火熬糊，纳西洋参 50g（另煎取汁），真阿胶 100g（黄酒烊化），龟板胶 90g（黄酒烊化），白蜜 225g，黑芝麻 60g（打粉），麦芽糖 200g，珍珠粉 15 支，溶化收膏，每晨起、卧前各 1 匙。

二诊：2008-12-13

服膏方后，自觉有好转，过敏现象已消。苔薄，舌淡红，脉细。再守原意增损，凉血祛风化湿，巩固疗效。药用：

土茯苓 150g	连翘 60g	生牡蛎 200g	牡丹皮 100g
赤芍 90g	白蒺藜 90g	白鲜皮 90g	地肤子 90g
蝉衣 60g	炒僵蚕 60g	生薏仁 200g	炒黄芩 90g
大生地 150g	防风 60g	全当归 90g	汉防己 60g
苦参 50g	紫草 60g	炙五味子 60g	枳实 60g
生甘草 30g	红景天 100g	灵芝 90g	生葛根 60g

上药煎取浓汁，文火熬糊，纳西洋参 60g（另煎取汁），真阿胶 100g（黄酒烊化），龟板胶 90g（黄酒烊化），白蜜 225g，黑芝麻 60g（打粉），麦芽糖 200g，珍珠粉 15 支，溶化收膏，每晨起、卧前各 1 匙。

三诊：2009-12-12

皮肤荨麻疹，经治明显好转，但有时仍发。苔薄，脉小滑。再守原意增损，凉血祛风化湿，巩固疗效。药用：

土茯苓 200g　　净连翘 90g　　　生牡蛎 200g　粉丹皮 100g

赤芍 90g　　　　白蒺藜 100g　　　白鲜皮 100g　地肤子 100g

蝉衣 60g　　　　炒僵蚕 60g　　　生薏仁 200g　炒黄芩 90g

大生地 150g　　防风己^各 60g　　炒当归 60g　苦参 60g

紫草 60g　　　　炙五味子 60g　　红景天 100g　野百合 100g

炒枳实 60g　　　生葛根 90g　　　炒白术 100g　川牛膝 90g

生甘草 30g

上药煎取浓汁，文火熬糊，纳西洋参 60g（另煎取汁），真阿胶 100g（黄酒烊化），龟板胶 100g（黄酒烊化），白蜜 400g，黑芝麻 60g（打粉），麦芽糖 200g，珍珠粉 30 支，灵芝孢子粉 30g，溶化收膏，每晨起、卧前各 1 匙。

按语：本例患者为过敏性体质，稍有不慎，即发作荨麻疹，全身瘙痒难耐，现代医学并无根治之法。关于荨麻疹，中医学一般称为"瘾疹""风疹块"等，多以症状命名，主症为边缘清楚的风团与瘙痒。其致病原因主要有三方面，第一，为体质因素。第二，为风邪郁于体表，如《素问·风论》曰："风者，善行而数变。"这与荨麻疹发无定处、时隐时现的特征相应。瘙痒则是邪气郁滞于肌表，欲发而不发所致。第三，饮食不当也是荨麻疹的诱因之一。中医学认为，鱼腥海味、辛辣炙烤等物，性多湿热，食之化热动风，郁滞于皮毛腠理之间而发病。再者，肺主皮毛，皮毛为人身第一道屏障，邪气多由此而入，引动伏邪。因此，洪老在治疗此例患者的过程中，以清热凉血、祛湿息风为主，配合增强免疫力之红景天、黄芪等药物，并建议患者远离过敏原，注意饮食，注意休息，使得体健邪去，达到治愈的目的。

第二节　中年人

1. 金某，男，55岁，农民。

初诊：2012-12-10

患者自诉乏力明显，动则疲劳，偶有心慌心悸，记忆力减退，伴有腰膝酸软，头发易脱落，性功能减退等症状，平时易感口干口渴，咽喉异物感，舌苔薄白，脉细。四诊合参，综合辨证，该患者属于肾气亏虚，脑髓失充，兼有正气不足之证，治疗当填精益髓，补充肾气，同时予以补气之法，辨证用药如下：

炙黄芪 300g	党参 200g	炒白术 200g	茯苓 200g
怀山药 300g	莲肉 200g	五味子 100g	砂仁 30g
炒薏仁 300g	熟地黄 300g	山萸肉 100g	菟丝子 150g
女贞子 200g	枸杞子 300g	补骨脂 150g	芡实 300g
天麻 150g	丹参 200g	红景天 150g	灵芝 150g
炙远志 100g	陈皮 100g	石菖蒲 150g	川芎 100g
柏子仁 150g	巴戟肉 100g	桑寄生 150g	怀牛膝 150g
炙甘草 60g			

上药煎取浓汁，文火熬糊，纳朝白参100g（另煎取汁），龟板胶100g（黄酒烊化），鹿角胶100g（黄酒烊化），阿胶100g（黄酒烊化），麦芽糖450g，溶化收膏，每晨起、卧前各1匙。

二诊：2013-12-17

服用一疗程膏方调理之后，自觉气虚乏力较前明显好转，干活较前精力充沛，心慌不适好转，记忆力有明显改善，腰膝酸软症状消失，头发脱落少许，较之前有减轻趋势，口干口渴未再出现，咽喉异物感消失，舌淡红，苔薄白，脉弱。继续予以补精养血为主，兼以益气，药方如下：

生黄芪 300g	党参 200g	炒白术 200g	茯苓 200g
陈皮 100g	炒薏仁 300g	半夏 100g	怀山药 300g
莲肉 200g	五味子 100g	砂仁 30g	山萸肉 100g
菟丝子 150g	女贞子 200g	枸杞子 300g	补骨脂 150g
芡实 300g	天麻 150g	丹参 200g	红景天 150g
灵芝 150g	炙远志 100g	石菖蒲 150g	柏子仁 150g
巴戟肉 150g	桑寄生 150g	怀牛膝 150g	诃子肉 100g
炙甘草 60g			

上药煎取浓汁，文火熬糊，纳朝白参 100g（另煎取汁），龟板胶 100g（黄酒烊化），鹿角胶 100g（黄酒烊化），阿胶 100g（黄酒烊化），麦芽糖 450g，溶化收膏，每晨起、卧前各 1 匙。

按语：患者年过半百，脏腑功能日趋衰弱，肾气渐亏，故出现腰膝酸软、性功能减退等肾虚症状。肾精不足，脑髓失充，故出现头发脱落，记忆力减退。肾阴亏虚则口干口渴。同时患者兼有乏力明显等气虚症状，气虚日久则气行之不畅，推动无力则气滞，气滞则津液代谢失常，出现痰阻咽喉，出现咽喉异物感，唐代孙思邈在《千金翼方》中首先提出了"血肉有情"的概念，并指出其有补益作用。《神农本草经》记载了阿胶、鹿茸、牛黄、海蛤等动物药六十余类。明代金华名医戴元礼有言："治劳之法……不当用峻烈之剂，惟当温养滋补，以久取效。天雄、附子之类，投之太多，适足以发其虚阳，缘内无精血，不足当此猛剂。"进一步阐述了在温补的过程中的注意事项。清代著名医学家叶天士也曾经说过："夫精血皆有形，以草木无情之物为补益，声气必不相应，桂附刚愎，气质雄烈。精血主脏，脏体属阴，刚则愈劫脂矣……且血肉有情，栽培身内之精血，但王道无近功，多用自有益。"明确指出了在温补之时血肉有情之品的重要性，并阐述了血肉有情之品与草本之剂的区别。该膏方精妙之处在于选方用药之时，针对肾精不足之证并未采取附子、干姜、肉桂等大辛大热之峻补之品，而是采用了阿胶、龟板胶、鹿角胶等血肉有情之品，意在徐徐进补，缓缓图之。血肉有情之品具有填精益髓功效，入肝肾二经，对虚劳、血枯等虚损至极之证有着极佳的疗效。运用填精益髓、温阳补气的血肉有情之品，以填充肾脏所亏之真阴真阳，既可以避免附子、肉桂、干姜等辛热之太过，又可以补充草本类补益剂药效不足的缺点，可谓一举两得！

2. 王某，男，49 岁，会计。

初诊：2013-12-12

患者自诉乏力明显，精神差，工作时常年感觉疲惫，动则气虚，伴汗出不止，腰膝酸软，畏寒怕冷，夜尿频多，偶有手脚心发热，毛发脱落，性功能减退，有时情绪不安，伴焦虑紧张，夜寐不佳，难以入睡，喜欢叹气。辨证为肾气亏虚，兼以肝气不疏，治疗予以补肾兼疏肝理气，药方如下：

柴胡 100g	炒白芍 100g	赤芍 100g	金樱子 300g
芡实 300g	太子参 150g	绞股蓝 300g	五味子 100g
制黄精 200g	生黄芪 200g	女贞子 150g	炒白术 150g
炙远志 100g	石菖蒲 150g	制首乌 200g	黑大豆 300g
合欢皮 300g	枣仁 300g	夜交藤 300g	生侧柏叶 150g
柏子仁 200g	生薏仁 300g	生山楂 300g	清甘草 50g

上药煎取浓汁，文火熬糊，纳朝白参60g（另煎取汁），西洋参50g（另煎取汁），真阿胶120g（黄酒烊化），鹿角胶120g（黄酒烊化），龟板胶60g（黄酒烊化），麦芽糖300g，黑芝麻100g（打粉），海马50g（打粉），灵芝孢子粉20g，溶化收膏，每晨起、卧前各1匙。

二诊：2014-12-1

自诉服用一料膏方之后乏力较前好转，工作自觉轻松，汗出缓解，腰膝酸软较前减轻，仍偶有夜尿多，手脚心发热仍存，但程度较前也减轻，毛发仍偶有脱落，精神仍焦虑不安，思想压力较大，喜欢叹气。仍承续原辨证思路用药，处方如下：

柴胡100g	炒白芍100g	赤芍100g	炒白术150g
茯苓150g	丹参300g	郁金100g	金樱子300g
覆盆子300g	桑螵蛸150g	益智仁150g	绞股蓝300g
五味子100g	女贞子150g	枸杞子200g	制黄精200g
炙远志100g	石菖蒲150g	酸枣仁300g	柏子仁200g
合欢皮300g	潼白蒺藜^各150g	生黄芪200g	防己100g
煨葛根300g	生山楂200g	制首乌200g	生侧柏叶150g
清甘草50g			

上药煎取浓汁，文火熬糊，纳朝白参60g（另煎取汁），西洋参50g（另煎取汁），真阿胶120g（黄酒烊化），鹿角胶120g（黄酒烊化），龟板胶60g（黄酒烊化），麦芽糖300g，木糖醇100g，灵芝孢子粉30g，海马30g（打粉），溶化收膏，每晨起、卧前各1匙。

三诊：2015-12-10

患者自诉服用膏方之后，体力较前明显增强，乏力症状消失，腰膝酸软明显减轻，精神焦虑也缓解，处事自然，夜间睡眠也较前明显好转。患者服用膏方之后，感叹膏方的疗效，自此每年来洪老处服用膏方，历次膏方记载如下：

制首乌 200g	生黄芪 240g	炒白术 150g	茯苓 100g
绞股蓝 300g	茵陈 300g	郁金 150g	生山楂 200g
侧柏叶 150g	蚕沙 100g	山萸肉 90g	红景天 150g
金樱子 300g	覆盆子 300g	桑螵蛸 150g	益智仁 150g
五味子 100g	制黄精 200g	莲子肉 100g	芡实 300g
枸杞子 200g	女贞子 150g	炙远志 100g	菟丝子 150g
石菖蒲 150g	防己 100g	生蒲黄 100g	荷叶 150g
清甘草 50g			

上药煎取浓汁，文火熬糊，纳朝白参60g（另煎取汁），西洋参50g（另煎取汁），真阿胶120g（黄酒烊化），鹿角胶120g（黄酒烊化），龟板胶60g（黄酒烊化），麦芽糖300g，木糖醇100g，灵芝孢子粉30g，溶化收膏，每晨起、卧前各1匙。

按语：患者自诉乏力明显，动作气虚，汗出不止，此乃肺气亏虚，卫外不固，故动则汗出不止，"无问昏醒，浸浸自出者，名曰自汗"。今多认为不因外界环境的影响时时汗出，动辄益甚者为自汗，病机多强调阴阳失调，腠理不固，汗液外泄失常。同时该患者伴有腰膝酸软，畏寒怕冷，夜尿频多，毛发脱落，性功能减退等症状，表现为肾气亏虚。肺金与肾水之间在生理上相互依赖，相互滋生，《难经》中将此喻为母子关系，《时病论·卷之四》中概而言之曰："金能生水，水能润金。"病理上母病可及子，而子可盗母气，故两者中只要有一脏功能异常即可影响到另一脏。五行生克制化理论认为，虚则补其母，实则泻其子。因肺金能生水，肾水能滋肺阴，两者同根同治，故而有"肺肾同源"之说。金水相生法是根据五行相生学说而确立的治疗法则，主要涉及肺肾两脏，在该患者膏方之中，以朝白参、西洋参、太子参、绞股蓝、五味子、制黄精、生黄芪、女贞子、炒白术等补益肺气为主，而以鹿角胶、龟板胶、阿胶等平补肝肾，均体现出了金水相生的治疗原则。同时该患者由于工作压力较大，精神焦虑，夜寐难安，入睡困难，在该药方中加入疏肝理气之品如柴胡、白芍、赤芍等，同时加入炙远志、石菖蒲、制首乌、合欢皮、枣仁、夜交藤等安神定志之品，标本兼治，故而收效甚佳。

3. 郭某，男，53 岁。

初诊：2018-1-7

患者自诉平素乏力明显，动则疲惫，容易感冒，不耐风寒，且外感后迁延难愈，严重者两三个月不得好转，咳嗽伴痰多，胃纳不佳，无食欲，食后腹胀明显，偶有失眠，记忆力减退，舌苔白腻，脉弦滑。辨证属于肺脾气虚，治疗予以补肺健脾为主，兼以理气，药方如下：

生黄芪 300g	太子参 150g	防风 100g	防己 100g
辛夷 100g	桔梗 100g	五味子 90g	党参 150g
茯苓 150g	陈皮 100g	制半夏 120g	白前 150g
天南星 100g	杏仁 100g	远志 100g	灵芝 150g
刺五加 150g	红景天 150g	苍术 200g	厚朴 100g
侧柏叶 150g	生薏仁 300g	石斛 50g	石菖蒲 150g

上药煎取浓汁，文火熬糊，纳朝白参 100g，蛤蚧 1 对（另煎取汁），黄明胶 200g（黄酒烊化），木糖醇 100g，白蜜 300g，溶化收膏，每晨起、卧前各 1 匙。

二诊：2018-11-23

自诉服用一料膏方之后，乏力明显好转，感冒次数较服用前也明显减少，胃口好转，进食量增强，体重较去年增加，腹胀消失，偶有心慌失眠等不适，舌苔腻，脉弦滑。辨证仍属肺脾气虚，治疗予以补肺健脾，药方如下：

生黄芪 300g	炒白术 150g	苍术 200g	防风 100g
防己 100g	陈皮 100g	桔梗 100g	辛夷 100g
五味子 90g	荆芥 90g	茯苓 200g	制半夏 100g
白前 120g	杏仁 100g	远志 100g	灵芝 150g
党参 150g	刺五加 150g	红景天 150g	石菖蒲 150g
厚朴 100g	生薏仁 300g	侧柏叶 150g	清甘草 50g

上药煎取浓汁，文火熬糊，纳朝白参100g（另煎取汁），蛤蚧1对（另煎取汁），黄明胶200g（黄酒烊化），木糖醇100g，白蜜300g，溶化收膏，每晨起、卧前各1匙。

按语：该患者主诉乏力明显，平素易感冒，且外感后病邪迁延难愈，古人云："要知易风为病者，表气素虚；易寒为病者，阳气素弱。"此患者当属气虚体质，卫外不固，风邪侵袭，感受风邪则肺气不宣，故伴有咳嗽。《古今名医方论》云："故治风者，不患无以祛之，而患无以御之；不畏风之不去，而畏风之复来。何则？发散太过，玄府不闭故也。昧者不知托里固表之法，遍试风药以祛之，去者自去，来者自来，邪气流连，终无解期矣。"故洪老在治疗气虚自汗，易感风邪患者时，首选玉屏风散。方中黄芪甘温能补气，有益气固表、实卫敛汗之功，为君药。白术健脾益气，为臣药，脾旺则气血生化有源，并有固表止汗作用。芪、术配合，使气旺表实，则汗不能外泄，风邪不易内侵。防风辛温而散，有走表而祛风邪之能。黄芪得防风，固表而不留邪；防风得黄芪，祛邪而不伤正。全方共奏益气固表、止汗御风之功，有如屏障，珍贵如玉，且为散剂，故名"玉屏风散"。该方药味少，立意深，配伍严谨，标本兼治，为历代医家所重视。且在该膏方中加入朝白参、蛤蚧等名贵补气之品，增强补气之力。同时患者在感受外感之时，咳嗽咳痰明显，痰多色白，且伴有胃纳欠佳、腹胀不适等症状，此乃脾胃虚弱，运化失职，津液代谢失常，故其本在脾胃，因此方中又加以健脾和胃之药，意在健脾以扶助正气，胃纳增加，且脾气旺则津液代谢正常，痰湿无以生化之源。

4.乐某，男，52岁。

初诊：2012-11-2

患者平素容易患口腔溃疡，反复发生，秋冬季节皮肤干涩瘙痒，伴有腰膝酸软，畏寒怕冷，记忆力减退，乏力等，习惯性便秘，大便干结，舌苔厚白略红，脉象细滑缓。平素患者嗜好吸烟、喝酒，根据患者主诉症状，结合个人生活习惯特点，诊断属于中医脾约（脾胃积热），治疗当以健脾和胃、清热通便为主。

党参210g	北沙参150g	南沙参150g	麦冬100g
五味子100g	炒白芍210g	丹皮150g	制首乌300g
女贞子150g	绞股蓝300g	茵陈300g	土茯苓200g
黄柏150g	地肤子150g	生地黄200g	玉竹150g
刺五加150g	灵芝150g	墨旱莲150g	蝉衣100g
丹参200g	瓜蒌皮100g	知母60g	

上药煎取浓汁，文火熬糊，纳西洋参50g，朝白参30g，石斛50g（前三味另煎取汁），龟板胶100g（黄酒烊化），珍珠粉

20g，砂仁粉 20g，白蜜 300g，麦芽糖 450g，溶化收膏，每晨起、卧前各 1 匙。

二诊：2013-11-7

服药后自觉口腔溃疡发生明显减少，偶有发作，频率较前明显好转，口干口渴、皮肤干涩较之前也有所减轻，习惯性便秘好转，大便每日 1 ~ 2 次，比较顺畅，舌淡红，苔薄白，脉细。患者自觉服用膏方之后体质明显好转，各种不适症状明显减轻，疗效显著。

党参 210g	北沙参 150g	南沙参 150g	麦冬 100g
五味子 100g	炒白芍 210g	丹皮 150g	制首乌 300g
女贞子 150g	绞股蓝 300g	茵陈 300g	黄柏 150g
地肤子 150g	生地黄 200g	玉竹 150g	刺五加 150g
灵芝 150g	墨旱莲 150g	蝉衣 100g	丹参 200g
石斛 50g	西洋参 50g	朝白参 50g	砂仁粉 30g
龟板胶 150g	黄酒 100g	白蜜 300g	木糖醇 150g

三诊：2014-12-9

生黄芪 300g	炒白术 200g	防风 100g	防己 100g
荆芥 100g	辛夷 100g	白芷 120g	五味子 100g
蝉衣 100g	浮萍 100g	地肤子 150g	山药 150g
僵蚕 100g	赤白芍^各 150 g	丹参 300g	葛根 300g
地龙 150g	鸡血藤 300g	黄精 300g	女贞子 150g
墨旱莲 200g	生地黄 200g	制首乌 200g	山楂 150g
绞股蓝 200g	白蒺藜 150g	红景天 150g	刺五加 150g
乌梢蛇 100g	石斛 60g	蛤蚧 1 对	砂仁粉 20g
朝白参 60g	灵芝孢子粉 20g	龟板胶 200g	黄酒 250g

黄柏 150g　　　　木糖醇 100g

四诊：2015-12-3

生黄芪 300g	炒白术 200g	防风 120g	防己 100g
荆芥 100g	辛夷 100g	五味子 100g	蝉衣 100g
浮萍 100g	地肤子 150g	白芷 100g	山药 200g
僵蚕 100g	赤白芍^各150g	丹参 300g	葛根 300g
地龙 150g	绞股蓝 200g	黄精 200g	女贞子 150g
墨旱莲 200g	制首乌 200g	山楂 200g	白蒺藜 150g
红景天 150g	刺五加 150g	茵陈 300g	金银花 200g
乌梢蛇 100g	生甘草 50g	朝白参 60g	西洋参 50g
蛤蚧 1 对	灵芝孢子粉 20g	龟板胶 200g	黄酒 250g
冰糖 400g			

五诊：2017-12-12

生黄芪 300g	炒白术 200g	防风 120g	防己 100g
荆芥 100g	辛夷 100g	五味子 100g	徐长卿 150g
白芷 100g	地肤子 150g	蝉衣 90g	乌梢蛇 100g
僵蚕 100g	炒白芍 150g	山药 200g	丹参 300g
当归 100g	制黄精 200g	绞股蓝 200g	炒山楂 300g
葛根 300g	制首乌 150g	茵陈 300g	金银花 150g
红景天 150g	刺五加 150g	白蒺藜 100g	石菖蒲 150g
石斛 50g	朝白参 60g	西洋参 50g	蛤蚧 1 对
三七粉 30g	龟板胶 120g	阿胶 100g	黄酒 250g
麦芽糖 400g	黑芝麻 60g		

六诊：2018-10-18

生黄芪 300g	炒白术 200g	防风 100g	防己 100g

荆芥 100g	辛夷 100g	五味子 100g	徐长卿 150g
地肤子 150g	山药 200g	刺五加 150g	当归 100g
丹参 300g	莲肉 300g	绞股蓝 200g	生山楂 150g
茯苓 150g	制首乌 150g	生侧柏 150g	补骨脂 150g
葛根 300g	木香 60g	炒薏仁 300g	仙灵脾 100g
党参 200g	怀牛膝 100g	石斛 60g	大枣 50 枚
生晒参 90g	西洋参 60g	蛤蚧 1 对	三七粉 30g
阿胶 120g	龟板胶 60g	黄酒 250g	麦芽糖 400g
黑芝麻 60g			

按语：口腔溃疡是临床上常见病证，为发生在口腔黏膜上的表浅性溃疡，大小可从麦粒至黄豆大小，呈圆形或卵圆形，溃疡面凹陷，周围充血，具有红、肿、热、痛的特点，口腔溃疡呈周期性反复发生，称为复发性口腔溃疡。口腔溃疡属中医学"口疮"范畴，以口舌生疮或糜烂、灼热疼痛为主要表现，口疮的记载首见于《内经》，后世医家认为口疮病机全在于一个"火"字，可分虚实两端。《外科正宗》曰："口破者，有虚火、实火之分，色淡、色红之别。虚火者，色淡而斑细点，甚者显露龟纹，脉虚不渴，此因思烦太甚，多醒少睡，虚火动而发之。"关于口腔溃疡的病因，大多认为是过食辛辣厚味或嗜酒，以致心脾积热，上蒸于口，或口腔不洁，毒邪侵袭，或素体阴虚，虚火上炎，或久病不愈，脾肾阳虚等引起。明代薛已《口齿类要·口疮》曰："口疮，上焦实热，中焦虚寒，下焦阴火，各经传变所致，当分别而治之。"中医临床常见证型有心脾积热型、阴虚火旺型和脾肾虚寒型。该患者平素嗜好烟酒，口腔溃疡反复发作，且伴有秋冬季节皮肤干涩瘙痒、习惯性便秘、大便干结等症状，辨证当属于

阴虚火旺。三才封髓丹是临床上治疗阴虚火旺型口腔溃疡的常用方剂之一，临床收效佳。三才封髓丹出自《卫生宝鉴》，由人参、天门冬、熟地黄、黄柏、砂仁、炙甘草组成。主治阴虚火旺、虚火上炎所致的口腔溃疡、牙痛、口咽干痒、遗梦滑精及腰膝无力等。方中天门冬滋阴补肺生水，熟地黄补肾滋阴，人参益气生津，得三补而肾水充、阴液足，则浮火自降；黄柏清虚火，坚肾阴，泻火而不伤阴，实为治口疮之要药；甘草助黄柏泻火解毒而不伤阴；砂仁入脾、胃经，醒脾化湿行滞，解阴腻之碍脾以助药运。黄柏、砂仁、炙甘草又名封髓丹，主要治疗肾阴虚损，相火妄动所导致的疾患。

5. 毛某，女，56 岁。

初诊：2012-11-22

自诉绝经后出现头晕不适，伴视物模糊，焦虑烦躁，失眠多梦，难以入睡，入睡后脑中如同放电影一般，记忆力减退，偶有潮热，夜间盗汗，口干，大便干结，2～3 日一行。证属肝肾阴虚伴有内热，治当平补肝肾，兼以养阴透热。

熟地黄 300g	山萸肉 100g	杜仲 150g	枸杞子 200g
沙苑子 150g	菟丝子 150g	女贞子 150g	五味子 90g
川芎 100g	天麻 150g	炙远志 100g	石菖蒲 150g
红景天 150g	柏子仁 150g	丹参 300g	生葛根 300g
赤芍 200g	生白芍 200g	地龙 150g	砂仁 30g
川牛膝 100g	生麦芽 300g	木瓜 150g	炒甘草 50g

上药煎取浓汁，文火熬糊，纳朝白参 30g（另煎取汁），西洋参 30g（另煎取汁），真阿胶 120g（黄酒烊化），白蜜 250g，灵芝孢子粉 30g，溶化收膏，每晨起、卧前各 1 匙。

二诊：2011-11-23

头晕不适好转，潮热减轻，无盗汗，仍自觉睡眠障碍，难以入睡，视物模糊，大便干结较前好转，腰膝酸软，双下肢无力感，精神尚可，舌苔淡红，脉细。继以原思路用药。

熟地黄 300g	山萸肉 100g	炒山药 150g	牡丹皮 100g
茯苓 150g	杜仲 150g	枸杞子 200g	沙苑子 150g
菟丝子 150g	女贞子 150g	五味子 90g	川芎 100g
天麻 150g	炙远志 100g	石菖蒲 150g	红景天 150g
酸枣仁 300g	柏子仁 150g	麦冬 100g	丹参 300g
生葛根 300g	砂仁 30g	首乌藤 300g	怀牛膝 150g

上药煎取浓汁，文火熬糊，纳朝白参 30g（另煎取汁），西洋参 30g（另煎取汁），真阿胶 120g（黄酒烊化），龟板胶 100g（黄酒烊化），鹿角胶 60g（黄酒烊化），冰糖 250g，白蜜 250g，灵芝孢子粉 30g，溶化收膏，每晨起、卧前各 1 匙。

三诊：2013-12-2

服用两料膏方之后，上述诸症状均减轻，头晕不适没再发生，腰膝酸软偶有，程度明显减轻，潮热盗汗消失，大便每日一次，较为顺畅。为巩固疗效，再次续服一料膏方。

熟地黄 300g	山萸肉 90g	杜仲 150g	枸杞子 300g
山药 300g	菟丝子 150g	女贞子 150g	五味子 90g
川芎 120g	天麻 150g	炙远志 100g	石菖蒲 150g
红景天 150g	柏子仁 150g	丹参 300g	生葛根 300g
赤白芍 200g	地龙 150g	砂仁粉 30g	川牛膝 100g
生麦芽 300g	木瓜 150g	清甘草 50g	

上药煎取浓汁，文火熬糊，纳朝白参 30g（另煎取汁），西洋

参 30g（另煎取汁），真阿胶 120g（黄酒烊化），白蜜 250g，麦芽糖 500g，灵芝孢子粉 30g，溶化收膏，每晨起、卧前各 1 匙。

按语：该患者常年头晕不适，视物模糊，伴有腰膝酸软、潮热盗汗等症状，此乃肝肾亏虚之证，结合患者年龄，进一步询问病史，患者自诉绝经后逐渐出现诸症，符合西医围绝经期综合征。围绝经期综合征是妇女在绝经前后由于体内雌激素水平波动所致的以自主神经功能紊乱为主伴有精神心理症状的一组症候群。有 90% 的妇女可能出现轻重不等的围绝经期综合征的表现，可持续到绝经后 2～3 年，部分患者可持续到绝经后 5～10 年，不同程度影响患者的生活质量。中医古籍对本病无专篇记载，现代中医将围绝经期综合征归为"年老血崩""脏燥""百合病""不寐""郁证"等范畴，并认为肾虚是本病发生的根本，其临床主要症状表现烘热汗出、阴道干涩、五心烦热等。治疗以补肾填精、养血滋阴为主。左归丸出自《景岳全书》，具有滋阴补肾、填精益髓之功，方中熟地黄、山萸肉、杜仲、枸杞子、山药、菟丝子、女贞子、五味子等均属于补肝益肾之品，同时患者常常表现出精神症状，如烦躁易怒、情绪不稳、心悸失眠、焦虑抑郁、猜疑等一系列症状，均由肝气郁结失于疏泄所致。《临证指南医案》指出："女子以肝为先天，阴性凝结，易于怫郁，郁则气滞血亦滞。"故在方中加入川芎、天麻、炙远志、石菖蒲、赤白芍等养肝柔肝，同时加入朝白参、西洋参、灵芝孢子粉、阿胶等名贵滋补肝肾之品，加强滋补功效。全方病机明确，辨证准确，用药精准，故而疗效确切，患者生活质量明显提高。

6. 唐某，女，51 岁。

初诊：2013-1-8

患者自诉绝经后潮热伴盗汗，严重时出现夜间衣服湿透，手脚心发热，伴有腰膝酸软，耳鸣，腰背怕冷，眼睛干涩，乏力明显，情绪容易急躁，遇事焦虑不安，睡眠困难，难以入睡，睡后易醒，夜梦多，记忆力减退。证属肝肾亏虚，阴虚内热，治以平补肝肾，养阴透热。

生黄芪 300g	炒白术 200g	党参 200g	当归 200g
女贞子 150g	茯苓 150g	北沙参 150g	赤白芍^各 150g
川芎 100g	天麻 150g	丹参 300g	夜交藤 300g
葛根 300g	鸡血藤 300g	红景天 150g	刺五加 150g
玄参 150g	桔梗 100g	金银花 150g	炒枳实 100g
蝉衣 100g	炒薏仁 300g	莲子肉 200g	怀山药 300g
芡实 300g	桑寄生 150g	怀牛膝 150g	玫瑰花 60g

上药煎取浓汁，文火熬糊，纳朝白参100g（另煎取汁），西洋参30g（另煎取汁），石斛50g（另煎取汁），灵芝孢子粉10g，阿胶100g（黄酒烊化），麦芽糖450g，溶化收膏，每晨起、卧前各1匙。

二诊：2013-11-30

自诉服用一料膏方调理后，气虚乏力较前明显好转，精力饱满充足，腰膝酸软较前缓解，潮热盗汗也明显减轻，夜间盗汗基本上未再出现，但仍偶有潮热，频率较前也明显减少，焦虑仍存，遇见事情紧张不安恢复正常。继以平补肝肾为主，兼以益气、理气。

生黄芪 300g	防己 100g	女贞子 150g	炒白术 150g
赤白芍^各 150g	炒枳实 100g	白蒺藜 150g	当归 100g
川芎 100g	天麻 150g	葛根 300g	夜交藤 300g

鸡血藤 300g	刺五加 150g	玄参 150g	麦冬 100g
杜仲 100g	象贝 100g	金银花 150g	续断 100g
僵蚕 100g	红景天 150g	桑寄生 150g	怀牛膝 150g
玫瑰花 60g			

上药煎取浓汁，文火熬糊，纳朝白参 100g（另煎取汁），西洋参 50g（另煎取汁），石斛 50g（另煎取汁），灵芝孢子粉 10g，阿胶 100g（黄酒烊化），麦芽糖 450g，溶化收膏，每晨起、卧前各 1 匙。

按语：患者年过五旬，绝经后出现潮热盗汗，伴有腰膝酸软、乏力、头晕耳鸣以及眼睛干涩等不适。《素问·上古天真论》言："七七任脉虚，太冲脉衰少，天癸竭，地道不通，故形坏而无子。"本病病变其本在肾，主要发病机理是肾精亏虚，日久必损及肝，导致肝肾两虚。《素问·上古天真论》中提到："肝气衰，筋不能动，天癸竭，精少，肾脏衰。"肝藏血，主筋，其华在爪，司骨节运动，为罢极之本；肾藏精，主骨生髓。肝之藏血，可以化精下藏于肾，肝肾之间对精血的化生直接影响着月经。"女子以肝为先天"，绝经后妇女多有情志抑郁的表现，而肝郁日久必化火，故患者常伴有焦虑、烦躁、夜间难以入睡等不适。在治疗时应该以平补肝肾为主，兼以益气、疏肝、理气之品，具有补肝肾、强筋骨功效的中药，如刺五加、淫羊藿、杜仲、续断、桑寄生等备受临床青睐。实验研究证实，具有补益肝肾功效的中药常通过对内分泌系统的调节途径来影响骨代谢，并对骨组织局部因子亦有影响。中药的作用机理异于西药，通过对机体的整体调节，使体内已紊乱的激素水平恢复常态而维持机体的钙磷代谢及骨代谢，进一步矫正了微量元素的失衡，方中同时予以女贞子、石斛、阿胶、龟板胶等滋养肝阴之品，国医大师朱良春言："肾藏精，肝藏血，肾阴为一身阴液之根本，故滋养肝肾之阴乃治其本，肾阴渐复，则肺胃脾之阴亦充。"方中兼予以玫瑰花、枳壳等疏肝理气之品，乃是因为绝经后妇女多伴有更年期综合征，性情急躁易怒，焦虑紧张，皆属于肝郁气滞，因此该膏方遣方用药紧扣病机，结合临床，同时根据患者的年龄所表现出来的生理特点，三因治宜，标本兼治，收效甚佳！

7. 应某，女，40 岁。

初诊：2008-12-10

形体消瘦，畏寒怕冷，平素受冷时，胃脘部隐痛不适，肠道有咕噜噜水鸣声，大便易溏，进食寒冷食物尤甚，偶有口苦，舌淡，苔薄，脉细。辨证为脾阳亏虚，兼有肝气犯胃，拟调肝健脾之剂调治。

软柴胡 100g	杭白芍 200g	炒干姜 100g	炒白术 150g
云茯苓 150g	广陈皮 100g	怀山药 200g	莲肉 150g
防风 90g	炒薏仁 300g	炙五味子 90g	炒丹皮 90g
太子参 300g	北黄芪 300g	女贞子 200g	炒黄芩 150g
制半夏 100g	炒枳壳 100g	墨旱莲 150g	炒扁豆 150g
芡实 150g	小青皮 90g	清甘草 50g	津大枣 50 枚

上药煎取浓汁，文火熬糊，纳朝白参 100g（另煎取汁），龟板胶 100g（黄酒烊化），阿胶 100g（黄酒烊化），麦芽糖 450g，特级石斛料 30g，溶化收膏，每晨起、卧前各 1 匙。

二诊：2009-12-9

患者服用一疗程膏方调理之后，自觉肠道水鸣声音明显减轻，大便较前好转，胃脘疼痛不适消失，仍自觉偶有乏力，稍感恶心，胁胀，头晕，面色不华，怕冷程度减轻。苔薄，脉细弦。初诊辨证思路正确，治疗效果可，继续按原辨证思路遣方用药。

软柴胡 100g	杭白芍 200g	炒干姜 150g	姜半夏 100g
青陈皮各 100g	制香附 100g	潞党参 300g	炒白术 150g
云茯苓 150g	广郁金 150g	川芎 90g	炒枳壳 90g
怀山药 150g	薏仁 300g	熟地黄 300g	砂仁粉 30g
山萸肉 100g	补骨脂 150g	杜仲 150g	益智仁 100g
制首乌 300g	绞股蓝 150g	明天麻 150g	广木香 90g
清甘草 50g			

上药煎取浓汁，文火熬糊，纳灵芝孢子粉 50g，朝白参 100g（另煎取汁），龟板胶 100g（黄酒烊化），阿胶 100g（黄酒烊化），麦芽糖 450g，溶化收膏，每晨起、卧前各 1 匙。

按语：慢性功能性腹泻是常见疾病，其基础为肠功能紊乱，临床表现主要为反复发作性腹泻和慢性腹泻。中医学认为，慢性功能性腹泻属于"泄泻"范畴，其诱发因素包括脾阳亏损、外感六淫之邪、脾胃虚弱和肝气犯胃等，其病变涉及不同的脏腑，如肝、大肠、脾、肾和胃等，最为密切的为脾。该患者长期腹泻，伴胃脘部隐痛不适，遇冷尤甚，同时伴有肠道水鸣音，属于典型的脾阳亏虚。同时患者常出现口苦等不适，兼有肝气犯胃，治疗应以温阳健脾为主，同时辅以疏肝。方药以理中汤合参苓白术散加减。理中汤出自张仲景《伤寒论》，方用人参、白术、炙甘草、干姜，能有效治疗因脾胃虚寒引起的慢性腹泻，方中君药为干姜，起到温运中焦、祛寒邪的作用；人参臣之，协助干姜起到补气健脾、振奋脾阳的作用；佐以白术，可发挥健脾燥湿的作用，有利于促进脾阳健运；炙甘草的甘缓之气能调补脾胃，补脾和中。以上数药合用，重振中阳，健运脾胃，服用多日后患者脾阳渐复，运化功能正常，继而达到治疗腹痛、腹泻等目的。参苓白术散药用白扁豆、白术、茯苓、甘草、桔梗、莲子、人参、砂仁、山药、薏苡仁等，具有补脾胃、益肺气的功效。肝气犯胃是木土不和中最常见的证候之一，洪老认为"肝气"病的特点是多因精神上经受刺激，肝脏气机不和，出现横逆现象，进一步影响到其他内脏，主要表现为口干口苦、胸胁胀满作痛、少腹胀痛、妇女乳房胀痛等，在治疗上应清疏肝气，辅以健脾和胃，因此在方中加以柴胡、郁金、黄芩等清肝疏肝之品，肝木舒和则胃土自安。

8. 黄某，女，45 岁。

初诊：2006-11-27

患者自诉腰膝酸软，眼睛视物模糊，偶有头晕不适，伴心悸心慌，动则尤甚，容易汗出，肢体麻木感，有时胸闷，苔薄，脉带弦。证属于肝肾亏虚，拟滋补肝肾、益气和血之剂调治。

熟地黄 200g	山萸肉 90g	牡丹皮 90g	云茯苓 100g
怀山药 100g	泽泻 90g	潞党参 200g	川芎 100g
枸杞子 200g	菊花 100g	紫丹参 300g	佛手干 100g
生葛根 300g	砂仁粉 30g	炙五味子 90g	红景天 150g
杭白芍 150g	炒枳壳 90g	生龙牡各 300g	明天麻 150g
桑寄生 150g	怀牛膝 150g	鸡血藤 150g	麦冬 100g
女贞子 150g	菟丝子 150g	青陈皮各 60g	清甘草 50g

上药煎取浓汁，文火熬糊，纳西洋参30g（另煎取汁），朝白参60g（另煎取汁），龟板胶100g（黄酒烊化），鹿角胶100g（黄酒烊化），阿胶100g（黄酒烊化），胡桃肉100g（打粉），麦芽糖

450g，溶化收膏，每晨起、卧前各1匙。

二诊：2007-12-14

服用一疗程膏方调理之后体质好转，腰膝酸软好转，眼睛模糊减轻，体力较前明显增强，头晕已瘥，但有时颈项不舒，记忆力减退。苔薄，脉细。再以原意调治。

熟地黄200g	山萸肉90g	牡丹皮90g	云茯苓100g
潞党参200g	川芎100g	枸杞子200g	菊花100g
紫丹参300g	佛手干100g	生葛根300g	砂仁粉30g
炙五味子90g	红景天200g	杭白芍150g	炒枳壳90g
明天麻150g	桑寄生150g	怀牛膝150g	鸡血藤150g
麦冬100g	柏子仁200g	灵芝150g	石菖蒲100g
女贞子150g	菟丝子150g	青陈皮各60g	清甘草50g

上药煎取浓汁，文火熬糊，纳西洋参30g（另煎取汁），朝白参60g（另煎取汁），龟板胶100g（黄酒烊化），鹿角胶100g（黄酒烊化），阿胶100g（黄酒烊化），胡桃肉100g（打粉），麦芽糖450g，溶化收膏，每晨起、卧前各1匙。

按语：《素问·生气通天论》云："阴平阳秘，精神乃治；阴阳离决，精气乃绝。"说明阴阳双方保持动态平衡，才能使人精神旺盛，生命活动正常，但随着年龄的增长，天癸渐少，肾气渐亏，故出现腰膝酸软、眼睛模糊等症状，该患者还伴有明显头晕不适。《素问·至真要大论》就有"诸风掉眩，皆属于肝"、《灵枢·海论》就有"髓海不足，则脑转耳鸣"的记载，认为眩晕与肝肾关系最为密切，该患者初诊时的诸症及舌苔脉象均为肝肾亏虚之象，治疗应以平补肝肾、养肝明目为主，兼以养血祛风之品，该膏方以杞菊地黄丸为基础方辨证加减。杞菊地黄丸功能滋肾养肝明目，用于肾阴不足之头晕耳鸣、眼睛干涩模糊者。方中六味地黄丸滋阴补肾，壮水之主，熟地黄、山茱萸、山药三阴并补，以滋肾养肝益脾，又配茯苓、丹皮、泽泻清泻肝肾之火；再配枸杞、菊花滋阴清肝明目。肾虚严重者加红景天、桑寄生、怀牛膝、菟丝子等；脾虚明显者加生黄芪、党参；阴虚甚者加麦冬、女贞子、白芍、五味子等；血瘀明显者加鸡血藤、丹参等，均为随症加减。膏方中同时加入了龟板胶、阿胶、鹿角胶等滋阴温阳之品，乃阳中求阴、阴中求阳之治法，张介宾在《景岳全书·新方八阵》中说："善补阳者，必于阴中求阳，则阳得阴助而生化无穷；善补阴者，必于阳中求阴，则阴得阳生而泉源不竭。"因此在治疗阳虚而补阳时，要适当补阴，在补阴的当中求其补阳，这就称之为阴中求阳。在治疗阴虚时，在补阴的同时要适当补阳，这就称之为阳中求阴。基于上述理论，以补阴补气药为主，加适当温阳药，可使"阴得阳生而泉源不竭"，从而使阴阳达到相对平衡。

9. 欧阳某，男，51 岁。

初诊：2006-12-11

自诉乏力，容易疲惫，动则困倦，食欲不佳，自觉不易消化，腰膝酸软，记忆力减退，夜寐欠佳，难以入睡，睡后易惊醒。苔薄，舌偏胖，脉小弦滑。证属心脾不足，兼肝肾亏虚，以益气养心、补肝益肾之剂调治。

熟地黄 300g	山萸肉 100g	怀山药 150g	杜仲 150g
补骨脂 100g	桑寄生 150g	川断 150g	炒当归 100g
杭白芍 100g	怀牛膝 150g	炙黄芪 300g	潞党参 200g
炒白术 150g	云茯苓 150g	炙五味子 90g	炙远志 100g
石菖蒲 150g	川芎 90g	灵芝 150g	红景天 150g

砂仁粉 24g　　柏子仁 150g　　枸杞子 200g　　明天麻 150g

夜交藤 300g　　合欢花 100g　　炙甘草 60g　　　津大枣 50 枚

上药煎取浓汁，文火熬糊，纳西洋参 60g（另煎取汁），朝白参 60g（另煎取汁），龟板胶 100g（黄酒烊化），鹿角胶 100g（黄酒烊化），黑芝麻 100g（打粉），白蜜 250g，冰糖 200g，麦芽糖 450g，溶化收膏，每晨起、卧前各 1 匙。

二诊：2007-11-30

服膏方后，感冒次数明显减少，但人仍易疲劳，有时腰酸，记忆力减退，仍然失眠多梦，难以入睡，偶有夜间惊醒。苔薄，脉细带弦。证属精气不足，肝肾也虚。再以益气滋肾兼以宁心安神之法调治。

去年膏方去合欢花、夜交藤、补骨脂，加肥知母 60g，甘枸杞 200g，制黄精 200g，改用生熟地黄各 150g，龟板胶 100g，鹿角胶 150g。依法制膏服用。

三诊：2008-12-22

服膏方后，自觉症好转，感冒也少，寐已较佳，现有时尚有疲劳感，时发口腔溃疡，另有腰椎间盘突出症史。苔白薄，脉小弦滑。原方再加以益气健腰、清火之剂。

潞党参 300g　　麦门冬 100g　　炙五味子 100g　珠儿参 150g

红景天 150g　　北黄芪 300g　　女贞子 200g　　生熟地黄^各150g

山萸肉 100g　　怀山药 150g　　杜仲 150g　　　桑寄生 150g

川断 150g　　　怀牛膝 150g　　杭白芍 100g　　炒白术 150g

云茯苓 100g　　炙远志 100g　　石菖蒲 100g　　制黄精 150g

川芎 90g　　　 明天麻 150g　　砂仁粉 30g　　　绵茵陈 200g

金银花 300g　　粉丹皮 100g　　清甘草 50g　　　津大枣 50 枚

上药煎取浓汁，文火熬糊，纳西洋参60g（另煎取汁），朝白参60g（另煎取汁），龟板胶100g（黄酒烊化），鹿角胶100g（黄酒烊化），麦芽糖450g，白蜜200g，冰糖200g，黑芝麻60g（打粉），胡核肉100g（打粉），溶化收膏，每晨起、卧前各1匙。

按语：《素问·上古天真论》曰："丈夫八岁，肾气实，发长齿更。二八，肾气盛，天癸至，精气溢泻，阴阳和，故能有子。三八，肾气平均，筋骨劲强，故真牙生而长极。四八，筋骨隆盛，肌肉满壮。五八，肾气衰，发堕齿槁。六八，阳气衰竭于上，面焦，发鬓颁白。七八，肝气衰，筋不能动。八八，天癸竭，精少，肾脏衰，形体皆极，则齿发去。"关于男子肾气盛衰的描述，概括解释了随着年龄增长，肾气由盛而衰，脏腑形体老化的自然规律。患者年过六八，肾气衰，筋骨软弱，而出现腰膝酸软。肾主骨生髓，脑为髓海，若肾精亏虚，则髓海不足，则记忆力减退。方中熟地黄为君，熟地黄经炮制后，气味由寒转温，苦味消失，性质由清宣凉润转向滋腻，重在补益，张元素《医学启源·药类法象》言熟地黄"气薄味厚，沉而降，阴也"。山药甘、平，归脾、肺、肾三经，平补三阴，能护养胃气，同时还能补肾涩精，属气薄味厚之品。山茱萸酸、涩、微温，重在补益，有收敛之功，张元素言其"阳中之阴"，属气薄味厚之品。枸杞子甘、平，归肝、肾经，能平补肾精肝血，入阴分，为气薄味厚之品。龟板胶、鹿角胶甘、咸、温，为血肉有情之品，功能补肝肾、益精血，味厚气薄。上述几味均气薄味厚，养气血，安五脏，顾护阴液，填精补形。菟丝子辛、甘、平，入足之三阴，能补肾益精，同时又能调动激发机体阳气，辛能升散，有助阳之功。方中配合砂仁粉，使得补而不滞，阴液各归其位，有少火生气和阳中求阴之妙。

10.徐某，女，43 岁。

初诊：2006-11-26

经常出现腹部胀满不适，伴胸闷，两胁下尤甚，善叹气，叹气之后自觉舒畅，偶有嗳气反酸，同时自觉腰膝酸软、眼睛模糊以及肢体麻木感。苔薄，脉细弦。证属肝气不疏，肝肾亏虚，治拟疏肝理气，佐以平补肝肾之剂调治。

柴胡 60g	赤白芍^各150g	炒枳壳 90g	制香附 90g
青陈皮^各90g	炒白术 150g	云茯苓 100g	芡实 150g
潞党参 150g	紫丹参 300g	广郁金 150g	砂仁粉 30g
川芎 100g	怀山药 150g	当归 100g	灵芝 100g
桑寄生 150g	杜仲 150g	菟丝子 150g	枸杞子 200g
柏子仁 150g	红景天 150g	生葛根 300g	金樱子 150g
鸡血藤 150g	川怀牛膝^各100g	黄芪 300g	女贞子 200g

上药煎取浓汁，文火熬糊，纳紫河车粉 50g，朝白参 100g（另煎取汁），龟板胶 100g（黄酒烊化），鹿角胶 100g（黄酒烊化），阿胶 100g（黄酒烊化），冰糖 200g，白蜜 250g，黑芝麻 60g（打粉），麦芽糖 450g，溶化收膏，每晨起、卧前各 1 匙。

二诊：2017-12-2

服膏方后，自觉较好，腹胀明显好转，胸闷、叹气较前减轻，自觉心情舒畅很多，畏寒怕冷减轻，但有时腹隐痛，胸闷。苔薄，舌偏红，脉小弦。再以原意调治。

柴胡 60g	赤白芍^各150g	炒枳壳 90g	制香附 90g
青陈皮^各90g	炒白术 150g	云茯苓 100g	潞党参 150g
紫丹参 300g	广郁金 150g	川芎 100g	当归 100g
灵芝 100g	桑寄生 150g	杜仲 150g	菟丝子 150g

枸杞子 200g　　柏子仁 150g　　红景天 150g　　　生葛根 300g

金樱子 150g　　鸡血藤 150g　　川怀牛膝^各100g　黄芪 300g

女贞子 200g　　广木香 90g　　　防风 60g　　　　蔻仁粉 30g

上药煎取浓汁，文火熬糊，纳紫河车粉 50g，朝白参 100g（另煎取汁），龟板胶 100g（黄酒烊化），鹿角胶 100g（黄酒烊化），阿胶 100g（黄酒烊化），黑芝麻 60g（打粉），冰糖 200g，白蜜 250g，麦芽糖 450g，溶化收膏，每晨起、卧前各 1 匙。

按语：本病证属肝气不疏之证，兼及脾、胃及肾，治以疏肝理气为主。方中取柴胡入肝胆经，升发阳气，疏肝解郁，透邪外出，为君药；白芍敛阴养血柔肝，茯苓健脾除湿，共为臣药，与柴胡合用，以补养肝血，条达肝气，可使柴胡升散而无耗伤阴血之弊，同时健脾先安未受邪之地；枳壳理气解郁、泄热破结，香附、郁金、青陈皮疏肝，共为佐药，与柴胡为伍，升降协调，加强舒畅气机之功，并奏升清降浊之效；与白芍相配，又能理气和血，使气血调和；使以甘草，调和诸药，益脾和中，同时方中加以白术、砂仁、木香等健脾理气之品。共奏透邪解郁、疏肝理脾和胃之效，使邪去郁解，气机条达，气血调畅。该患者既往体质亏虚，故在主方之中兼以平补肝肾，以求标本兼治，从根本上改善患者体质。

第三节　老年人

洪老认为，老年是生命的自然演变过程。随着年龄增长，老年人可出现多脏受损，阴阳并虚，多痰多瘀多风之势，病证繁多，病机复杂，而其用药需掌握"顾护脾胃，择以平和""因人而异，对症下药""慎施攻伐，中病即止""初剂宜轻，随机调整""分清主次，切忌杂乱"等原则，方可治而不乱。至于老年患者施用膏方，洪老更是强调"体质为本，病证为标"，"体质为君，病证为臣"，处方当分清主次，并遵循"平衡阴阳，调和气血，动静相济，补而不滞"的原则。

1. 叶某，女，64 岁。

初诊：2007-12-29

面色不华，夜寐不佳，背部板滞已有三年。近因妇科手术致神倦，乏力，且寐差加剧，常彻夜难眠。行血常规、大生化、腹部彩超等检查，未见明显异常。舌质偏淡，苔薄白，脉细弦。此为心脾两虚，神魂不宁，复因刀刃损伤，固护失职，气血俱败，濡养不足之候。当以益气健脾、养血调肝、宁心安神之剂制膏缓图，以待来年安康。

北黄芪 300g	潞党参 200g	炒白术 150g	云茯苓 200g
全当归 120g	柏子仁 200g	炒枣仁 300g	炙远志 120g
广木香 30g	青龙齿 300g	生牡蛎 200g	炙五味子 120g
麦门冬 100g	夜交藤 300g	熟地黄 200g	砂仁粉 30g
制黄精 200g	杭白芍 100g	女贞子 200g	紫丹参 300g
红景天 200g	广陈皮 90g	津大枣 50 枚	炙甘草 60g

上药煎取浓汁，文火熬糊，纳朝白参 90g（另煎取汁），西洋参 50g（另煎取汁），灵芝孢子粉 50g，真阿胶 150g（黄酒烊化），白蜜 300g，白冰糖 200g，黑芝麻 100g（打粉），溶化收膏，每晨起、卧前各 1 匙。

三诊：2009-12-19

前以归脾汤法制膏连服两冬，神倦失，乏力消，夜寐每于春、夏两季改善，秋、冬两季仍感欠佳。近来心悸而烦，腰酸而痛，夜尿频多，头晕健忘。舌质淡红，苔薄白，脉细弦。此为心脾两虚，肾失封藏之候。当以补益心脾之中，参以温肾固涩之品，膏以代药。

北黄芪 300g	潞党参 200g	炒白术 150g	云茯苓 200g
全当归 120g	柏子仁 200g	炒枣仁 300g	青龙齿 300g
合欢皮 300g	夜交藤 300g	野百合 150g	熟地黄 300g
砂仁粉 30g	肥知母 100g	麦门冬 100g	炙五味子 100g
石菖蒲 150g	炙远志 100g	女贞子 200g	制黄精 200g
山萸肉 100g	金樱子 300g	覆盆子 300g	芡实 300g
红景天 150g	炒枳实 100g	大红枣 150g	炙甘草 60g

上药煎取浓汁，文火熬糊，纳朝白参100g（另煎取汁），西洋参50g（另煎取汁），灵芝孢子粉50g，真阿胶150g（黄酒烊化），龟板胶150g（黄酒烊化），白蜜300g，白冰糖200g，黑芝麻100g（打粉），溶化收膏，每晨起、卧前各1匙。

按语：本案患者因操劳失度，又调摄失职，年过六旬即心脾两虚，神魂不宁，故面色不泽，夜难安眠。2个月前施子宫肌瘤剥离术，术中出血甚多而伤及肝木，致其藏血、舍魂之职进而受损，故彻夜难眠。气为血帅，血为气母，气能行血，血能载气，营血脱失，营气亦少，故又神倦、乏力。其属心脾两虚、气血不足之候，故予归脾汤健脾养心，熟地黄、白芍、黄精、阿胶、女贞子、黑芝麻等调肝养血，龙齿、牡蛎、麦门冬、柏子仁、五味子、夜交藤等宁心安神。复诊时，患者脾气复，心血生，故神倦失，乏力消，夜寐改善，但因秋冬膏滋药力逐渐消失，而复又欠佳。此时，患者兼心肝阴虚，肾失封藏之候，故心悸而烦，腰酸而痛，夜尿频多，头晕健忘。因"有形之血不能自生，生于无形之气"，当仍以归脾汤为主，佐以酸枣仁汤养肝清热，金樱子、覆盆子、山萸肉、芡实等温肾固涩。洪老认为，患者心脾两虚为体质表现，气血不足、心肝阴虚、肾失封藏为病证表现，故三诊皆以归脾汤为主，随症加减。

　　此外，针对本案患者"夜寐每于春、夏两季改善，秋、冬两季仍感欠佳"的问题，洪老认为，膏滋药力持久程度与患者体质有关，少则半年，多则一年，故老年患者为预防疾病可于初秋时适当予以中药以求巩固疗效。

　　2. 孙某，女，66岁。

初诊：2008-12-27

平素头晕，耳鸣，眼花，并见乏力，腰酸，寐差，烘热，口干，健忘。连续两年体检，除偶有血压升高外，余无明显异常现象。舌质红，苔薄白，脉细弦。此为肾水早亏，水不涵木，水火不济，阴损及气之候。当以滋肾水，平肝木，宁心神，和气血，制膏缓图。药用：

生地黄 150g	熟地黄 150g	山萸肉 100g	怀山药 150g
粉丹皮 100g	云茯苓 100g	建泽泻 90g	甘枸杞 200g
女贞子 150g	菟丝子 150g	潼蒺藜 150g	白蒺藜 150g
灵磁石 300g	广地龙 150g	柏子仁 200g	炒枣仁 300g
夜交藤 300g	炙远志 100g	石菖蒲 150g	炙五味子 100g
北黄芪 200g	南沙参 150g	北沙参 150g	制黄精 200g
炒赤芍 200g	炒白芍 200g	紫丹参 300g	生葛根 300g

大川芎 100g　　红景天 150g　　紫灵芝 150g　　怀牛膝 150g

上药煎取浓汁，文火熬糊，纳西洋参 120g（另煎取汁），特级石斛 50g（另煎取汁），珍珠粉 45 支，龟板胶 120g（黄酒烊化），鳖甲胶 60g（黄酒烊化），白蜜 300g，白冰糖 200g，黑芝麻 60g（打粉），溶化收膏，每晨起、卧前各 1 匙。

四诊：2011-12-10

前以杞菊地黄汤法制膏连服三冬，诸症皆有缓解，然近来时偏侧头痛，行头颅 CT 检查，未见明显异常。舌质红，苔薄白，脉弦。当以原法之中参入息风通络之品以强其效。药用：

生地黄 150g　　熟地黄 150g　　山萸肉 100g　　怀山药 150g

粉丹皮 150g　　云茯苓 100g　　枸杞子 200g　　女贞子 200g

菟丝子 150g　　潼蒺藜 150g　　白蒺藜 150g　　炒赤芍 150g

炒白芍 240g　　灵磁石 300g　　明天麻 150g　　大蜈蚣 15 条

广地龙 150g　　柏子仁 300g　　酸枣仁 300g　　炙五味子 100g

夜交藤 300g　　石菖蒲 150g　　炙远志 100g　　南沙参 150g

北沙参 150g　　生葛根 300g　　大川芎 100g　　红景天 150g

紫灵芝 150g　　怀牛膝 150g

上药煎取浓汁，文火熬糊，纳西洋参 120g（另煎取汁），鲜枫斗 42g（另煎取汁），珍珠粉 45 支，龟板胶 100g（黄酒烊化），鳖甲胶 100g（黄酒烊化），白蜜 225g，白冰糖 200g，黑芝麻 60g（打粉），溶化收膏，每晨起、卧前各 1 匙。

按语：《素问·四气调神大论》云："是故圣人不治已病治未病，不治已乱治未乱，此之谓也。"朱丹溪云："与其救疗于有疾之后，不若摄养于无疾之先……是故已病而不治，所以为医家之法；未病而先治，所以明摄生之理。夫如是则思患而预防之者，何患之有哉？"近来，老年人通过膏滋调治以预防疾病，调节亚健康者逐年增多。本案患者年近古稀，精气渐亏，平素血压偶有升高，为求控制血压而求治于洪老。通过询问、分析发现，其人肾水早亏，水不涵木，虚阳上扰，故头晕、耳鸣、眼花、腰酸；心火亢盛，水火不济，故寐差、烘热、健忘；阴损及气，气阴俱损，故乏力、口干。其中，肾水亏乏为体质表现，虚阳上扰、心火亢盛、气阴俱损为病证表现。故以六味地黄丸加枸杞子、女贞子、菟丝子、潼蒺藜、龟板胶、鳖甲胶、黑芝麻等滋养肝肾以调病体；白蒺藜、灵磁石、地龙等平肝潜阳，柏枣仁、夜交藤、石菖蒲、远志、五味子等宁心安神，黄芪、黄精、南北沙参、西洋参、石斛等益气养阴以治病证；另以赤白芍、丹参、葛根、川芎等养血活血，既防过于滋腻而失血活气行之效，又合"治风先治血，血行风自灭"之理。复诊时，患者诸症减轻，唯独新添偏侧头痛之恙，此为肝阳化风之势，故守原法之时，另以息风通络之品以强其效。因药证相合，故多年以来始终未服降压药物。

此外，关于目糊用"子"之法，洪老别有心得，常谓"首分虚实，次辨寒热"。一般精血不足者，用枸杞子，偏于阴虚，配女贞子，偏于阳虚，配菟丝子，阴阳俱损，三者皆用。另外，肝火偏亢，用决明子，湿浊偏盛，用车前子，亦为常用之法。

3. 杨某，男，73 岁。

初诊：2008-12-22

其人形体消瘦，面色不华，平素神疲乏力，大便偏溏，夜尿频多。行肠镜、彩超等检查，未见明显异常。舌质淡红，苔薄白，脉细。此为脾气不足，运化失职，肾气亏乏，固摄无权之候。当以益气健脾，补肾固摄，先后二天同求，而达互滋互荣之效。药用：

潞党参 300g	炒白术 150g	怀山药 300g	云茯苓 150g
生薏仁 300g	莲子肉 150g	广陈皮 100g	炒扁豆 150g
砂仁粉 30g	熟地黄 300g	山萸肉 100g	芡实 300g
金樱子 300g	覆盆子 300g	益智仁 100g	北黄芪 300g
炒当归 100g	枸杞子 200g	炒白芍 150g	制黄精 150g
女贞子 200g	紫灵芝 150g	怀牛膝 150g	清甘草 50g

上药煎取浓汁，文火熬糊，纳朝白参 90g（另煎取汁），真阿胶 200g（黄酒烊化），白蜜 300g，白冰糖 200g，黑芝麻 60g（打粉），溶化收膏，每晨起、卧前各 1 匙。

二诊：2009-12-19

去冬服膏方后，便溏、尿多渐减，入冬以来，其症复又增多，另现目糊、健忘等症。舌质淡红，苔薄白，脉细弦。原法之中参入明目健脑之品，膏以代药。药用：

潞党参 200g	炒白术 200g	怀山药 300g	云茯苓 200g
生薏仁 300g	莲子肉 150g	广陈皮 100g	砂仁粉 30g
金樱子 300g	覆盆子 300g	益智仁 150g	炙五味子 100g
山萸肉 100g	桑螵蛸 150g	芡实 300g	北黄芪 300g
制黄精 200g	甘杞子 200g	女贞子 150g	菟丝子 150g
炙远志 100g	石菖蒲 150g	红景天 150g	怀牛膝 150g
清甘草 50g			

上药煎取浓汁，文火熬糊，纳朝白参 100g（另煎取汁），灵芝孢子粉 50g，真阿胶 200g（黄酒烊化），龟板胶 60g（黄酒烊化），麦芽糖 400g，黑芝麻 60g（打粉），溶化收膏，每晨起、卧前各 1 匙。

三诊：2010-12-25

前以参苓白术散法制膏连服二冬，便溏、尿频、目糊、健忘诸症皆少，却添脘腹不舒、得嗳气减等症。舌质淡红，苔中白，脉细稍弦。治以健脾补肾、益脑明目之剂为主，并以疏肝理气、和胃平逆之品为辅，制膏缓图，以求康复。

潞党参 200g	炒白术 200g	怀山药 300g	白茯苓 200g
炒薏仁 300g	广陈皮 100g	莲子肉 150g	砂仁粉 30g
山萸肉 100g	金樱子 300g	覆盆子 300g	益智仁 150g
桑螵蛸 100g	芡实 300g	生黄芪 200g	炙五味子 100g
女贞子 150g	菟丝子 150g	甘杞子 300g	炙远志 100g
石菖蒲 150g	红景天 150g	炒白芍 150g	炒枳壳 100g
广木香 100g	小青皮 90g	清甘草 50g	

上药煎取浓汁，文火熬糊，纳朝白参100g（另煎取汁），灵芝孢子粉 20g，真阿胶 200g（黄酒烊化），龟板胶 60g（黄酒烊化），麦芽糖 400g，黑芝麻 60g（打粉），溶化收膏，每晨起、卧前各1匙。

按语：本案患者先后二天俱已亏损。其中，脾气虚弱，运化失职，化源不足，清气下陷，故形体消瘦，面色不华，神疲乏力，大便溏薄；肾气虚弱，固摄无权，故夜尿频多，色清不浊。《素问·玉机真脏论》云："脾为孤脏，中央土以灌四傍。"张景岳注之云："脾属土，土为万物之本，故运行水谷，化津液以灌溉于肝心肺肾之四脏者也。"因此，洪老每遇脾与他脏俱病，皆以脾胃为主为先，老年患者更是如此，常谓"顾护脾胃，择以平和，方不为害"。故本案治疗以参苓白术散健脾渗湿止泻为主，熟地黄、萸肉、芡实、金樱子、覆盆子、益智仁、黑芝麻等补肾固精止遗为辅，另以黄芪、当归、枸杞、白芍、黄精、女贞子、朝白参、阿胶等益气养血生精为佐。二诊时，患者便溏、尿多渐减，却添目糊、健忘之症，其脾肾两虚主证未变，故仅予原法之中入菟丝子、石菖蒲、远志等明目健脑之剂。三诊时，又添脘腹不舒、得嗳气减诸恙，再予原法之中纳枳壳、木香、青皮等理气和胃之品。药证相合，其后诸症皆趋稳定。

此外，关于改善记忆问题，洪老喜用石菖蒲配远志。其中，石菖蒲，辛，微温，入心、肝、脾经，《本经》谓其："主风寒湿痹，咳逆上气，开心孔，补五脏，通九窍，明耳目，出音声"；远志，辛、苦，温，入心、肾经，《本经》谓其"主咳逆伤中，补不足，除邪气，利九窍，益智慧，耳目聪明，不忘，强志倍力"。石菖蒲通中有补，以通为用，远志补中有通，以补为主，二药相须而得，心神荣，脑窍通，则记忆大为改善。

4.潘某，男，66岁。

初诊：2007-12-29

平素动则汗出，恶风怕冷，大便不化，口干喜饮。近因锻炼不慎右臂肘部受伤未愈，时觉酸痛。舌质偏红，苔薄白，脉细弦。此为肺虚卫外不固，脾虚运化失职，兼以气阴两虚，经络瘀滞之候。治以益肺固表，健脾止泻，佐以补气生津，舒筋和血，膏滋缓图。药用：

北黄芪 300g	北防风 100g	炒白术 150g	潞党参 150g
怀山药 300g	莲子肉 150g	炒薏仁 300g	炒扁豆 150g
广陈皮 60g	云茯苓 100g	煅龙骨 200g	煅牡蛎 300g
糯稻根 300g	杭白芍 150g	乌梅 60g	炙五味子 100g
淮小麦 200g	川石斛 300g	宣木瓜 150g	全当归 150g

大川芎 100g　　杜红花 60g　　紫灵芝 150g　　清甘草 50g

上药煎取浓汁，文火熬糊，纳西洋参100g（另煎取汁），真阿胶 90g（黄酒烊化），龟板胶 90g（黄酒烊化），麦芽糖 500g，溶化收膏，每晨起、卧前各 1 匙。

三诊：2009-11-28

前以参苓白术散合玉屏风散增损制膏连进二料，恶风怕冷显减，大便溏薄依然，动则汗出时作时止。半年以来，夜尿频多，时觉健忘。舌质偏红，苔薄白，脉细弦。再以补肺健脾，益气生津，少佐固肾健脑之剂，制膏缓图。药用：

北黄芪 300g　　炒白术 200g　　北防风 90g　　汉防己 90g

潞党参 200g　　怀山药 300g　　炒薏仁 300g　　莲子肉 150g

云茯苓 150g　　广陈皮 100g　　煅龙骨 200g　　煅牡蛎 200g

金樱子 300g　　覆盆子 300g　　芡实 300g　　炙五味子 100g

山萸肉 90g　　女贞子 150g　　甘杞子 150g　　柏子仁 150g

制黄精 200g　　紫灵芝 150g　　红景天 200g　　石菖蒲 150g

炙远志 100g　　焦山楂 300g　　清甘草 50g

上药煎取浓汁，文火熬糊，纳西洋参100g（另煎取汁），朝白参 50g（另煎取汁），真阿胶 90g（黄酒烊化），龟板胶 90g（黄酒烊化），麦芽糖 500g，溶化收膏，每晨起、卧前各 1 匙。

按语：本案患者年近古稀，体力衰弱，肺气虚弱，营卫失却荣养，卫外不固，则动则汗出，恶风怕冷；脾气不足，生化无权，清气不升反降，则大便不化，口干喜饮。此为患者体质表现。近因锻炼，筋脉受损，经络瘀滞，则右臂肘部时觉酸痛。此为患者病证表现。体质为本，病证为标，故主以玉屏风散合参苓白术散加煅龙牡、糯稻根、白芍、乌梅、五味子等益肺健脾固卫，次以当归、川芎、红花、木瓜等活血舒筋通络，另以石斛、西洋参养阴生津，阿胶、龟板胶填精益髓。三诊时，患者筋脉和，经络畅，故右臂酸痛消失，但添夜尿频多、时而健忘等症。此时病机转为肺脾不足，气阴两虚，肾失封藏，清窍失荣，故守益肺健脾同时，再予金樱子、覆盆子、芡实等补肾固涩，石菖蒲、远志聪明宣窍。对此，洪老常谓：谨守体质，随症加减，此为膏滋处方用药一大法则。

另外，本案患者仅选用当归、川芎、红花、木瓜等舒筋活络之品，而非虫蚁走窜之物破血逐瘀，且于三诊去之，是为老年体衰气血不足着想，体现"慎失攻伐，中病即止"之意。

5. 胡某，女，68岁。

初诊：2006-1-28

平素神疲乏力，口干喜饮，渐起夜寐难熟，卧而早醒，常因不顺心之事而气恼，胸闷，时欲叹息。舌质偏红，苔薄，脉细。此为气阴两虚，心神不宁，肝失条达之候。当以益气养阴、宁心安神、疏肝解郁之品，补不足，损有余，制膏缓图。药用：

太子参 300g	北沙参 200g	珠儿参 150g	麦门冬 100g
肥知母 90g	大生地 200g	野百合 150g	柏子仁 200g
炒枣仁 300g	炒丹皮 100g	炒栀子 90g	炒赤芍 150g
炒白芍 150g	炒枳壳 90g	川楝子 100g	苦桔梗 90g
佛手干 100g	绿萼梅 60g	玫瑰花 60g	合欢花 90g
山萸肉 90g	菟丝子 100g	女贞子 200g	金樱子 300g
甘枸杞 300g	光节石斛 60g	红景天 150g	紫灵芝 150g
川牛膝 100g	怀牛膝 150g		

上药煎取浓汁，文火熬糊，纳西洋参90g（另煎取汁），朝白

参 30g（另煎取汁），鳖甲胶 90g（黄酒烊化），龟板胶 60g（黄酒烊化），真阿胶 60g（黄酒烊化），白蜜 250g，白冰糖 200g，溶化收膏，每晨起、卧前各 1 匙。

三诊：2008-12-6

前膏增损连进二冬，其人夜寐转佳，叹气减少，神疲、口干、心情不畅诸恙依然。另添四肢酸楚、脘腹不舒、时有反酸等症。舌质稍红，苔薄白，脉细弦。病机略有变化，治疗亦需调整，今以益气健脾、疏肝和胃、补肾健腰之剂制膏缓图，以求效验。药用：

潞党参 300g	北沙参 200g	炒白术 150g	云茯苓 150g
炒丹皮 100g	炒栀子 100g	炒白芍 150g	炒枳壳 100g
苦桔梗 60g	佛手干 100g	绿萼梅 60g	玫瑰花 60g
合欢皮 150g	怀山药 300g	甘枸杞 200g	菟丝子 150g
女贞子 150g	桑寄生 150g	怀牛膝 150g	红景天 150g
紫灵芝 150g	野百合 150g	海螵蛸 300g	清甘草 50g

上药煎取浓汁，文火熬糊，纳西洋参 90g（另煎取汁），朝白参 30g（另煎取汁），特级石斛粉 30g，龟板胶 120g（黄酒烊化），真阿胶 90g（黄酒烊化），白蜜 300g，黑芝麻 60g（打粉），溶化收膏，每晨起、卧前各 1 匙。

四诊：2009-12-26

前服膏方，诸症皆已缓解。立冬以来，气候变化，兼之情绪波动较大，以致胃脘痞胀，嗳气泛酸，神疲乏力，夜寐不佳复作，且又心悸气短，记事善忘。舌质偏红，苔薄白，脉细弦。禀体气阴两虚，肝失条达，此时肝气犯胃，胃失和降为主要病机，故当主以疏肝理气，降逆和胃，佐以益气养阴，宁心安神，病证为主，体质为辅，膏滋调治。药用：

软柴胡 100g	杭白芍 150g	炒枳壳 100g	制半夏 100g
川厚朴 100g	佛手干 100g	玫瑰花 100g	海螵蛸 300g
潞党参 150g	北沙参 200g	麦门冬 100g	怀山药 300g
炒枣仁 300g	云茯苓 150g	肥知母 100g	大川芎 60g
夜交藤 300g	合欢皮 300g	石菖蒲 120g	炙远志 100g
红景天 150g	紫灵芝 150g	明天麻 150g	苦桔梗 100g
清甘草 50g			

上药煎取浓汁，文火熬糊，纳西洋参 90g（另煎取汁），朝白参 30g（另煎取汁），光节石斛 50g，龟板胶 150g（黄酒烊化），真阿胶 100g（黄酒烊化），白蜜 300g，黑芝麻 60g（打粉），溶化收膏，每晨起、卧前各 1 匙。

按语：本案患者禀体气阴两虚，心神不宁，肝失条达，然前后数诊治法截然有别，源其病证不断变化之故矣。初诊时，体质之因为主病机，故见神疲乏力，口干喜饮，夜寐不佳，气恼胸闷，时时叹息，当以生脉散益气养阴，百合地黄汤、百合知母汤宁心安神，并引丹栀逍遥散法疏肝解郁，兼以清泻。三诊时，患者夜寐转佳，叹气减少，却有脘腹不舒、时时反酸之症，洪老认为土虚木乘，脾虚肝郁为主，故以四君子汤益气健脾，再仿丹栀逍遥散法清热凉血，疏肝解郁。四诊时，患者胃脘痞胀，嗳气反酸较著，且复夜寐不宁，时时叹息，洪老认为肝气犯胃，胃失和降为主，故以四逆散加半夏、厚朴、佛手、玫瑰花、海螵蛸等疏肝理气和胃，生脉散、酸枣仁汤等益气养阴，宁心安神。对此，洪老常谓，病机变化，随症加减，抑或更换主方，当需考虑患者体质情况，以及脾胃纳化之能，急则治标，从病证入手，缓则治本，从体质考虑，老年患者尤需"分清主次，切忌杂乱"。由于患者年近古稀，脏腑渐损，气血渐伤，因此，疏理气机多以佛手、玫瑰花、绿萼梅之类为主，柴胡、枳壳、厚朴、川楝之属或以少量辅之，或中病即止。

此外，洪老运用党参配北沙参益气养阴颇有心得，常谓："太子参虽可益气生津，然气虚甚者服之，补气之力尚显不足，如改以党参、北沙参同用，可增其补气之功用。"另外，洪老使用珠儿参亦有心得。《本草从新》谓其"补肺，降火，肺热者宜之。"《本草推陈》谓其"治阴虚血热及热病阴伤，烦渴，咳嗽，咽痛，齿痛"。洪老凡遇病热伤阴，喜用珠儿参与西洋参相配，前者清中有滋，后者滋中有清，两者相得益彰。

6. 朱某，女，67岁。

初诊：2010-1-2

平素神疲乏力，头昏如蒙，喉中痰塞，心悸胸闷，食后难化，记事善忘。近查血常规发现白细胞计数偏低，余项检查则无明显异常。舌质暗红，苔薄白，脉细。此为脾气不足，气化无权，痰浊内郁，上蒙清窍，中滞气行，兼阻血运之候。当以益气健脾，理气化痰，佐以和血祛瘀之品，制膏缓图，以达脾运痰化，气行血活之效。药用：

生黄芪 300g	潞党参 200g	太子参 300g	炒白术 150g
云茯苓 200g	广陈皮 100g	制半夏 100g	川厚朴 100g
生薏仁 300g	象贝母 100g	北柴胡 60g	杭白芍 150g
玫瑰花 100g	生麦芽 300g	苦桔梗 100g	炒枳壳 100g
紫丹参 300g	生葛根 150g	生牡蛎 300g	甘枸杞 150g
女贞子 200g	制黄精 200g	麦门冬 100g	野百合 150g

红景天 150g　　升麻 60g　　　清甘草 50g

上药煎取浓汁，文火熬糊，纳西洋参 50g（另煎取汁），朝白参 30g（另煎取汁），灵芝孢子粉 50g，真阿胶 100g（黄酒烊化），鳖甲胶 60g（黄酒烊化），白蜜 300g，白冰糖 150g，溶化收膏，每晨起、卧前各 1 匙。

二诊：2011-11-22

服膏方后，脾健痰少，气行血畅，其人神振头清，心悸胸闷大减，唯记事善忘依然。近来常胃脘不舒，时有泛酸，并易紧张。舌质暗红，苔薄白，脉弦细。改以益气、解郁、健脑、和胃之法，膏以代药。药用：

生黄芪 300g	太子参 150g	炒白术 150g	云茯苓 150g
北柴胡 60g	炒赤芍 150g	炒白芍 150g	玫瑰花 60g
苦桔梗 100g	炒枳壳 100g	生牡蛎 300g	紫丹参 300g
生葛根 300g	石菖蒲 150g	炙远志 100g	广郁金 150g
麦门冬 100g	柏子仁 150g	野百合 150g	甘枸杞 200g
制黄精 200g	乌元参 150g	红景天 150g	煅瓦楞子 300g
生甘草 50g			

上药煎取浓汁，文火熬糊，纳西洋参 50g（另煎取汁），朝白参 30g（另煎取汁），灵芝孢子粉 50g，真阿胶 100g（黄酒烊化），鳖甲胶 60g（黄酒烊化），白蜜 300g，白冰糖 150g，溶化收膏，每晨起、卧前各 1 匙。

按语：本案患者体检发现血白细胞计数偏低而余项皆无异常表现，见神疲乏力，头昏如蒙，喉中痰塞，心悸胸闷，食后难化，记事善忘等症，洪老认为，此虽为脾虚气化失权之功能失调，而其器质性疾患将作之矣，故当仿"未病先防，有病早治，既病防变，病愈防复发，摄生防衰"等治未病思想以防治。其人脾气不足，气化无权，痰浊内郁，则神疲乏力，头昏如蒙，喉中痰塞，食后难化；痰阻气行，血运迟滞，则心悸胸闷，记事善忘。故主以六君子汤加生黄芪、厚朴、薏仁、象贝母、牡蛎等健脾化痰消滞，兼以四逆散加玫瑰花、生麦芽、丹参、葛根等疏肝行气和血，并以枸杞子、女贞子、黄精、朝白参、西洋参、阿胶、鳖甲胶等益气养血生精，改善精血不足之恙，药证相合，故而服膏即效。二诊时，患者出现胃脘不舒，时有反酸，并易紧张等症，此为胃失和降，清窍失荣之候，为病证表现，其体质因素仍为主病机，故施以原法之中，仅参入健脑和胃之品再图治之。

此外，洪老喜用灵芝（灵芝孢子粉）配伍红景天以增强患者免疫功能，减少疾病复发。

7. 陈某，男，60岁。

初诊：2008-12-15

平素神疲乏力，夜尿频多，毛发易脱，夜寐欠香，迎风易感，记忆减退，口中溃烂时作时止。舌质稍红，苔薄白，脉细弦滑。此为气阴两虚，湿热内蕴，肺卫失和，肾气不固，心神失养，清窍不利之候。当以益气养阴，清热利湿，补肺固肾，宁心宣窍，膏滋调治，以待来年安康。药用：

潞党参 200g	茅苍术 150g	炒白术 150g	云茯苓 300g
广陈皮 60g	北黄芪 200g	北防风 100g	汉防己 100g
生薏仁 300g	绵茵陈 300g	金银花 300g	苦参 90g
肥知母 100g	乌元参 150g	炒丹皮 150g	炒栀子 100g
北柴胡 50g	炒枣仁 300g	生龙骨 300g	生牡蛎 300g
炙远志 100g	石菖蒲 150g	红景天 150g	山萸肉 60g

金樱子 300g　　香白芷 60g　　清甘草 50g

上药煎取浓汁，文火熬糊，纳西洋参 100g（另煎取汁），灵芝孢子粉 30g，龟板胶 150g（黄酒烊化），白蜜 300g，白冰糖 200g，溶化收膏，每晨起、卧前各 1 匙。

二诊：2009-11-28

服膏方后，夜寐好转，尿频也少，神疲乏力，毛发易脱，口中溃烂等症依然。舌质稍红，边齿痕，苔薄白，脉弦缓。再以益气养阴，清热化湿之剂，徐缓图之。药用：

潞党参 200g	茅苍术 150g	炒白术 150g	云茯苓 300g
广陈皮 100g	北黄芪 200g	北防风 100g	汉防己 100g
生薏仁 300g	绵茵陈 300g	金银花 300g	苦参 90g
肥知母 100g	乌元参 150g	粉丹皮 150g	炒栀子 100g
炒枣仁 300g	生龙骨 300g	生牡蛎 300g	炙远志 100g
石菖蒲 150g	红景天 150g	山萸肉 60g	金樱子 300g
香白芷 60g	清甘草 50g		

上药煎取浓汁，文火熬糊，纳西洋参 100g（另煎取汁），灵芝孢子粉 30g，龟板胶 150g（黄酒烊化），麦芽糖 500g，溶化收膏，每晨起、卧前各 1 匙。

按语：本案患者禀赋气阴两虚，湿热内蕴，故见神疲乏力，毛发易脱，口中溃烂时作时止，难以净除；长久以往，脏腑阴阳气血运行失调，肺卫失和，则迎风易感；肾气不固，则夜尿频多；心神失养，则夜寐欠佳；清窍不利，则记忆减退。其中，气阴两虚，湿热内蕴为本，余证为标，故以异功散加生薏仁、防己、茵陈、银花、苦参、知母、元参等益气养阴、清热利湿以调其体而安其本，玉屏风散补肺固表，山萸肉、金樱子益肾缩尿，龙骨、牡蛎、枣仁宁心安神，石菖蒲、远志宣利清窍以顾其证而治其标。其证易治，其体难调，故二诊时，夜寐好转，尿频减少，而神疲乏力、毛发易脱、口中溃烂等症无进退，遂守原法徐图缓求。

此外，洪老喜用银花配伍茵陈清利湿热，特别用于口中溃烂患者尤有心得。银花，甘寒，入肺、胃经，《滇南本草》谓其"清热，解诸疮，痈疽发背，丹流瘰疬"；茵陈，微寒、辛苦，入脾胃、肝胆经，《本草经疏》谓其"主风湿寒热，邪气热结，黄疸，通身发黄，小便不利及头热"，并认为诸症"皆湿热在阳明、太阴所生病"。银花以消痈为主，茵陈以利湿为长，二者相伍，可达痈去湿退，口中溃烂得止。

另外，洪老使用胶类药物，其量少则 90～100g，多则 250～300g，亦需根据患者体质虚实变化、脾胃纳化差异不同而有进退，老年患者尤以慎重，此即"因人而异，对症下药"之谓。

第四节　妇女

1. 陈某，女，59 岁。

初诊：2012-12-18

素体气血亏虚，平素常有颈项酸胀，头痛，眼干，较易感冒，咳嗽咽痒，腰痛肢冷、麻木、乏力，苔薄色暗，脉细。为肝血不足，气血不和，卫外不固，外邪乘虚入卫之证。刻值冬藏之时，当拟柔肝止痛、益气固表之剂，制膏缓图。

炒白芍 300g　　赤芍 150g　　炒葛根 300g　　川芎 120g

地龙 150g	白蒺藜 150g	炒僵蚕 100g	威灵仙 300g
生黄芪 300g	炒白术 150g	防风 100g	荆芥 100g
细辛 50g	炙五味子 60g	桔梗 100g	前胡 150g
杏仁 100g	蝉衣 100g	刺五加 150g	红景天 150g
灵芝 150g	绞股蓝 300g	枸杞子 200g	女贞子 150g
潼蒺藜 150g	炙远志 100g	桑寄生 150g	怀牛膝 150g
炒枳壳 100g	清甘草 50g		

上药煎取浓汁，文火熬糊，纳朝白参 100g（另煎取汁），白参 250g（另煎取汁），蛤蚧 1 对（打粉），阿胶 150g（黄酒烊化），龟板胶 100g（黄酒烊化），冰糖 200g，溶化收膏，每晨起、卧前各 1 匙。

二诊：

服膏方后，感冒明显减少，头痛发作也瘥，但颈项肢麻，腰痛，怕冷，苔薄，舌边有齿痕，脉细。治拟柔肝疏风、和血补肾强腰之剂。

炒白芍 300g	赤芍 150g	炒葛根 300g	川芎 120g
地龙 150g	丹参 300g	白蒺藜 150g	炒僵蚕 100g
威灵仙 300g	生黄芪 300g	炒白术 150g	防风 100g
荆芥 100g	细辛 50g	鸡血藤 300g	红景天 150g
灵芝 150g	绞股蓝 200g	郁金 150g	石菖蒲 150g
炒山栀 90g	玫瑰花 90g	桑寄生 150g	怀牛膝 150g
熟地黄 300g	山萸肉 100g	炒枳壳 90g	清甘草 50g

上药煎取浓汁，文火熬糊，纳朝白参 60g（另煎取汁），白参 250g（另煎取汁），蛤蚧 1 对（打粉），阿胶 150g（黄酒烊化），龟板胶 100g（黄酒烊化），冰糖 200g，溶化收膏，每晨起、卧前

各1匙。

按语:《千金要方》云:"妇人之别有方者,以其胎妊生产崩伤之异故也。"洪老总结前辈医家及自己多年临床经验认为,肝脏在女性特殊的生理病理中占有重要地位。女子经、孕、胎、乳的生理功能均以血为本,以肝藏血最为重要。本案患者以肝血不足,气血不和,卫外不固,外邪乘虚入卫之证。其中,肝血不足,肝风上扬,而见颈项酸胀,头痛,眼干;气血亏虚,营卫不和,卫外不固,则较易感冒;外邪乘虚入卫,咳嗽咽痒;腰痛肢冷、麻木,乏力,则为气血、肝肾亏损之象。故初诊、二诊皆以玉屏风之意出入为主,此为调体之法,其他如炒白芍、赤芍柔肝补血,川芎、地龙、细辛行气活血,通络止痛,桔梗、前胡、杏仁降气止咳化痰,白蒺藜、炒僵蚕补肾祛邪,蝉衣、葛根、威灵仙祛风除湿解肌,枸杞子、女贞子、潼蒺藜、桑寄生、怀牛膝等补肾填精,红景天、灵芝、绞股蓝补气活血,此为辨证之法。二诊加柴胡、郁金疏肝理气,菖蒲化湿开窍,熟地黄、山萸肉补肾填精。药证相合,故而取效明显。

2.曲某,女,34岁。

初诊:2013-11-18

素体气血亏虚,平素易乏力,较易感冒,多梦易醒,头痛时作,月经后期,色暗有块,大便偏干,舌淡红,苔薄,脉细。此为气血亏虚,肝血不足,肝肾亏虚,经失所养之证。刻值冬藏之时,当拟益气柔肝、活血调经之剂,制膏缓图。

生熟地黄^各150g	炒白芍240g	赤芍150g	川芎100g
桃仁100g	当归叶100g	炒山栀90g	柴胡60g
炒枳壳100g	益母草150g	制黄精150g	党参150g

北沙参 100g	枣仁 150g	夜交藤 150g	苏梗 100g
白蒺藜 100g	红景天 150g	合欢皮 150g	刺五加 150g
灵芝 150g	砂仁粉 30g	茯苓 100g	青皮 60g
柏子仁 150g	清甘草 150g		

上药煎取浓汁，文火熬糊，纳西洋参 50g（另煎取汁），白参500g（另煎取汁），西红花 10g（打粉），珍珠粉 30g，阿胶 150g（黄酒烊化），龟板胶 150g（黄酒烊化），溶化收膏，每晨起、卧前各1匙。

二诊：2014-12-5

服膏方后，感冒已瘥，劳作或乘差后头痛已减，但人易乏力，面发痤疮，有时腰痛，经来后期有血块，大便干秘，苔薄，色暗红，脉细。治拟益气健脾、补肾强腰、活血柔之剂。

党参 200g	北沙参 150g	生地黄 300g	熟地黄 150g
山萸肉 90g	桑寄生 150g	玄参 150g	连翘 150g
虎杖 300g	薄荷 300g	炒白芍 240g	赤芍 150g
桃仁 100g	川芎 100g	柴胡 60g	炒枳壳 100g
川牛膝 100g	制黄精 150g	白蒺藜 150g	炒僵蚕 100g
枣仁 200g	夜交藤 300g	灵芝 150g	珍珠粉 30g
柏子仁 300g	火麻仁 300g	郁李仁 300g	清甘草 50g

上药煎取浓汁，文火熬糊，纳西洋参 50g（另煎取汁），白参450g（另煎取汁），西红花 10g（打粉），阿胶 100g（黄酒烊化），龟板胶 150g（黄酒烊化），溶化收膏，每晨起、卧前各 1 匙。

按语：《素问·上古天真论》云："五七阳明脉衰，面始焦，发始堕；六七三阳脉衰于上，面皆焦，发始白；七七任脉虚，太冲脉衰少，天癸竭，地道不通，故形坏而无子也。"《妇人大全良方》首先明确提出"妇人以血为本"。肝脏在女性特殊的生理病理中占有重要地位。女子经、孕、胎、乳的生理功能均以血为本，以肝藏血最为重要。洪老总结前辈医家及自己多年临床经验，认为女子"以血为本"，"以肝为先天"，"尤重冲任"，三者之间是不可分割的，有着密切联系。"肝藏血"，"冲为血海"，血亦濡养肝、濡养冲任二脉。本案患者素以气血两虚，肝血不足，冲任虚损为主。气血亏虚，则易乏力，较易感冒，多梦易醒，舌淡，脉细；脑海失养，则头痛时作；冲任血海失养，气血不足，气血郁滞，可见经行后期，间有血块；气血津液匮乏，大便干结。故初诊、二诊皆以桃红四物汤加生化汤出入，此为调体之法，其他如党参、茯苓、灵芝健脾益气，益母草、红景天补血活血调经，制黄精、北沙参养阴生津、枣仁、夜交藤养血安神，白蒺藜、刺五加、山萸肉等补肾填精，合欢皮、砂仁粉、炒山栀、柴胡疏肝解郁，柏子仁、火麻仁、郁李仁润肠通便，此为辨证之法。痤疮主要由于血中热毒透发而出，或有时邪外感而发，侵犯肺脾而致，治疗以清热凉血、解表宣肺为大法。二诊加用玄参凉血透疹，连翘清热解表，虎杖清湿热，薄荷疏风透疹，标本兼顾，药症相合。

3.陆某，女，51岁。

初诊：2008-10-29

平素常见胸闷，时欲叹息，时有头晕眼花，记忆力减退，大便溏薄，苔薄，舌暗，边有齿痕，脉弦细。此为肝气郁结，气血不足，心脾两虚之证。刻值冬藏之时，当拟疏肝理气、健脾安神之剂，制膏。

柴胡 60g　　　赤白芍^各100g　　炒枳壳 100g　　丹参 300g

郁金 150g	制香附 100g	玫瑰花 90g	合欢皮 150g
茯苓 200g	佛手 100g	炒白术 250g	太子参 300g
炙远志 100g	石菖蒲 100g	木香 60g	姜半夏 100g
炒黄芩 100g	怀山药 300g	红景天 150g	明天麻 150g
枸杞子 150g	川芎 100g	生葛根 300g	潼蒺藜 150g
清甘草 50g			

上药煎取浓汁，文火熬糊，纳朝白参 90g（另煎取汁），灵芝孢子粉 50g，阿胶 100g（黄酒烊化），麦芽糖 500g，溶化收膏，每晨起、卧前各 1 匙，开水冲服。遇发热、腹泻暂停，忌生冷、萝卜。

二诊：2009-11-1

服膏方后，诸症较前缓解，偶仍有胸闷善叹息，大便仍溏薄，苔薄，色暗红，脉细。再守原意增损。

柴胡 60g	赤白芍^各 100g	炒枳壳 100g	丹参 300g
郁金 150g	制香附 100g	玫瑰花 90g	合欢皮 150g
茯苓 200g	佛手 100g	炒白术 250g	太子参 300g
炙远志 100g	石菖蒲 100g	木香 60g	姜半夏 100g
怀山药 300g	红景天 150g	明天麻 150g	枸杞子 150g
川芎 100g	炒葛根 300g	潼蒺藜 150g	升麻 50g
陈皮 100g	清甘草 50g		

上药煎取浓汁，文火熬糊，纳朝白参 90g（另煎取汁），灵芝孢子粉 50g，阿胶 100g（黄酒烊化），麦芽糖 500g，溶化收膏，每晨起、卧前各 1 匙，开水冲服。遇发热、腹泻暂停，忌生冷、萝卜。

按语：肝脏在女性特殊的生理病理中占有重要地位。肝主疏泄而喜条达，肝气郁结易产生多种妇科病证，因此，医家调治妇女疾病时重视疏肝理气，治疗妇科疾病有"中年治肝"之说。《备急千金要方·妇人方》云："女人嗜欲多于丈夫，感病倍于男子，加以慈恋、爱憎、嫉妒、忧恚，染着坚牢，情不自抑，所以为病根深，疗之难瘥。"洪老认为，女性情志病较多，因为女性情绪波动较大，特别是经期、妊娠、产后等情况下更容易因为七情导致气血失调而患病。本案患者因长期情志抑郁，致肝气郁结，气血凝滞，渐至心脾两虚，气血不足。其中，胸闷善叹息为长期肝气郁结所致，气机郁于胸中，得叹息而暂解。头晕眼花，记忆力减退，大便溏薄，为脾失健运，心血不足之象。苔薄，舌暗，边有齿痕，脉弦细，为脾虚肝郁之象。故初诊、二诊皆以柴胡疏肝散方出入为主，此为调体之法。其他如炒白术、茯苓、太子参、怀山药等健脾化湿，玫瑰花、合欢皮、佛手、炙远志疏肝解郁，安神定志，健脾益气，炒葛根、升麻、姜皮止泻，丹参、赤芍活血祛瘀，红景天活血补血，明天麻平肝息风，此为辨证之法。二诊大便仍溏薄，去苦寒之黄芩，加升麻、陈皮等健脾止泻，另加木香、炒枳壳等行气调血，以助气机升降。

4. 裘某，女，51 岁。

初诊：2011-12-8

素体肾阴有亏，烘热汗出，腰酸，头晕眼花，耳鸣，夜寐差，记忆力减退，尿偏多，人易乏力，盗汗，大便稀溏，另有甲状腺结节，舌红，苔薄，脉小滑。此为阴虚有热，气血不足之证。刻值冬藏之时，当拟滋肾清热、养血安神之剂，制膏缓图，以达肾阴充足，虚热得平，气血调和之效。药用：

生地黄 150g	熟地黄 150g	山萸肉 100g	怀山药 200g
粉丹皮 100g	云茯苓 150g	炙鳖甲 200g	枸杞子 200g
五味子 100g	石菖蒲 150g	煅磁石 300g	砂仁 30g
百合 300g	枣仁 300g	知母 90g	龙齿 300g
煅牡蛎 300g	淮小麦 300g	糯稻根 300g	麦门冬 100g
党参 200g	防风 100g	金樱子 300g	红景天 150g
灵芝 150g	天麻 150g	炒白术 200g	补骨脂 150g
仙灵脾 150g	炙甘草 60g	大枣 100g	

上药煎取浓汁，文火熬糊，纳朝白参90g（另煎取汁），蛤蚧1对（打粉），龟板胶250g（黄酒烊化），阿胶100g（黄酒烊化），麦芽糖400g，溶化收膏，每晨起、卧前各1匙，开水送服，空腹服用。忌生冷、萝卜、浓茶、咖啡及辛辣之品。遇发热、感冒及腹泻暂不服用。

二诊：2012-12-10

服膏方后，烘热汗出等症有减，现腰酸，头晕眼花，耳鸣，夜寐差，记忆力减退，尿偏多，人易乏力，盗汗，另有甲状腺结节，查尿酸410mmol/L，舌红，苔薄，舌边有齿痕，脉细弦。原法出入调治。

生地黄 150g	熟地黄 150g	山萸肉 100g	怀山药 200g
牡丹皮 100g	云茯苓 150g	枸杞子 300g	五味子 100g
石菖蒲 150g	煅磁石 300g	生牡蛎 300g	夏枯草 200g
玄参 150g	黄芪 300g	女贞子 200g	远志 100g
枣仁 300g	知母 100g	生龙骨 300g	糯稻根 300g
麦冬 100g	瘪桃干 150g	黑豆衣 150g	炒白术 200g
砂仁粉 30g	红景天 150g	炙甘草 60g	

上药煎取浓汁，文火熬糊，纳朝白参90g（另煎取汁），灵芝孢子粉40g，龟板胶200g（黄酒烊化），阿胶100g（黄酒烊化），麦芽糖300g，木糖醇100g，溶化收膏，每晨起、卧前各1匙，开水送服，空腹服用。忌生冷、萝卜、浓茶、咖啡及辛辣之品。遇发热、感冒及腹泻暂不服用。

按语：朱丹溪云："与其救疗于有疾之后，不若摄养于无疾之先……是故已病而不治，所以为医家之法；未病而先治，所以明摄生之理。夫如是则思患而预防之者，何患之有哉？""阳常有余，阴常不足"。张景岳云："善补阴者，必于阳中求阴，则阴得阳和而源泉不竭。"将膏方用于未病先防，洪老强调辨体与辨证相结合，先辨体，后辨证。本案患者素以肾阴亏虚、虚火炽盛为主。肾精亏损，而精血同源，气血生化不足，则精血俱亏，营卫失调，而见神疲乏力，舌淡，边有齿痕；心血不足，神失所养，则眼干眼花，失眠，记忆力减退；肾精不足，腰酸，发易脱，夜尿多；脉细弦，为阴虚火旺、气血不足之象。故初诊、二诊皆以六味地黄汤、八珍汤出入为主，滋肾养阴，补益气血，此为调体之法。其他如知母、麦门冬、枸杞子、女贞子等养阴退虚热，煅磁石、生牡蛎、远志、生龙骨、枣仁等养血，重镇安神，淮小麦、糯稻根、瘪桃干、黑豆衣等养阴收涩止汗，此为辨证之法。初诊加用补骨脂、黄芪、仙灵脾、党参、金樱子等亦有阳中求阴之意。药证相合，故而取效明显。

5. 谢某，女，40岁

初诊：2016-12-16

素体气虚脾弱，神疲乏力，常易感冒，喷嚏流涕，眼干眼花，失眠，记忆力减退，气短懒言，腹背畏寒，腰膝酸痛怕冷，发易脱，面色萎黄，唇色淡白，干渴喜饮，喜热怯冷，四肢不温，断经 9 年，舌暗红，苔薄，脉细。2007 年曾行"卵巢巧克力囊肿"剥离手术，2011 年曾罹患"哮喘"，经过冬病夏治与膏方治疗，2013 年痊愈，至今未发。此为气血不足、表卫不固之证。刻值冬藏之时，当拟益气固表、养血健脾之剂，制膏缓图，以达脾运得健、气血调和之效。药用：

生黄芪 300g	荆芥 100g	防风 100g	炒白术 150g
桔梗 100g	云茯苓 150g	陈皮 100g	刺五加 150g
红景天 150g	灵芝 150g	制黄精 200g	制首乌 200g
熟地黄 300g	山萸肉 100g	怀山药 150g	杜仲 150g
桑寄生 150g	补骨脂 150g	女贞子 150g	枸杞子 200g
菟丝子 150g	生侧柏叶 150g	淫羊藿 100g	当归 120g
炙远志 90g	石菖蒲 150g	枣仁 200g	明天麻 150g
百合 150g	砂仁 45g	黑大豆 300g	

上药煎取浓汁，文火熬糊，纳朝白参 100g（另煎取汁），蛤蚧 1 对（打粉），真阿胶 300g（黄酒烊化），冰糖 450g，黑芝麻 90g（打粉），溶化收膏，每晨起、卧前各 1 匙。

二诊：

服膏方后，诸症皆减，仍乏力，面色欠华，失眠健忘，易感冒，四肢不温，背怕冷，多思多虑，发易脱。舌暗，苔薄，脉细。再守原意增损，养心脾，调气血，巩固疗效。

生黄芪 300g	荆芥 100g	防风 100g	炒白术 150g
辛夷 100g	五味子 100g	云茯苓 150g	陈皮 100g
刺五加 150g	红景天 150g	当归 120g	灵芝 150g
制黄精 200g	制首乌 200g	熟地黄 300g	山萸肉 100g

杜仲 150g　　补骨脂 150g　　女贞子 150g　　枸杞子 200g

菟丝子 150g　　生侧柏叶 150g　　怀牛膝 100g　　炙远志 100g

石菖蒲 150g　　枣仁 200g　　黑大豆 300g　　巴戟天 150g

绞股蓝 200g　　砂仁 45g

上药煎取浓汁，文火熬糊，纳朝白参 100g（另煎取汁），蛤蚧 1 对（打粉），海马 50g（另煎取汁），阿胶 250g（黄酒烊化），冰糖 450g，黑芝麻 90g（打粉），溶化收膏，每晨起、卧前各 1 匙。

三诊：

服膏方后，诸症较前减退，血衰尚好，感冒明显减少，乏力短气也有好转，腰酸怕冷，发易脱，另感大便不畅。舌暗淡红，苔薄，脉细。再拟原法出入调治。

熟地黄 300g　　山萸肉 100g　　怀山药 150g　　云茯苓 100g

菟丝子 150　　枸杞子 200g　　炙五味子 90g　　补骨脂 120g

杜仲 150g　　桑寄生 150g　　怀牛膝 100g　　制首乌 200g

女贞子 150g　　生侧柏叶 150g　　炒白芍 150g　　炒枳壳 100g

木香 100g　　陈皮 100g　　炒白术 100g　　太子参 150g

刺五加 150g　　红景天 150g　　当归 100g　　灵芝 150g

炙远志 100g　　石菖蒲 150g　　黑大豆 300g　　巴戟天 150g

砂仁 45g

上药煎取浓汁，文火熬糊，纳生晒参 120g（另煎取汁），蛤蚧 1 对（打粉），海马 50g（另煎取汁），阿胶 100g（黄酒烊化），鹿角胶 120g（黄酒烊化），龟板胶 60g（黄酒烊化），冰糖 450g，黑芝麻 90g（打粉），溶化收膏，每晨起、卧前各 1 匙。

按语：《素问·四气调神大论》云："是故圣人不治已病治未

病，不治已乱治未乱，此之谓也。"朱丹溪云："与其救疗于有疾之后，不若摄养于无疾之先……是故已病而不治，所以为医家之法；未病而先治，所以明摄生之理。夫如是则思患而预防之者，何患之有哉？"《兰室秘藏·妇人门》："妇人脾胃久虚，或形羸气血俱衰，而致经水断绝不行。"《医学正传·妇人科》云："月经全借肾水施化，肾水既乏，则经血日以干涸。"将膏方用于未病先防，洪老强调，辨体与辨证相结合，先辨体，后辨证。本案患者素以气血两虚为主。脾虚气弱，肾精亏损，脾虚运化无权，气血生化不足，则精血俱亏，营卫失调，而见神疲乏力，卫表不固，神疲乏力，常易感冒，喷嚏流涕，面色不华，舌淡；心血不足，神失所养，则眼干眼花，失眠，记忆力减退；脾气亏虚，则见气短懒言，肾精不足，腰膝酸痛怕冷，发易脱，四肢不温；面色萎黄，唇色淡白，喜热怯冷，舌暗，脉细，均为气血亏虚之象。故初诊、二诊皆以六味地黄汤、八珍汤补益气血、补肾健脾出入为主，此为调体之法。他如黄精、女贞子、菟丝子、制首乌、五味子、桑椹、肉苁蓉、红景天、灵芝等滋补之药，此为辨证之法。三诊后另加砂仁、木香、枳壳等行气之药，促其升降，亦防滋补药壅腻太过，符合通补相兼、动静结合之法。

6. 汪某，女，49岁。

初诊：2007-1-15

经始头痛作涨，平素常见脱发，苔薄，脉细，性功能减退，便干。舌偏红，苔少，脉细。此乃精血不足之证。刻值冬藏之时，当拟滋肾养血之剂调治，制膏缓图。

| 制首乌300g | 云茯苓150g | 炒当归150g | 甘枸杞150g |
| 菟丝子150g | 女贞子150g | 熟地黄300g | 补骨脂100g |

川芎 60g	鸡血藤 300g	炒白术 150g	杭白芍 150g
柏子仁 150g	冬桑叶 90g	肉苁蓉 150g	川石斛 150g
制香附 90g	砂仁粉 30g	山萸肉 90g	明天麻 150g
珍珠母 300g	白蒺藜 150g	紫丹参 150g	怀山药 150g
清甘草 50g			

上药煎取浓汁，文火熬糊，纳西洋参 90g（另煎取汁），鹿角胶 60g（黄酒烊化），龟板胶 90g（黄酒烊化），真阿胶 90g（黄酒烊化），白蜜 250g，黑芝麻 150g（打粉），白冰糖 200g，溶化收膏，每晨起、卧前各 1 匙。

二诊：2008-1-7

去年服膏方后，自觉体质好转，感冒减少，但熬夜有易头痛，发易脱，记忆力减退，大便干结难解。苔少，脉细。再以原意调治。

制首乌 300g	云茯苓 150g	炒当归 150g	甘枸杞 150g
菟丝子 150g	女贞子 150g	熟地黄 300g	补骨脂 100g
川芎 60g	鸡血藤 300g	炒白术 150g	杭白芍 150g
柏子仁 200g	冬桑叶 90g	肉苁蓉 150g	川石斛 150g
砂仁粉 30g	山萸肉 90g	明天麻 150g	珍珠母 300g
白蒺藜 150g	紫丹参 150g	炒僵蚕 90g	炙远志 90g
石菖蒲 100g	清甘草 50g		

上药煎取浓汁，文火熬糊，纳西洋参 100g（另煎取汁），鹿角胶 60g（黄酒烊化）、龟板胶 90g（黄酒烊化），真阿胶 90g（黄酒烊化），白蜜 250g，黑芝麻 150g（打粉），白冰糖 200g，溶化收膏，每晨起、卧前各 1 匙。

按语：洪老认为肾阴为妇人经、带、胎、产、乳的重要物质基础，肾之阴精藏于肾，为真阴、元阴，是人体阴液之根本，对人体的生长发育、生殖起着重要的作用。伤阴耗血是妇人患病的基本特征之一。患者已至七七之龄，肾精即将耗竭，肾精不足，则血海空虚，脑海失养。本案患者以肾精不足、肾阴亏耗为主。平素常见脱发，性功能减退，舌淡，舌偏红，苔少，脉细，均为肾精不足之象，经前头痛亦为肾精不足，脑海无以濡养之故。妇人肠中阴血津液不足，常见便秘之症。洪老认为，治疗中需注意辨清虚实，本案以虚为主，故初诊、二诊皆以六味地黄汤方出入为主，此为调体之法。以制首乌、甘枸杞、菟丝子、女贞子、熟地黄、补骨脂、肉苁蓉、川石斛、山萸肉、白蒺藜等补肾填精，川芎、杭白芍、炒当归、鸡血藤、紫丹参补血活血，炒白术、云茯苓等健脾益气，明天麻活血止痛，砂仁粉理气，此为辨证之法。二诊加重柏子仁用量润肠通便，加西洋参养阴生津，加用远志安神定志，石菖蒲开窍醒神。在改善记忆方面，洪老喜用石菖蒲配远志。其中，石菖蒲，辛，微温，入心、肝、脾经，《本经》谓其"主风寒湿痹，咳逆上气，开心孔，补五脏，通九窍，明耳目，出音声"；远志，辛、苦，温，入心、肾经，《本经》谓其"主咳逆伤中，补不足，除邪气，利九窍，益智慧，耳目聪明，不忘，强志倍力"。石菖蒲通中有补，以通为用，远志补中有通，以补为主，二药相须而得，心神荣，脑窍通，则记忆大为改善。

7. 乌某，女，34岁。

初诊：2007-12-25

经前腰酸，经期偏长，人较易感冒，怕冷，记忆力减退，大便偏干。苔薄，脉细。此为肾精不足，冲任失养，营卫不固之证。刻值冬藏之时，当拟益气补肾固表之剂，制膏缓图。

潞党参 200g　　北黄芪 300g　　炒白术 150g　　怀山药 100g

云茯苓 150g　　川桂枝 50g　　杭白芍 150g　　炙五味子 90g

防风 90g　　　　川芎 60g　　　红景天 150g　　灵芝 150g

生葛根 100g　　全当归 150g　　熟地黄 200g　　山萸肉 90g

杜仲 150g　　　桑寄生 150g　　肉苁蓉 300g　　菟丝子 150g

火麻仁 300g　　炒枳壳 150g　　清甘草 50g

上药煎取浓汁，文火熬糊，纳朝白参 100g（另煎取汁），蛤蚧 1 对（打粉），紫河车粉 30g，真阿胶 150g（黄酒烊化），白蜜 250g，黑芝麻 100g（打粉），胡桃肉 100g（打粉），溶化收膏，每晨起、卧前各 1 匙。

二诊：2008-12-6

服膏方后，精神好转，腰酸有减，感冒减少，月经也转正常，但服后半年，感冒又有增多，遇冷易流清涕。苔薄，脉细。再拟益气补肾固表之剂调治。

潞党参 200g　　北黄芪 300g　　炒白术 150g　　怀山药 100g

云茯苓 150g　　川桂枝 50g　　杭白芍 150g　　炙五味子 90g

防风 100g　　　川芎 60g　　　灵芝 150g　　　全当归 150g

熟地黄 200g　　山萸肉 90g　　杜仲 150g　　　桑寄生 150g

肉苁蓉 300g　　菟丝子 150g　　火麻仁 300g　　炒枳壳 150g

荆芥 90g　　　　补骨脂 100g　　清甘草 50g

上药煎取浓汁，文火熬糊，纳朝白参 100g（另煎取汁），蛤蚧 1 对（打粉），紫河车粉 30g，真阿胶 150g（黄酒烊化），白蜜 250g，黑芝麻 100g（打粉），胡桃肉 100g（打粉），溶化收膏，每晨起、卧前各 1 匙。

按语：洪老认为，患者虽年纪尚轻，但先天肾精不足，而"精血同源"，肾精不足则血海空虚，"冲为血海"，血亦濡养冲任二脉。《女科折衷纂要》云："血之资根在于肾，血气之生赖于脾，血之藏纳归于肝，三者并重，乃先天之体。"本案患者素以肾精不足、冲任虚损为主。精血不足，冲任血海空虚，则经前腰酸，经期偏长，畏寒肢冷，记忆力减退。营卫不固，则较易感冒。舌淡，苔薄，脉细，为肾精不足、冲任虚损之象。故初诊即以六味地黄汤方出入为主，此为调体固本之法，其他如党参、茯苓、灵芝健脾益气，桂枝、杭白芍调和营卫，北黄芪、炒白术、防风取玉屏风散之意固卫祛邪，红景天、川芎、全当归等补血活血，杜仲、桑寄生、肉苁蓉、菟丝子等补肾填精，朝白参、蛤蚧、紫河车、真阿胶、黑芝麻、胡桃肉等均为大补气血、填精补髓之品。二诊后诸症已缓，惟感冒仍有反复，加用补骨脂补肾，荆芥、防风加强祛风固表之效，内补肾精而使肾精充足，外则使营卫调和，祛邪于国门之外。正如《素问·刺法论》所说："正气存内，邪不可干。"

8.吴某，女，38岁。

初诊：2008-1-19

平素头发易脱而早白，腰酸，尿频，怕冷，汗易出，月经前后无定期，经来量少，经前胸胁胀痛。苔薄，脉细带弦。此为肾精不足，肝气郁结之证。刻值冬藏之时，当拟滋肾调肝之剂调治，制膏缓图。

熟地黄 300g	制首乌 300g	全当归 150g	云茯苓 100g
菟丝子 150g	山萸肉 100g	甘枸杞 200g	女贞子 200g
炙五味子 100g	旱莲草 200g	补骨脂 100g	怀山药 150g

芡实 200g　　　生牡蛎 300g　　　煅龙骨 200g　　　软柴胡 60g

赤白芍^各 150g　　制香附 90g　　　广郁金 100g　　　白蒺藜 150g

小青皮 90g　　　川芎 60g　　　　桑寄生 150g　　　怀牛膝 150g

清甘草 50g

上药煎取浓汁，文火熬糊，纳西洋参 50g（另煎取汁），鹿角胶 60g（黄酒烊化），鳖甲胶 100g（黄酒烊化），白蜜 300g，黑芝麻 60g（打粉），白冰糖 200g，溶化收膏，每晨起、卧前各 1 匙。

二诊：2009-1-5

服膏方后，自觉乏力等症明显好转，但发易脱，尿频，大便偏干。苔薄，脉细。再以滋肾养血之法调治。

熟地黄 300g　　　制首乌 300g　　　全当归 150g　　　云茯苓 100g

菟丝子 150g　　　山萸肉 100g　　　甘枸杞 200g　　　女贞子 200g

炙五味子 100g　　旱莲草 200g　　　补骨脂 100g　　　芡实 200g

生牡蛎 300g　　　煅龙骨 200g　　　软柴胡 60g　　　赤白芍^各 150g

广郁金 100g　　　白蒺藜 150g　　　小青皮 90g　　　制香附 100g

川芎 60g　　　　桑寄生 150g　　　怀牛膝 150g　　　路路通 100g

川楝子 100g　　　火麻仁 300g　　　橘叶核^各 100g　　清甘草 50g

上药煎取浓汁，文火熬糊，纳西洋参 60g（另煎取汁），鳖甲胶 60g（黄酒烊化），白蜜 300g，黑芝麻 60g（打粉），溶化收膏，每晨起、卧前各 1 匙。

按语：妇人五七可见肾精不足之象，而"精血同源"，肾精不足则血海空虚。《景岳全书·妇人规》云："女人以血为本，血旺则经调……故治妇人之病，当以经血为先。"《石室秘录》云："肝为木脏，木生于水，其源从癸。"肾水不足，肝失所养。肝主疏泄而喜条达，是肝的重要生理功能之一，女性生理情绪不稳定，易郁易怒，肝气郁结，易产生多种妇科病证，因此，医家调治妇女疾病时重视疏肝理气。本案患者既可见肾精亏虚之象，又兼见肝气郁结表现。头发易脱而早白，腰酸，尿频，怕冷，汗易出，月经前后无定期，经来量少，均为肾精不足、冲任亏虚之象。肝气郁结，则表现为经前胸胁胀痛，苔薄，脉细带弦。故初诊、二诊皆以六味地黄汤加柴胡疏肝散出入为主，此为调体之法，其他如制首乌补肾生发，菟丝子、甘枸杞、女贞子、旱莲草、补骨脂、白蒺藜、桑寄生、怀牛膝等补肾填精，炙五味子、生牡蛎、煅龙骨等收涩敛汗，柴胡、赤白芍、制香附、广郁金、白蒺藜、小青皮、川芎等疏肝解郁，行气活血，此为辨证之法。二诊见肝郁之象已瘥，另加火麻仁润肠通便，去鹿角胶以防助火升阳。

第二章　既病防变

第一节　呼吸系统疾病

1. 程某，女，59 岁。

初诊：2007-12-22

素体虚弱，常见神疲乏力，易出汗怕冷，腰膝酸楚，有哮喘病史 10 余年，遇冷易发哮喘，大便溏稀，寐不佳，面色不华，苔薄，舌偏淡，脉细弱。体检未见异常现象。西医诊断为支气管哮喘。此为肺、脾、肾亏虚，阳气不足，刻值冬藏之时，当拟益气健脾补肾、祛痰止哮、温阳纳气之剂，制膏缓图，以达痰去气平，阳气渐回之效。

炙黄芪 300g	炒白术 150g	云茯苓 100g	防风 90g
潞党参 150g	姜半夏 100g	广地龙 150g	杏仁 100g
炙五味子 100g	熟地黄 200g	山萸肉 90g	乌梅 60g
徐长卿 150g	全当归 100g	生龙牡^各 300g	炒枣仁 300g
炒僵蚕 100g	炒枳实 90g	炙甘草 60g	津大枣 50 枚
川芎 150g	鸡血藤 300g	赤白芍^各 200g	桑寄生 150g

川怀牛膝^各100g　川断 150g　　生葛根 300g　柏子仁 300g

上药煎取浓汁，文火熬糊，纳朝白参 60g（另煎取汁），鹿角胶 60g（黄酒烊化），龟板胶 90g（黄酒烊化），蛤蚧 1 对（打粉），白蜜 450g，黑芝麻 100g（打粉），核桃肉 150g（打粉），溶化收膏，每晨起、卧前各 1 匙。

二诊：2008-12-7

去年服膏方，一年来，汗出已瘥，咳喘明显好转，怕冷也减，大便由溏稀转常偏干，但动则心悸，气急，腰腿酸痛，乏力，寐欠佳。苔薄，舌偏红，脉细。再以原意出入调治。

炙黄芪 300g	炒白术 150g	云茯苓 100g	防风 90g
潞党参 150g	姜半夏 100g	太子参 300g	杏仁 100g
炙五味子 100g	熟地黄 200g	山萸肉 90g	广郁金 150g
全当归 100g	生龙牡^各300g	炒枣仁 300g	紫丹参 300g
炒枳实 90g	炙甘草 60g	津大枣 50 枚	川芎 150g
鸡血藤 300g	赤白芍^各200g	桑寄生 150g	川淮牛膝^各100g
川断 150g	生葛根 300g	柏子仁 300g	炒枣仁 200g

上药煎取浓汁，文火熬糊，纳朝白参 100g（另煎取汁），西洋参 50g（另煎取汁），鹿角胶 60g（黄酒烊化），龟板胶 90g（黄酒烊化），蛤蚧 1 对（打粉），白蜜 450g，黑芝麻 100g（打粉），核桃肉 150g（打粉），溶化收膏，每晨起、卧前各 1 匙。

三诊：2009-12-13

服膏方二年，不易感冒，哮喘等症已瘥，动则心悸，气急好转，体检发现高血压，服药后控制，另肢体关节麻木不舒，便干。苔白薄，脉小滑带数。拟健脾益肺、补益肝肾、祛风通便之剂调治。

北黄芪 300g	炒白术 150g	云茯苓 100g	防风己^各100g
潞党参 200g	制半夏 100g	苦杏仁 100g	炙五味子 100g
全当归 100g	赤白芍^各150g	炒枳实 100g	绞股蓝 150g
山萸肉 90g	徐长卿 200g	秦艽 150g	生龙牡^各300g
炒枣仁 200g	柏子仁 300g	鸡血藤 300g	紫丹参 300g
川芎 150g	生葛根 300g	青陈皮各 60g	制香附 100g
桑寄生 150g	川断 150g	川牛膝 100g	火麻仁 300g

上药煎取浓汁,文火熬糊,纳朝白参 90g(另煎取汁),西洋参 90g(另煎取汁),阿胶 60g(黄酒烊化),龟板胶 120g(黄酒烊化),蛤蚧 1 对(打粉),白蜜 450g,黑芝麻 60g(打粉),核桃肉 100g(打粉),溶化收膏,每晨起、卧前各 1 匙。

后门诊随访患者诸症好转,体质增强,咳喘未再复发。

按语:汉·张仲景《金匮要略·肺痿肺痈咳嗽上气病脉证治》把"咳而上气,喉中水鸡声"的症状归属于痰饮病中的"伏饮"范畴,"膈上病痰,满喘咳吐,发则寒热,背痛腰疼,目泣自出,其人振振身𥆧剧,必有伏饮"。丹溪先生首称哮喘,"哮喘必用薄滋味,专主于痰",指出了"痰"是哮喘之根本病因,《临证指南医案·喘》云:"在肺为实,在肾为虚。"《类证治裁·喘症》则明确指出"喘由外感者治肺,由内伤者治肾"的治疗原则。哮喘的病位,主脏在肺和肾,因肺为气之主,司呼吸,外合皮毛,内为五脏之华盖,若外邪袭肺,或他脏病气上犯,皆可使肺气壅塞,肺失宣降,呼吸不利而致喘促,或使肺气虚衰,气失所主而喘促。肾为气之根,与肺同司气之出纳,故肾元不固,摄纳失常,则气不归原,阴阳不相接续,亦可气逆于肺而为喘。

初诊时，患者出汗怕冷，神疲乏力，动则汗出，为肺脾两虚，卫外不固之候；动则心悸、气急，遇劳咳喘，夜寐不佳，脉细，为肾失摄纳，心神失养之候；遇冷咳喘，嘴唇紫绀，为痰瘀内滞生风，并由外风引动而致肺失宣肃。其中，肺脾肾之不足为本，痰瘀内停为标，外风引动为其标中之标，故以六味地黄汤、参蛤散、六君子汤、玉屏风散温肺纳肾、健脾化痰、益卫固表为主，细辛、杏仁、白前、苏子、枳实、蝉衣、乌梅、地龙、僵蚕、防风、徐长卿等化痰祛风为辅，标本兼顾，故而疗效卓著。三诊时，患者主症大减，却添肢体麻木、腰腿酸痛之恙，洪老认为，此乃肝肾不足、风湿痹阻为患，故予原法之中参入桑寄生、川怀牛膝、川断、葛根、鸡血藤、川芎等。患者咳喘基本已愈，心悸、气急大减，而以夜寐不实，关节不利，大便偏干为主，故改以健脾益肺、补益肝肾、祛风通便之法善后。

关于哮喘之治，洪老常谓，患者气道鸣响，属中医"风善行数变""其性轻扬，风胜则挛急"的理论，故予蝉衣、地龙、僵蚕、乌梅、防风、徐长卿等祛风解痉，多有显效。患者服膏三载，逐年而愈，困扰多年之诸症皆缓解或消失，医患同欢，幸甚至哉。

2. 冯某，女，52岁

初诊：2011-1-8

素体虚弱，有哮喘病史2年余，遇冷易发哮喘，腰膝酸楚、怕冷，并有头痛反复发作，部位不固定，时有耳鸣，大便干，夜寐差，多思虑，面色少华，苔薄，舌偏淡，脉细弦。西医诊断为支气管哮喘。此为肺、脾、肾亏虚，阳气不足，血虚风扰之象，刻值冬藏之时，当拟温肾纳气、息风安神之剂，制膏缓图，以达温补阳气、风平痰静之功。

党参 200g	萸肉 100g	菟丝子 150g	肉苁蓉 300g
炙五味子 100g	生黄芪 300g	炒白术 150g	怀山药 150g
云茯苓 200g	生薏仁 300g	防风 100g	陈皮 90g
杞子 200g	杭白芍 200g	白蒺藜 150g	炒僵蚕 100g
钩藤 200g	明天麻 150g	生龙牡^各 300g	炙远志 100g
枣仁 300g	柏子仁 300g	灵芝 150g	合欢皮 300g
炙麻黄 60g	杏仁 100g	石菖蒲 100g	炙甘草 60g
肉桂 50g	沉香 30g		

上药煎取浓汁，文火熬糊，纳朝白参 100g（另煎取汁），蛤蚧 1 对（打粉），紫河车粉 45g，鹿角胶 100g（黄酒烊化），阿胶 150g（黄酒烊化），白蜜 400g，溶化收膏，每晨起、卧前各 1 匙。

二诊：2012-1-15

去年服膏方，哮喘已瘥，但腰酸，怕冷，耳鸣仍有，纳欠佳，乏力，肢酸，便秘。苔薄，脉细。再拟补肾益气、和胃润肠之剂调治。

熟地黄 300g	山萸肉 150g	怀山药 150g	茯苓 150g
黄芪 300g	党参 200g	五味子 60g	补骨脂 150g
巴戟肉 150g	肉苁蓉 300g	灵磁石 300g	石菖蒲 150g
桂枝 60g	淫羊藿 100g	陈皮 90g	砂仁粉 30g
炙远志 100g	沉香 60g	合欢皮 200g	枸杞子 300g
菟丝子 150g	潼蒺藜 150g	六曲 200g	鸡内金 200g
灵芝 150g	火麻仁 300g	瓜蒌仁 200g	怀牛膝 150g

上药煎取浓汁，文火熬糊，纳朝白参 100g（另煎取汁），蛤蚧 1 对（打粉），紫河车粉 45g，鹿角胶 100g（黄酒烊化），阿胶

150g（黄酒烊化），白蜜450g，溶化收膏，每晨起、卧前各1匙。嘱其注意保暖，忌食生冷，避免疲劳。

患者服膏两年后，门诊随访，哮喘未再复发，腰酸已愈，怕冷、耳鸣明显好转，乏力减轻。

按语：《证治汇补》指出："哮为痰喘之久而常发者，因内有壅塞之气，外有非时之感，膈有胶固之痰，三者相合闭拒，气道搏击有声，发为哮病。"哮喘发作的病理基础为宿痰伏肺，遇感受外邪、饮食不当、情志及劳累等诱因便痰随气升，顽痰阻肺，肺气壅塞，肺失宣肃，咯吐不利。《症因脉治·哮病》云："哮病之因，痰饮留伏，结成窠臼，潜伏于内，饮食之伤或外有时令之风寒束肌表，则哮喘之症作矣。"朱丹溪认为："哮主乎痰。"《景岳全书·喘促》曰："喘有宿根，遇寒即发，或遇劳即发者，亦名哮喘。"洪老认为，此患者素体亏虚，阳气不足，肺、脾、肾三脏不足，气血亏虚，遇冷易发哮喘，此为寒邪损伤体内之弱阳，寒扰伏饮诱发喘咳，治疗以温补纳气为主。

初诊时，患者腰膝酸楚、耳鸣，此为肝肾亏虚之象；怕冷乏力，此为肺脾阳虚之候；多思虑，夜寐不佳，脉细，为心肾亏虚不交之征；头痛反复发作，部位不固定，正所谓风行而数变，此乃血虚生风。其中，肺脾肾之不足为本，虚风为标，血充则风自平。故以右归丸、参蛤散、六君子汤、玉屏风散温补肺肾、健脾化痰、益卫固表为主。哮喘治疗讲究病时治其标，平时治其本，三拗汤宣肺止咳平喘，天麻钩藤饮养肝息风，定志丸安神健脾。再诊时，患者哮喘未发，但腰酸，怕冷，耳鸣仍有，洪老认为其证还是属于肾阳亏虚为主，当继续巩固疗效。已达痊愈之地，以都气丸、参蛤散为主方，温阳补肾，补骨脂、巴戟天、肉苁蓉、菟丝子、怀牛膝等更益其功。

3. 罗某，男，73 岁。

初诊：2008-12-27

平素嗜烟酒，体渐虚，常发咳嗽，痰多，冬春及感冒后加剧，西医诊断为慢性阻塞性肺疾病、肺气肿，目前已戒烟，常见神疲乏力，动则气急，心悸，记忆力减退，目糊，口干，大便溏稀，寐不佳，面色不华，苔薄，舌暗红，脉细弦，稍数。此为心、脾、肺、肾亏虚，刻值冬藏之时，当拟益气健脾、祛痰止咳、宁心安神之剂，制膏调治，以达气顺痰去、宁心安神之效。

潞党参 200g	麦门冬 100g	炙五味子 90g	北黄芪 300g
炒白术 150g	防风 100g	红景天 150g	灵芝 150g
怀山药 200g	云茯苓 150g	桔梗 90g	前胡 90g
象贝 90g	炙远志 100g	石菖蒲 150g	甘枸杞 200g
女贞子 150g	菟丝子 150g	制首乌 200g	明天麻 150g
川石斛 200g	潼蒺藜 150g	生龙牡各 300g	川芎 90g
紫丹参 200g	清甘草 50g		

上药煎取浓汁，文火熬糊，纳朝白参 60g（另煎取汁），西洋参 60g（另煎取汁），鹿角胶 60g（黄酒烊化），龟板胶 120g（黄酒烊化），蛤蚧 1 对（打粉），白蜜 250g，冰糖 200g，溶化收膏，每晨起、卧前各 1 匙。

二诊：2009-12-2

去年服膏后，咳嗽咳痰之症有改善，但偶有腰酸，目糊，口干，仍感乏力。苔薄，脉小滑。今再以益气化痰、滋肾宁心之膏调治。

北黄芪 300g	炒白术 150g	防风 90g	潞党参 200g

炙五味子 100g	女贞子 200g	甘杞子 200g	菟丝子 100g
云茯苓 100g	制黄精 150g	怀山药 150g	制半夏 100g
广陈皮 100g	生熟地^各 150g	山萸肉 100g	生侧柏叶 150g
炒当归 100g	南北沙参^各 150g	潼白蒺藜^各 150g	炙远志 100g
石菖蒲 120g	补骨脂 90g	广地龙 150g	砂仁粉 30g
桑白皮 150g	生米仁 300g	清甘草 50g	红景天 150g

上药煎取浓汁，文火熬糊，纳朝白参 60g（另煎取汁），西洋参 60g（另煎取汁），阿胶 60g（黄酒烊化），龟板胶 120g（黄酒烊化），蛤蚧 1 对（打粉），灵芝孢子粉 30g，黑芝麻 60g（打粉），光节石斛（另炖）50g，麦芽糖 300g，冰糖 200g，溶化收膏，每晨起、卧前各 1 匙。

三诊：2012-12-8

服膏方二年，自觉较好，一年内感冒一次，咳嗽少，痰较前减少，动则气急，心悸偶作，眼花发脱，便干，苔白，脉细弦，拟益气固表化痰之剂调治。

黄芪 300g	炒白术 150g	防风己^各 100g	党参 200g
麦冬 150g	炙五味 100g	女贞子 150g	墨旱莲 200g
杞子 200g	制半夏 100g	云茯苓 150g	陈皮 100g
生薏仁 300g	北沙参 150g	制首乌 300g	桔梗 100g
炙远志 100g	石菖蒲 150g	潼白蒺藜^各 150g	生侧柏叶 150g
红景天 150g	象贝 100g	灵芝 150g	炒丹皮 150g
三七粉 30g	桑叶枝^各 150g	火麻仁 300g	清甘草 50g

上药煎取浓汁，文火熬糊，纳朝白参 60g（另煎取汁），西洋参 60g（另煎取汁），阿胶 100g（黄酒烊化），龟板胶 150g（黄酒烊化），蛤蚧 1 对（打粉），黑芝麻 60g（打粉），胡桃肉粉 100g，

白蜜 450g，冰糖 200g，溶化收膏，每晨起、卧前各 1 匙。

后门诊随访，感冒较少，咳嗽咳痰、胸闷气急稳定，未见加重。

按语：慢性阻塞性肺疾病病位在肺，但与脾肾关系密切，归属于"肺胀"的范畴，隋·巢元方在《诸病源候论·咳逆短气候》指出："肺胀则气逆，而肺本虚，气为不足，复为邪所乘，壅痞不能宣畅，故咳逆，短乏气也。"在稳定期，咳、痰、喘症状较轻，故稳定期以本虚为主，且主要集中在肺、脾、肾三脏的亏虚。肺为气之本，主气司呼吸，气的升降出入赖于肺的宣发与肃降。脾为生气之源，若肺失宣降，脾失运化，气机升降失调，则见咳、喘。肾为气之根，主纳气，由肺吸入的清气，肃降下达于肾，为肾所藏，肾不纳气，故见气短喘息，呼多吸少，动辄加重。肺病日久必伤于心，可见心悸、心慌之症。故慢性阻塞性肺疾病缓解期治疗以心、肺、脾、肾四脏同补为要。同时痰浊、瘀血贯穿疾病始终，这是其重要的病理产物，也是许多症状的病因。此患者所患之疾为进行性加重的慢性病，需要长期服用药物，服膏进行体质调理尤为适宜。根据"虚则补之""缓则治其本"的治则，以补心肺健脾益肾、化痰祛瘀为法，增强患者体质，使"正气存内，邪不可干"。

初诊时，患者咳嗽咳痰，神疲乏力，动则气急，心悸，记忆力减退，目糊，口干，大便溏稀，为心、肺、脾、肾四脏皆虚，故以生脉散、参蛤散、六君子汤、玉屏风散、定志丸补益心、脾、肺、肾之气，以半夏、陈皮、白术、菖蒲、桔梗、贝母、前胡之类化痰，熟地黄、山茱萸、龟板胶、蛤蚧、鹿角胶补肾纳气，止咳平喘，以川芎、丹参化瘀，以阿胶、核桃仁、芝麻、西洋参、石斛、麦冬、龟板胶润肺益肾，远志、茯苓、菖蒲、灵芝宁心安神，诸药随症加减，君臣佐使各效其力，标本兼顾。再诊时，患者咳嗽咳痰症状好转，但感腰酸，此乃肝肾不足之象，故予六味丸补益之。三诊时，腰酸症状已无，服膏三年，逐年向愈，病情稳定，未有急性发作。

关于慢性咳嗽，洪老常谓，咳嗽最常见，为风寒、痰饮、火郁、肺胀引起。长期吸烟之人，烟毒损害肺脏，宗气不利，气机不畅，痰瘀乃生，发为肺胀。此病迁延绵长，时轻时重，遇外邪更易加重，首需戒烟，再则慢慢调治，以补为主，以攻为辅，去其痰瘀，畅其气机，以求其功。

4. 施某，男，53 岁。

初诊：2009-12-26

嗜烟 30 年，近年来常气急，偶有咳血，量少，常痰中带血，且逐年加重，平素咳嗽，咳痰，痰较多，痰色白，西医诊断为支气管扩张，近年来视物逐渐模糊，睡眠差，健忘，时有反酸，苔薄白，舌淡红，脉小滑。此为肺、脾、肾亏虚，刻值冬藏之时，当拟益气补肺、祛痰止咳、安络降逆之剂，制膏调治，以达气顺痰消、血宁酸止之效。

党参 300g	炒白术 150g	云茯苓 150g	制半夏 100g
陈皮 100g	生薏仁 300g	炙远志 100g	石菖蒲 120g
白前 120g	怀山药 200g	生侧柏叶 150g	炙五味子 100g
杞子 300g	菟丝子 150g	炒苏子 100g	旋覆花 100g
猪苓 100g	苍术 100g	川朴 90g	炒枳壳 100g
生黄芪 300g	枇杷叶 100g	红景天 200g	丹参 300g
清甘草 50g			

上药煎取浓汁，文火熬糊，纳朝白参90g（另煎取汁），阿胶250g（黄酒烊化），蛤蚧1对（打粉），灵芝孢子粉30g，白蜜200g，木糖醇200g，溶化收膏，每晨起、卧前各1匙。

二诊：2010-12-6

去年服膏后，咳血已止，气急、咳嗽咳痰、反酸之症有改善，仍目糊，出现尿频，苔薄，脉弦滑。再以益气补肺、补肾固本之膏调治。

潞党参 200g	炒白术 150g	云茯苓 150g	制半夏 120g
广陈皮 100g	炒当归 100g	杭白芍 200g	软柴胡 60g
怀山药 300g	苦桔梗 100g	甘杞子 200g	菟丝子 150g
潼蒺藜 150g	白蒺藜 100g	女贞子 150g	炙五味子 100g
海螵蛸 300g	决明子 150g	菊花 100g	金樱子 300g
芡实 300g	炙远志 100g	生薏仁 300g	制黄精 200g
清甘草 50g			

上药煎取浓汁，文火熬糊，纳西洋参50g（另煎取汁），光节石斛50g（另煎取汁），珍珠粉45g，阿胶200g（黄酒烊化），蛤蚧1对（打粉），灵芝孢子粉30g，白蜜200g，冰糖200g，黑芝麻60g（打粉），溶化收膏，每晨起、卧前各1匙。

患者服膏二年后门诊随访，自觉体质改善，未再咯血，咳嗽咳痰明显减轻，反酸、尿频改善，目糊仍有。

按语：咳血属中医血证范畴，《内经》中便有咳血、咯血等症的记载，并对出血的原因及预后有所论述，汉·张仲景《金匮要略·惊悸吐衄下血胸满瘀血病脉证治》记载了泻心汤、柏叶汤、黄土汤等治疗血证的方剂，明·虞抟《医学正传·血证》首先命名之，明·张介宾《景岳全书·血证》将引起出血的病机提纲挈领地概括为"火盛""气虚"两个方面，为后世对出血的认识提供重要借鉴。清·唐容川《血证论》更是提出了止血、消瘀、宁血、补血的治血四法。此患者由于长期吸烟，烟毒损害肺脏，肺气亏虚，气虚不摄，故而血溢脉外，出现咯血症状。所谓"病来如山倒，病去如抽丝"，此病为虚证出血，需徐徐补之，以养其气而安其络，以益气补肺、祛痰止咳、安络降逆为法治之。故以六君子汤、参蛤散温肺纳肾、健脾化痰为主，补益肺、脾、肾之气，以半夏、陈皮、苍术、菖蒲、白前之类化痰，侧柏叶止咳化痰，安络止血，苏子、枇杷叶、旋覆花降逆，定志丸安神，其余药物以佐以使，各守其道，各效其力，标本兼顾。再诊时，患者咳血已止，气急、咳嗽咳痰症状好转。但尿频，目糊，洪老认为此两症为肝肾不足之象，故加入黄精、女贞子、潼蒺藜、菟丝子补益肝肾之药，佐以金樱子、五味子、芡实以缩其尿，决明子、菊花明其目，后患者诸症皆缓，未再咳血。

5. 王某，男，48岁。

初诊：2007-12-24

平素体质较差，极易感冒，入秋以后，月月感冒，即愈即犯，动则汗出，时有耳鸣。苔白薄，脉细。体检一切正常。此为气虚体弱，外表不固之证，今拟益气固表之膏剂调治。

生黄芪 300g	炒白术 150g	炙五味子 100g	防风 100g
汉防己 90g	煅牡蛎 300g	太子参 300g	麦门冬 90g
川芎 60g	糯稻根 300g	云茯苓 200g	广陈皮 90g
制半夏 100g	荆芥 60g	生葛根 100g	灵芝 150g
制黄精 200g	煅龙骨 200g	清甘草 50g	津大枣 50 枚

上药煎取浓汁，文火熬糊，纳朝白参90g（另煎取汁），龟板

胶 100g（黄酒烊化），蛤蚧 1 对（打粉），白蜜 450g，溶化收膏，每晨起、卧前各 1 匙。

二诊：2008-12-1

自觉体质好转，汗出已瘥，感冒次数减少，入秋后感冒 1 次，偶有腹胀，苔白，脉小弦。再拟原意调治。

北黄芪 300g	炒白术 150g	炙五味子 100g	防风 100g
汉防己 100g	潞党参 200g	云茯苓 200g	怀山药 150g
广陈皮 100g	制半夏 100g	生薏仁 300g	荆芥 90g
生葛根 150g	灵芝 150g	制黄精 150g	辛夷 100g
红景天 150g	苦桔梗 60g	苍术 150g	炒黄芩 100g
淡竹茹 90g	生山楂 300g	砂仁粉 30g	清甘草 50g

上药煎取浓汁，文火熬糊，纳朝白参 50g（另煎取汁），西洋参 30g（另煎取汁），真阿胶 150g（黄酒烊化），蛤蚧 1 对（打粉），白蜜 450g，溶化收膏，每晨起、卧前各 1 匙。

按语：感冒是感受触冒风邪，邪犯肺卫，卫表不和的常见外感疾病，早在《内经》中便有对外感风邪引起感冒的论述，《素问·风论》曰："风之伤人也，或为寒热。"张仲景《伤寒论·辨太阳病脉证并治》篇以桂枝汤、麻黄汤分治表虚证、表实证。感冒虽为外邪侵犯引起，但卫气之强弱亦极为重要。《灵枢·百病始生》曰："风雨寒热不得虚，邪不能独伤人。"若正气存内，邪不可干，此患者卫外不固，易感冒，易出汗，一定是卫气亏虚，以补气为重中之重。故以玉屏风散、六君子汤、参蛤散温肺纳肾、益气卫表为主，补益肺、脾、肾之气，盖因肺为气之主，肾为气之根，脾为气之源故也。患者久汗易伤其阴，亦用生脉散加糯稻根、煅龙骨、煅牡蛎益气养阴敛汗。其余佐使各司其职，标本兼治，二诊时患者便诉易出汗已愈，感冒次数明显减少，但偶觉腹胀不舒，医理有云补益太过易致壅滞不通，故在原意基础上酌情增加砂仁、竹茹等理气之品，以竟其功。

6. 陈某，男，30 岁

初诊：2006-12-16

夜间常盗汗，自感喉部异物感，晨起咳嗽，咽痒，有黄痰，易感冒，遇劳加重，寐不佳，大便秘结，平素无烟酒嗜好，常熬夜，工作紧张，苔薄，舌红，脉弦细。体检未见异常现象，西医诊断为慢性咽喉炎。此为气阴不足，肺有虚热之证，当拟滋阴润肺固表、止咳化痰之剂，制膏缓图，药用：

野百合 150g	北沙参 200g	生地黄 150g	乌元参 150g
南沙参 150g	象贝 100g	桔梗 90g	熟地黄 200g
杭白芍 150g	炒黄芩 150g	杏仁 100g	瓜蒌皮 150g
红景天 150g	砂仁粉 24g	鱼腥草 300g	金银花 300g
北黄芪 240g	炒白术 100g	防风 90g	蝉衣 60g
三叶青 300g	炙百部 150g	全当归 90g	清甘草 50g

上药煎取浓汁，文火熬糊，纳西洋参 50g（另煎取汁），朝白参 60g（另煎取汁），真阿胶 150g（黄酒烊化），白蜜 250g，白冰糖 200g，溶化收膏，每晨起、卧前各 1 匙。

二诊：2012-12-11

去年服膏方，一年来，自觉盗汗明显好转，劳后咽喉不舒之症减轻，但未消。苔薄，舌前偏红，脉小滑。再以原意出入调治。

| 野百合 150g | 北沙参 200g | 生地黄 150g | 乌元参 150g |
| 南沙参 150g | 象贝 100g | 桔梗 90g | 熟地黄 200g |

杭白芍 150g　　炒黄芩 150g　　杏仁 100g　　太子参 150g

红景天 150g　　砂仁粉 24g　　麦冬 200g　　五味子 90g

北黄芪 240g　　炒白术 100g　　防风 90g　　蝉衣 60g

三叶青 300g　　炙百部 150g　　金银花 300g　　清甘草 50g

上药煎取浓汁，文火熬糊，纳西洋参 60g（另煎取汁），朝白参 60g（另煎取汁），真阿胶 90g（黄酒烊化），白蜜 250g，白冰糖 200g，溶化收膏，每晨起、卧前各 1 匙。

三诊：2018-12-16

服膏方两年，今年来，自觉盗汗较少发，咽喉不舒之症减，遇劳后偶作。苔薄白，脉小滑。再以益气养阴清热、化痰利咽之法调治。

南沙参 150g　　乌元参 150g　　麦门冬 120g　　北沙参 150g

炒白术 150g　　苦桔梗 90g　　生薏仁 300g　　象贝 100g

生地黄 200g　　炒丹皮 150g　　金银花 200g　　云茯苓 150g

防风 90g　　　汉防己 100g　　怀山药 150g　　红景天 150g

生葛根 150g　　灵芝 150g　　蝉衣 100g　　广陈皮 90g

炙远志 100g　　苦杏仁 100g　　炒僵蚕 100g　　三叶青 150g

炙五味子 60g　　炒山栀 90g　　炒侧柏叶 150g　　清甘草 50g

上药煎取浓汁，文火熬糊，纳西洋参 100g（另煎取汁），冬虫夏草 15g（打粉），光节石斛 50g（另煎取汁），鳖甲胶 100g（黄酒烊化），白蜜 450g，溶化收膏，每晨起、卧前各 1 匙。

按语：慢性咽喉炎症状多样，最常见的症状就是自感喉有炙脔，咯之不出，咽之不下，时发时止，并常见咳嗽咳痰，张仲景《金匮要略·妇人杂病脉证并治》篇云："妇人咽中，如有炙脔，半夏厚朴汤主之。"吴谦《医宗金鉴·订正仲景全书》云："咽中如有炙脔，谓咽中有痰涎，如同炙肉，咯之不出，咽之不下者，即今之梅核气病也。此病得于七情郁气，凝涎而生。此证男子亦有，不独妇人也。"洪老认为，此男子正值壮年，喉中有异物感，咳嗽咳痰，且体检未见肺部疾患，虽平素无烟酒嗜好，但常熬夜，工作紧张，耗伤肺肾之气阴，阴虚则内热，且工作压力大，易致气机郁滞，炼津为痰，搏于咽喉，梅核气是也。咳黄痰，大便秘结，皆为内热之象。治疗以滋阴润肺固表为本，佐以解郁清热、止咳化痰。处方以百合固金汤化、玉屏风散为基础方化裁，加之西洋参、白参、阿胶滋阴润肺，止咳化痰，益气固表，以解患者气阴两虚、卫表不固之本，黄芩、瓜蒌、鱼腥草、百部、银花、三叶青等清热化痰，桔梗、蝉衣疏风利咽以治其标。再诊时患者自觉盗汗明显好转，劳后咽喉不舒之症也减，但未净，故仍以原方稍减清热化痰之剂以防攻伐太过，增加益气养阴之品，巩固疗效，三诊时患者明显改善，再以益气养阴清热、化痰利咽之法调治，以求全功。

7. 宋某，女，53 岁。

初诊：2010-12-9

自诉过敏性鼻炎多年，秋冬加重，春夏缓解，晨起多喷嚏，流涕，常咽痒，咳嗽，时有气急，另寐差，目糊，眼痒，腰酸，苔白，脉小滑。此乃气虚不固，风邪犯扰之证，刻值冬藏之时，拟益气祛风、止咳安神之剂，制膏缓图调治，以求风平气充，诸症歼灭。

生黄芪 300g	炒当归 100g	炒白术 150g	防风 100g
防己 100g	炙五味子 100g	桔梗 100g	辛夷 90g
丹皮 150g	杏仁 100g	怀山药 150g	荆芥 60g

生葛根 150g　　杞子 200g　　　女贞子 150g　　白蒺藜 150g

枣仁 300g　　　柏子仁 300g　　炙远志 100g　　青龙齿 300g

红景天 150g　　桑白皮 150g　　蝉衣 60g　　　夜交藤 300g

赤芍 100g　　　杭白芍 150g　　炒枳壳 100g　　石菖蒲 150g

清甘草 50g

上药煎取浓汁，文火熬糊，纳西洋参 50g（另煎取汁），朝白参 60g（另煎取汁），蛤蚧 1 对（打粉），灵芝孢子粉 50g，真阿胶 100g（黄酒烊化），龟板胶 100g（黄酒烊化），白蜜 250g，白冰糖 150g，溶化收膏，每晨起、卧前各 1 匙。

二诊：2011-12-11

去年服膏方，晨起喷嚏、流涕，常咽痒诸症明显好转，睡眠改善，仍感目干痒，咳嗽，偶有气急，苔薄，舌淡红，脉小滑。拟原法出入调治。

桑白皮 150g　　款冬花 100g　　炙麻黄 60g　　炙百部 150g

杏仁 100g　　　地龙 150g　　　麦冬 100g　　　南沙参 150g

蝉衣 100g　　　炒僵蚕 100g　　炙五味子 100g　防风 120g

辛夷 100g　　　桔梗 100g　　　丹皮 150g　　　荆芥 100g

赤芍 150g　　　白蒺藜 150g　　枣仁 300g　　　柏子仁 200g

炙远志 100g　　石菖蒲 150g　　红景天 150g　　灵芝 150g

杞子 300g　　　女贞子 200g　　菊花 150g　　　清甘草 50g

上药煎取浓汁，文火熬糊，纳西洋参 50g（另煎取汁），朝白参 50g（另煎取汁），蛤蚧 1 对（打粉），珍珠粉 45g，真阿胶 100g（黄酒烊化），龟板胶 100g（黄酒烊化），白蜜 250g，白冰糖 150g，溶化收膏，每晨起、卧前各 1 匙。

后门诊复诊，以上诸症皆愈。

按语：过敏性鼻炎属于中医"鼻鼽"的范畴，以突然而反复的鼻痒、鼻塞、喷嚏、鼻流清涕为主症。早在西周时期人们就认识到"鼽嚏"，如《礼记·月令》云："季秋行夏令，则其国大水，冬藏殃民，民多鼽嚏。"宋·严用和《济生方》曰："夫鼻者肺之候，职欲常和，和则吸引香臭矣。若七情内郁，六淫外伤，饮食劳役，致鼻气不得宣调，清道壅塞，其为病也，为鼽，为清涕，为窒塞不通，或不闻香臭。"说明鼻鼽的发病和七情六淫皆有关。洪老认为，此患者素体禀赋不足，为过敏体质，且其症多见秋冬，春夏缓解，此多因气候变化，风寒所致。经云："太阳司天，寒气下临，心气上从，鼽嚏善悲。"又李东垣在《内外伤辨惑论》中云："元阳本虚弱，更以冬月助其令，故病者善嚏，鼻流清涕，寒甚出浊涕，嚏不止。"且患者眼痒，此乃风之故也，治疗需以益气祛风、止咳安神之剂。方以八珍汤为主方，益气养血，取"治风先治血，血行风自灭"之意，参蛤散入膏，益气补肾纳气，佐以玉屏风散益气固表，川芎茶调散中辛夷、荆芥、防风、防己、白蒺藜、蝉衣等祛风止痒，定志丸加龙齿、柏子仁、夜交藤安神，标本兼治，以求其功。二诊时，患者晨起喷嚏、流涕，常咽痒、咳嗽诸症明显好转，睡眠改善，仍感目干痒，洪老认为前方对证，但患者仍体内有风，且伴气急，需继续祛风止痒，益气固表，故在原方基础上以定喘汤中桑白皮、款冬花、炙麻黄、杏仁等佐之，服膏二年之后患者诸症皆灭，同于常人。

第二节　心血管疾病

1.史某，男，39岁。

初诊：2007-12-12

有病毒性心肌炎史，素体气虚，兼阴血亏虚，常见心悸、失眠，神疲乏力，胃纳一般，大便偏干，头晕耳鸣。有颈腰椎病史，时腰酸痛，肢麻。面色不华，舌淡，苔薄，脉细。此为气虚，清阳不升，阴血不足，心脉、筋络失所养之证。刻值冬藏之时，当拟益气活血、柔筋安神之剂调治，制膏缓图，以达气血调和、心神得健之效。

生黄芪 300g	西党参 200g	麦门冬 150g	炙五味子 100g
紫丹参 300g	川芎 100g	苦参 100g	生葛根 300g
炒白术 150g	云茯苓 150g	乌元参 150g	柏子仁 200g
炒枣仁 300g	炙远志 100g	夜交藤 300g	鸡血藤 300g
桑寄生 150g	杜仲 150g	川怀牛膝^各100g	灵芝 150g
红景天 150g	连翘 100g	制香附 90g	青龙齿 300g

上药煎取浓汁，文火熬糊，纳朝白参100g（另煎取汁），冬虫夏草15g（打粉），真阿胶90g（黄酒烊化），鹿角胶60g（黄酒烊化），龟板胶60g（黄酒烊化），白蜜300g，白冰糖200g，黄酒100g，溶化收膏，每晨起、卧前各1匙。

二诊：2008-12-13

服膏方后，诸症皆减，夜寐偶有，心悸冬季较少，夏季仍易作，舌前偏红，苔薄，脉细。再守原意增损，调养气血，巩固疗效。

生黄芪 300g	西党参 200g	麦门冬 150g	炙五味子 100g
紫丹参 300g	川芎 100g	苦参 100g	生葛根 300g
炒白术 150g	云茯苓 150g	乌元参 150g	柏子仁 200g
炒枣仁 300g	炙远志 100g	夜交藤 300g	西洋参 60g
桑寄生 150g	杜仲 150g	川怀牛膝^各100g	灵芝 150g
红景天 150g	连翘 100g	制香附 90g	青龙齿 300g
炙甘草 100g			

上药煎取浓汁，文火熬糊，纳朝白参100g（另煎取汁），冬虫夏草15g（打粉），真阿胶100g（黄酒烊化），鹿角胶60g（黄酒烊化），龟板胶60g（黄酒烊化），白蜜300g，白冰糖200g，黄酒100g，溶化收膏，每晨起、卧前各1匙。

三诊：2009-12-12

连服膏方二载，病情稳定，平素较易乏力，有时心悸，寐差，另有腰酸。苔薄，舌边有齿痕，脉细。再拟益气宁心之剂调治。

北黄芪 300g	潞党参 200g	白术 150g	云茯苓 200g
麦门冬 150g	炙五味子 100g	紫丹参 300g	苦参 100g
鸡血藤 300g	炒枣仁 300g	炙远志 100g	柏子仁 200g
生葛根 300g	苦桔梗 60g	石菖蒲 150g	夜交藤 300g
红景天 150g	杭白芍 100g	制黄精 200g	熟地黄 300g
山萸肉 100g	砂仁粉 30g	桑寄生 150g	杜仲 150g
生龙牡^各300g	川芎 90g	炙甘草 100g	大红枣 150g

上药煎取浓汁，文火熬糊，纳朝白参100g（另煎取汁），灵芝孢子粉50g，真阿胶100g（黄酒烊化），龟板胶60g（黄酒烊化），黑芝麻60g（打粉），白蜜300g，白冰糖200g，黄酒100g，

溶化收膏，每晨起、卧前各 1 匙。

四诊：2010-12-18

服膏方后自觉症状好转，但有时夜寐仍差，乏力，劳后心悸仍有，腰酸，记忆力减退，苔薄，脉细。当守原法出入，拟益气养心、安神健腰之剂调治。

黄芪 300g	党参 300g	白术 150g	云茯苓 200g
麦冬 150g	炙五味子 100g	丹参 300g	苦参 100g
川芎 100g	鸡血藤 300g	枣仁 300g	柏子仁 300g
合欢皮 300g	炙远志 100g	石菖蒲 150g	红景天 150g
夜交藤 300g	莲肉 150g	生葛根 300g	明天麻 150g
百合 150g	青龙齿 300g	熟地黄 300g	山萸肉 100g
砂仁粉 30g	桑寄生 150g	杜仲 150g	炙甘草 60g
大枣 100g	灵芝 200g		

上药煎取浓汁，文火熬糊，纳朝白参 100g（另煎取汁），珍珠粉 45g，龟板胶 60g（黄酒烊化），白蜜 300g，白冰糖 200g，黄酒 100g，溶化收膏，每晨起、卧前各 1 匙。

五诊：2011-12-10

服膏方已四载，症有好转，但有时心悸，乏力，寐欠佳，腰酸，肢麻，易发风疹。苔薄，脉细。再拟益气养心、祛风健腰之剂调治。

黄芪 300g	炒白术 150g	党参 200g	茯苓 150g
麦冬 100g	炙五味子 100g	防风 100g	荆芥 100g
丹参 300g	川芎 100g	鸡血藤 300g	生葛根 300g
枣仁 300g	柏子仁 200g	合欢皮 300g	炙远志 100g
石菖蒲 150g	红景天 150g	灵芝 150g	夜交藤 300g

天麻 150g　　　徐长卿 200g　　　生龙牡^各200g　桑寄生 150g

补骨脂 150g　　杜仲 150g　　　炙甘草 60g　　大枣 150g

上药煎取浓汁，文火熬糊，纳朝白参 100g（另煎取汁），珍珠粉 45g，龟板胶 60g（黄酒烊化），真阿胶 100g（黄酒烊化），白蜜 225g，白冰糖 200g，黄酒 100g，溶化收膏，每晨起、卧前各 1 匙。

按语：本案患者罹患病毒性心肌炎多年，先后就诊五次，皆以心悸、失眠、舌红、苔薄、脉细为主症，以腰酸肢麻为次症，洪老辨为气阴两虚，瘀浊阻滞，心神失养，筋络失润，故初诊以益气活血、柔筋安神为治法，以为生脉散为主方，《内外伤辨惑论》云："圣人立法，夏月宜补者，补天真元气，非补热火也，夏食寒者是也。故以人参之甘补气，麦门冬苦寒泻热，补水之源，五味子之酸，清肃燥金，名曰生脉散。孙真人云：五月常服五味子，以补五脏之气，亦此意也。"《古今名医方论》引柯韵伯语云："麦冬甘寒，清权衡治节之司；人参甘温，补后天营卫之本；五味酸温，收先天天癸之源。三气通而三才立，水升火降，而合既济之理矣。"加黄芪益气养阴，丹参、川芎活血，鸡血藤、红景天、阿胶养血，白术、茯苓、灵芝健脾生血，枣仁、远志、夜交藤、柏子仁养血安神，桑寄生、杜仲、川怀牛膝、冬虫夏草、鹿角胶、青龙齿补肾固元。二诊时，收效明显，腰酸肢麻已除，说明"血足筋柔"，辨证用药切合病机。再以原方去鸡血藤，加西洋参，意在加强益气养阴功效，巩固疗效。三诊时，病机有所变化，腰酸再起，考虑患者工作辛劳，过度耗伤阴血，故加以黄精、熟地黄、山萸肉、灵芝孢子粉、龙牡等加强养阴固肾。四诊时，诸症较前减轻，但由于操劳依旧，主症仍存，故再以前法徐徐图之。五诊时诸症进一步减轻，但易发风疹，增防风、荆芥、徐长卿等清热除风之品。

综上，全方五年变化始终不离益气、养阴、活血、养血、安神之法，兼以不同程度的补肾、养筋、定惊、祛风之药，每次切合当时主症次症，五年来，患者虽工作辛劳，但病情不断减轻。该患者虽近中年，但脾胃功能尚可，能耐受大剂养阴重镇之药。若年龄大，需先予以汤药开路，调养脾胃功能，以防药物碍胃。

2. 朱某，女，50岁。

初诊：2006-11-27

有高血压病史5年，西药氨氯地平控制，血压140/88mmHg，目眩，头晕，耳鸣，时有视物模糊，伴腰酸肢麻，口干，尿频，脱发。胃纳一般，大便偏干。面色偏红，舌红，苔薄，脉弦。此为阴虚阳亢之证，肝肾阴虚，阴不敛阳，阴液亏虚，筋络失养。刻值冬藏之时，当拟滋水涵木之剂调治，制膏缓图，以达水足木舒之效。

生熟地黄^各150g	山萸肉 90g	牡丹皮 90g	枸杞子 200g
女贞子 150g	怀山药 100g	云茯苓 100g	炙龟板 200g
生牡蛎 300g	乌元参 150g	菊花 100g	桑椹子 150g
赤白芍^各150g	桑寄生 150g	杜仲 150g	柏子仁 150g
炒枣仁 150g	肥知母 90g	制首乌 300g	砂仁粉 30g
旱莲草 150g	炙远志 100g	川怀牛膝^各100g	炒枳壳 90g
明天麻 150g	金樱子 300g	生葛根 300g	鸡血藤 150g

上药煎取浓汁，文火熬糊，纳西洋参60g（另煎取汁），珍珠粉30g，鳖甲胶60g（黄酒烊化），黑芝麻60g（打粉），胡桃肉

150g（打粉），白蜜 300g，白冰糖 200g，黄酒 100g，溶化收膏，每晨起、卧前各 1 匙。

二诊：2007-11-2

服膏方后，自觉良好，但有时头痛，易上火。苔薄，舌偏红，脉弦。再守原意增损调治。

生熟地黄各150g	山萸肉 90g	牡丹皮 90g	枸杞子 200g
女贞子 150g	怀山药 100g	茯苓 100g	麦门冬 100g
生牡蛎 300g	珍珠母 300g	菊花 100g	桑椹子 150g
赤白芍各150g	桑寄生 150g	杜仲 150g	柏子仁 200g
炒枣仁 300g	肥知母 90g	制首乌 300g	砂仁粉 30g
旱莲草 150g	炙远志 100g	川怀牛膝各100g	炒枳壳 90g
明天麻 150g	灵芝 150g	生葛根 300g	鸡血藤 150g

上药煎取浓汁，文火熬糊，纳西洋参 90g（另煎取汁），珍珠粉 30g，鳖甲胶 60g（黄酒烊化），黑芝麻 60g（打粉），胡桃肉 100g（打粉），白蜜 300g，白冰糖 200g，黄酒 100g，溶化收膏，每晨起、卧前各 1 匙。

三诊：2008-11-24

连服膏方二载，病情稳定，头晕，感冒等症明显减少，但肝肾亏损仍未复，虚阳较易上浮，症见脱发，眼花，下肢酸楚，有时寐欠佳，口舌痛。苔薄，舌偏红，脉细弦。再拟滋阴清火之剂制膏调治。

生熟地黄各150g	山萸肉 90g	牡丹皮 90g	枸杞子 200g
女贞子 150g	怀山药 100g	云茯苓 100g	银花 200g
生牡蛎 300g	乌元参 150g	菊花 150g	桑椹子 150g
赤白芍各150g	桑寄生 150g	杜仲 150g	柏子仁 150g

炒枣仁 300g	肥知母 90g	制首乌 300g	砂仁粉 30g
旱莲草 150g	炙远志 100g	川怀牛膝^各150g	炒枳壳 90g
明天麻 150g	绵茵陈 150g	生葛根 300g	鸡血藤 150g

上药煎取浓汁，文火熬糊，纳西洋参 100g（另煎取汁），珍珠粉 30g，龟板胶 100g（黄酒烊化），鳖甲胶 60g（黄酒烊化），黑芝麻 60g（打粉），胡桃肉 100g（打粉），白蜜 300g，白冰糖 200g，黄酒 100g，溶化收膏，每晨起、卧前各 1 匙。

四诊：2009-12-14

平素头晕，眼花发红，寐差，记忆力减退，手心发热，有时盗汗，心悸，动则汗出。苔白薄，脉细弦。今拟滋阴清火安神之法调治。

生熟地黄^各150g	山萸肉 100g	炒丹皮 150g	怀山药 300g
甘杞子 200g	女贞子 150g	桑椹子 150g	菊花 150g
天麦冬^各90g	炙五味子 90g	生龙牡^各300g	旱莲草 200g
炒枣仁 300g	肥知母 100g	柏子仁 150g	制首乌 300g
明天麻 150g	红景天 150g	净连翘 100g	炙远志 100g
石菖蒲 150g	砂仁粉 30g	合欢皮 150g	制黄精 150g
野百合 150g	灵芝 150g	莲肉 150g	川怀牛膝^各100g

上药煎取浓汁，文火熬糊，纳西洋参 100g（另煎取汁），珍珠粉 45g，龟板胶 100g（黄酒烊化），鳖甲胶 60g（黄酒烊化），白冰糖 300g，溶化收膏，每晨起、卧前各 1 匙。

五诊：2011-1-1

有阴虚火旺之证，服膏方后手心热盗汗等症均好转，但腰酸头晕仍有，夜寐欠佳，苔白中少，脉细弦。再拟原法出入调治。

生熟地黄^各150g	山萸肉 100g	丹皮 150g	川牛膝 150g

云茯苓 150g	杞子 300g	女贞子 200g	菊花 150g
天麦冬^各100g	炙五味子 100g	生牡蛎 300g	石决明 300g
青龙齿 300g	墨旱莲 200g	枣仁 300g	柏子仁 300g
制首乌 300g	天麻 150g	钩藤 200g	红景天 150g
炙远志 100g	石菖蒲 150g	合欢皮 200g	夜交藤 300g
百合 200g	灵芝 150g	三七粉 30g	桑寄生 150g

上药煎取浓汁，文火熬糊，纳西洋参100g（另煎取汁），珍珠粉45g，龟板胶100g（黄酒烊化），白蜜200g，木糖醇150g，溶化收膏，每晨起、卧前各1匙。

六诊：2011-12-4

心肾两亏，肝失柔润，症见心悸，寐差，记忆力减退，腰酸，发脱，小便频多，眼花，头晕，项强，肢麻，有时脘胀。苔薄，舌淡红，脉细带弦。今拟养心安神、补肾柔肝、和血息风之剂制膏调治。

野百合 200g	麦冬 150g	炙远志 100g	石菖蒲 150g
酸枣仁 300g	柏子仁 300g	夜交藤 300g	青龙齿 300g
生熟地黄^各150g	山萸肉 100g	川芎 100g	明天麻 150g
红景天 150g	生葛根 300g	云茯苓 100g	炒白芍 200g
枸杞子 200g	制首乌 300g	女贞子 150g	旱莲草 200g
潼白蒺藜^各150g	地龙 100g	煅瓦楞子 300g	炒枳壳 100g
陈皮 100g	郁金 150g	怀山药 200g	合欢皮 300g
鸡血藤 300g	怀牛膝 100g		

上药煎取浓汁，文火熬糊，纳珍珠粉60g，灵芝孢子粉30g，龟板胶100g（黄酒烊化），白蜜300g，冰糖150g，黄酒300g，溶化收膏，每晨起、卧前各1匙。

按语：本案中年患者，患高血压病 5 年，虽服西药控制血压，但血压并不稳定，以目眩、头晕、耳鸣为主症，以视物模糊、腰酸肢麻为次症，伴口干，尿频，脱发，面色偏红，舌红，苔薄，脉弦。洪老辨为阴虚阳亢之证，肝肾阴虚，阴不敛阳，阴液亏虚，筋络失养。故初诊以滋水涵木为治法，以六味地黄汤为主方。该方出自《小儿药证直诀》，具有滋阴补肾之功效，主治肝肾不足，真阴亏损，精血枯竭。枸杞子、女贞子、炙龟板、生牡蛎、乌元参加强滋补肾阴，桑寄生、怀牛膝、杜仲补肾强腰，柏子仁、炒枣仁养心补血。二诊时，诸症均较前好转，但时有头痛、上火，故加以重镇降逆的珍珠母，养阴润燥的麦门冬，并增加枣仁、柏子仁用量，加西洋参意在加强益气养阴功效。三诊时，脱发、眼花、下肢酸楚等肝肾亏损之象未复，故增加菊花、炒枣仁、川怀牛膝、西洋参、龟板胶的用量，以养心血、补肝肾。四诊时，见手心发热、有时盗汗、心悸等阴虚火旺之症，故加红景天、石菖蒲、合欢皮、制黄精、野百合养阴活血，开窍醒神，生龙牡收敛固涩。五诊时诸症进一步减轻，稍有头晕腰酸，加三七粉活血化瘀。六诊时主要见脘胀，小便频多，头晕，项强，肢麻，改以养心安神、补肾柔肝、和血息风之剂，加潼白蒺藜、地龙息风止痉，煅瓦楞子、炒枳壳、陈皮理气抑酸和胃。

综上所述，制方前五年始终不离滋水涵木之法，以养肾阴、滋肝木、补血安神，兼以不同程度的补肾、定惊、活血之药，每次切合当时主症次症，五年来，患者病情不断减轻。六诊时该患者脾胃欠佳，故再以理气抑酸和胃。膏方一年一服，剂量大，价格高，当切合主症，辨证准确，若病情有变，应及时发觉，果断调整，以免药证差距增大。

3. 魏某，女，77 岁。

初诊：2009-12-9

有高血压病史 5 年，口服西药氨氯地平，血压 135/85mmHg，血管 B 超检查示：动脉硬化。甘油三酯、低密度脂蛋白升白。常有下肢间歇性麻木，偶有头晕，时有视物模糊。平素怕热不怕冷，胃纳一般，大便干。舌淡红，苔薄，脉弦细。此为阴虚阳亢、血脉瘀阻之证，乃肝肾阴虚，阴液亏虚，血脉瘀阻，筋络失养。刻值冬藏之时，当以滋肝肾、通血脉、化湿浊之法调治，制膏缓图，以达水足血行通畅之效。

制首乌 300g	山萸肉 90g	女贞子 150g	甘杞子 200g
制黄精 300g	玉竹 200g	赤白芍各 150g	麦门冬 100g
生地黄 200g	北沙参 150g	决明子 150g	夏枯草 200g
虎杖根 150g	广地龙 150g	生牡蛎 300g	生山楂 300g
生葛根 300g	紫丹参 300g	桑寄生 150g	绵茵陈 300g
广郁金 150g	猪苓 150g	红景天 150g	明天麻 150g
双钩藤 200g	川牛膝 150g	绞股蓝 150g	荷叶 150g
佛手干 90g	光节石斛 50g		

上药煎取浓汁，文火熬糊，纳西洋参 50g（另煎取汁），珍珠粉 45g，鳖甲胶 100g（黄酒烊化），龟板胶 100g（黄酒烊化），黑芝麻 60g（打粉），胡桃肉 150g（打粉），白蜜 300g，白冰糖 200g，黄酒 200g，溶化收膏，每晨起、卧前各 1 匙。

二诊：2010-12-22

服膏方后，自觉良好，但仍下肢酸楚，血压脉差较大，体检仍血脂偏高，伴尿酸高。舌红，苔白薄，脉细稍带弦。拟健脾化浊、活血通络之剂调治。

苍术 150g	川朴 100g	炒白术 200g	云茯苓 150g
猪苓 100g	生薏仁 300g	川牛膝 150g	防己 100g
绞股蓝 300g	泽泻 150g	土茯苓 300g	萆薢 200g
茵陈 300g	郁金 150g	丹参 300g	生蒲黄 100g
生葛根 300g	三七粉 30g	川芎 100g	制首乌 300g
地龙 100g	桑寄生 150g	怀牛膝 100g	红景天 150g
灵芝 150g			

上药煎取浓汁，文火熬糊，纳西洋参 50g（另煎取汁），龟板胶 150g（黄酒烊化），黄酒 200g，木糖醇 400g，溶化收膏，每晨起、卧前各 1 匙。

三诊：2011-11-28

连服膏方二载，高血压及高脂血症经治尚稳定，有时头晕，下肢酸楚，记忆力减退，眼花，背部不舒。舌红，苔白，脉弦细。今拟补益肝肾、活血化浊之剂调治。

制首乌 300g	山萸肉 100g	怀山药 150g	云茯苓 150g
泽泻 100g	枸杞子 300g	女贞子 150g	菟丝子 150g
潼蒺藜 150g	制黄精 200g	川芎 100g	生葛根 300g
地龙 150g	丹参 300g	炒白芍 200g	赤芍 150g
川牛膝 100g	生蒲黄 100g	生山楂 150g	绞股蓝 150g
红景天 150g	炙远志 100g	石菖蒲 150g	郁金 150g
猪苓 100g	红花 60g	木香 60g	桑寄生 150g
灵芝 150g	清甘草 50g		

上药煎取浓汁，文火熬糊，纳西洋参 60g（另煎取汁），珍珠粉 45g，龟板胶 150g（黄酒烊化），白蜜 250g，白冰糖 150g，溶化收膏，每晨起、卧前各 1 匙。

　　按语：本案患者为老年妇女，患高血压病、高血脂症多年，虽服西药，但控制不理想。以下肢间歇性麻木、头晕、视物模糊为主症，舌红，苔薄，脉弦细。洪老辨为阴虚阳亢之证，乃肝肾阴虚，阴液亏虚，血脉瘀阻，筋络失养。故初诊以滋肝肾、通血脉、化湿浊为治法，以大剂补肝肾、养阴增液药物为膏方主体，辅以活血通络之品。此案中用到的沙参麦冬汤出自《温病条辨》卷一，具有清养肺胃、生津润燥功效。治燥伤肺胃阴分，津液亏损，咽干口渴，干咳痰少而黏，或发热，脉细数，舌红少苔者。膏方中制首乌、山萸肉、女贞子、枸杞子、制黄精滋补肝肾真阴，玉竹、麦门冬、生地黄、北沙参润燥增液，以虎杖根、广地龙、钩藤、赤芍等息风活血通络，茵陈、绞股蓝、荷叶化湿浊。二诊时，诸症均较前好转，但下肢酸楚，血压脉差较大，并伴尿酸升高，洪老认为此为湿盛痰浊之证，宜增健脾化浊、活血通络之品，予猪苓、生薏仁、川牛膝、防己、绞股蓝、泽泻、土茯苓、萆薢清化湿浊，辅以郁金、丹参、生蒲黄、三七活血化瘀，同时减少滋阴补肝肾之品，旨在"扶正不留邪"。三诊时，血脂等湿浊之证均有好转，但患者记忆力减退，眼花，背部不舒，此为年纪增大，肝肾愈虚所致，故洪老再以补益肝肾、活血化浊之品治之。方中加用炙远志、石菖蒲、郁金、红花活血开窍，加潼蒺藜、地龙息风通络，时刻不忘对老年人心血管的顾护。

　　综上所述，治疗三年始终不离补肝肾、化浊活血之法，时而重补肝肾阴，时而重化湿浊，时而重活血，切合当时主证。三年来，患者虽随年纪增大，机体功能时有失调，血压、血脂、尿酸失常，但并未加重，患者症状也没有出现大的变化。"以平为期"，不求用药强烈祛除病邪而冒损伤体质风险，只求稳定颐养天年，是洪老用药的特色。

4. 徐某，男，47 岁

初诊：2008-12-27

患者体胖，有高血压病史 3 年，口服西药缬沙坦及左旋氨氯地平，血压 150/95mmHg 上下，时有头晕，有高脂血症、脂肪肝史，经锻炼后，血脂略有下降。胃纳一般，二便尚调。舌淡红，苔薄白，脉弦细。此为肝阳上亢、肝风内动、血脉瘀阻之证。肝阳上扰，故头晕。刻值冬藏之时，当以柔肝息风、化浊之剂调治，制膏缓图，以取肝平风止、气机调和之效。

石决明 300g	双钩藤 200g	赤白芍^各150g	甘枸杞 200g
豨莶草 300g	制首乌 300g	生葛根 150g	绞股蓝 300g
泽泻 150g	生山楂 300g	紫丹参 150g	川芎 60g
菊花 150g	绵茵陈 300g	云茯苓 150g	汉防己 100g
猪苓 100g	垂盆草 300g	炙五味子 100g	软柴胡 60g
炒枳壳 90g	广郁金 150g	广地龙 150g	怀牛膝 100g

上药煎取浓汁，文火熬糊，纳西洋参 60g（另煎取汁），鳖甲胶 100g（黄酒烊化），溶化收膏，每晨起、卧前各 1 匙。

二诊：2009-11-30

经改变生活方式及调治后，血脂已正常，脂肪肝好转，但血压仍偏高，咽不舒，发痒，咳嗽。苔白，脉小滑。再以平肝息风、止咳化痰之法调治。

石决明 300g	双钩藤 200g	赤白芍^各150g	甘杞子 200g
制首乌 300g	豨莶草 300g	生葛根 150g	绞股蓝 300g
生山楂 300g	紫丹参 150g	川芎 60g	云茯苓 150g
菊花 150g	防风己^各100g	猪茯苓^各100g	炙五味子 100g

炒枳壳 100g　　广地龙 150g　　苦桔梗 100g　　苦杏仁 100g

姜半夏 100g　　广陈皮 100g　　生侧柏叶 150g　　怀牛膝 100g

上药煎取浓汁，文火熬糊，纳西洋参 60g（另煎取汁），灵芝孢子粉 50g，鳖甲胶 100g（黄酒烊化），麦芽糖 500g，溶化收膏，每晨起、卧前各 1 匙。

三诊：2010-12-27

连服膏方二载，晨起有痰，面部油腻，易乏力感冒，记忆力减退，苔薄，脉细弦。再以平肝息风化浊之剂调治。

石决明 300g　　钩藤 200g　　赤白芍^各 150g　　菊花 150g

夏枯草 150g　　豨莶草 300g　　地龙 150g　　制首乌 300g

枸杞子 200g　　生葛根 150g　　绞股蓝 300g　　生山楂 300g

丹参 300g　　猪茯苓^各 100g　　泽泻 100g　　防风己^各 100g

制半夏 100g　　生薏仁 250g　　陈皮 100g　　茵陈 300g

郁金 150g　　决明子 150g　　桔梗 100g　　炒山栀 90g

怀牛膝 150g　　红景天 150g　　炙远志 100g　　石菖蒲 150g

上药煎取浓汁，文火熬糊，纳西洋参 60g（另煎取汁），灵芝孢子粉 30g，龟板胶 150g（黄酒烊化），白蜜 225g，木糖醇 150g，溶化收膏，每晨起、卧前各 1 匙。

按语：本案患者为中年男性，体胖，工作压力大，多应酬，饮食、睡眠不规律，故机体失衡。患高血压病、高血脂症，两种西药并服亦未能控制。洪老根据体征舌脉，辨其为肝阳上亢、肝风内动、血脉瘀阻之证，予以柔肝息风、化浊之剂。首诊中石决明、钩藤、豨莶草、牛膝、地龙有重镇潜阳、平肝息风、导热下行的功效，绞股蓝、泽泻、汉防己、生山楂、紫丹参、川芎有活血通络化浊之能，再以茵陈、垂盆草、广郁金清肝祛湿，诸药合用，切合病机。二诊时，由于用药准确，加上患者改良生活习惯，血脂已正常，脂肪肝好转，但血压仍高，洪老仍以平肝息风之剂治疗，而新出现咽痒不舒，咳嗽，苔白，脉小滑，洪老加以止咳化痰之品治疗，药用炒枳壳、苦桔梗、苦杏仁、姜半夏、广陈皮，收效明显。三诊时患者晨起有痰，面部油腻，易乏力感冒，记忆力减退，洪老仍以平肝息风化浊治疗。此次加入红景天、炙远志、石菖蒲。其中石菖蒲，辛，微温，入心、肝、脾经，《本经》谓其"主风寒湿痹，咳逆上气，开心孔，补五脏，通九窍，明耳目，出音声"；远志，辛、苦，温，入心、肾经，《本经》谓其"主咳逆伤中，补不足，除邪气，利九窍，益智慧，耳目聪明，不忘，强志倍力"。石菖蒲通中有补，以通为用，远志补中有通，以补为主，二药相须为用，心神荣，脑窍通，则记忆力大为改善。红景天生长在海拔 1800～2500 米高寒无污染地带的山坡林下或草坡上，由于其生长环境恶劣，如缺氧、低温、干燥、狂风、紫外线照射、昼夜温差大，因而具有很强的生命力和特殊的适应性。其性寒，味甘、涩，有补气清肺、益智养心、收涩止血、散瘀消肿的功效，主治气虚体弱、病后畏寒、气短乏力、肺热咳嗽、咯血、白带腹泻、跌打损伤等。明代李时珍《本草纲目》云："红景天，本经上品，祛邪恶气，补诸不足。"《千金翼方》言："景天味苦酸平，无毒。主大热大疮，身热烦，邪恶气，诸蛊毒痂疕，寒热风痹，诸不足。花主女人漏下赤白，轻身明目，久服通神不老。"针对乏力易感冒再合适不过。

综上所述，治疗三年始终以平肝息风为大法，根据病情予活血、化浊、止咳化痰、安神养血之品。该患者虽至中年，但体质尚可，还需改善生活习惯，少食肥腻，戒烟酒，关注睡眠，才是健康正道。

5.康某，女，36岁。

初诊：2008-12-15

患者平素腰酸，乏力，精神差，脱发，怕冷，时有头晕，心悸，夜寐欠佳，血压90/55mmHg上下。胃纳一般，食少，二便尚调。舌淡，苔薄，脉细。此为肾阳不足、心脾气虚之证。肾阳不足，则腰酸怕冷，脱发。脾气亏虚，则乏力、疲劳。心气亏，则心悸、失眠。刻值冬藏之时，当以益气补肾之剂调治。制膏缓图，以达固肾强腰、养心安神之效。

北黄芪300g	炒当归150g	潞党参200g	制黄精150g
川芎60g	柏子仁300g	炙远志100g	石菖蒲150g
制首乌300g	女贞子150g	旱莲草150g	云茯苓150g
熟地黄300g	山萸肉100g	杜仲150g	补骨脂100g
菟丝子150g	红景天100g	桑寄生150g	怀牛膝150g
淫羊藿150g	生侧柏叶150g	甘枸杞150g	砂仁粉30g

上药煎取浓汁，文火熬糊，纳朝白参100g（另煎取汁），紫河车粉45g，真阿胶100g（黄酒烊化），鹿角胶60g（黄酒烊化），龟板胶60g（黄酒烊化），白蜜300g，白冰糖200g，黑芝麻60g（打粉），胡桃肉100g（打粉），溶化收膏，每晨起、卧前各1匙。

二诊：2009-12-28

服药后腰酸、疲劳、失眠、怕冷均有好转，仍常感心悸，胸闷，精神软，乏力，气短，记忆力差，偶有腰酸。苔薄，舌边有齿痕，脉细。今拟益气养心、补肾健脑之剂调治。

北黄芪300g	潞党参200g	麦门冬100g	炙五味子100g

紫丹参 300g	川芎 100g	生葛根 300g	女贞子 150g
红景天 150g	炙远志 100g	石菖蒲 120g	制黄精 200g
玫瑰花 100g	熟地黄 240g	山萸肉 100g	砂仁粉 30g
桑寄生 150g	杜仲 150g	菟丝子 150g	潼蒺藜 150g
白蒺藜 150g	制首乌 300g	柏子仁 150g	清甘草 50g
大红枣 150g			

上药煎取浓汁，文火熬糊，纳藏红花 5g（打粉），朝白参100g（另煎取汁），紫河车粉 45g，灵芝孢子粉 50g，真阿胶 100g（黄酒烊化），鹿角胶 60g（黄酒烊化），龟板胶 60g（黄酒烊化），白蜜 200g，白冰糖 200g，黑芝麻 60g（打粉），胡桃肉 100g（打粉），黄酒 250g，溶化收膏，每晨起、卧前各 1 匙。

三诊：2010-12-22

连服膏方二载，怕冷症有改善，心悸减而未净，咽干，记忆力减退，苔薄，舌边有齿痕，脉小弦。再拟益气养心、补肾健脑之剂调治。

黄芪 300g	党参 200g	麦冬 150g	炙五味子 100g
南北沙参^各 150g	元参 150g	桔梗 100g	石斛 200g
丹参 300g	川芎 100g	生葛根 300g	女贞子 150g
红景天 150g	制黄精 200g	炙远志 100g	石菖蒲 150g
玫瑰花 90g	柏子仁 150g	潼白蒺藜^各 150g	熟地黄 300g
山萸肉 100g	制首乌 300g	菟丝子 150g	炙甘草 90g
大枣 50 枚			

上药煎取浓汁，文火熬糊，纳藏红花 5g（打粉），朝白参100g（另煎取汁），灵芝孢子粉 50g，真阿胶 120g（黄酒烊化），鹿角胶 90g（黄酒烊化），白蜜 200g，白冰糖 200g，黑芝麻 60g

（打粉），黄酒 400g，溶化收膏，每晨起、卧前各 1 匙。

　　按语：本案患者为年轻女性，素体阳虚，故时常腰酸，怕冷，脱发。心脾亦虚，故乏力，神疲。洪老根据体征舌脉，以益气补肾为主要治法。北黄芪、炒当归、潞党参、制黄精、红景天气血双补，制首乌、女贞子、旱莲草、熟地黄、山萸肉大补肾阴，补骨脂、菟丝子、淫羊藿大补肾阳，杜仲、桑寄生、怀牛膝强腰固肾。方用女贞子甘平，益肝补肾，旱莲草甘寒，入肾补精，能益下而荣上，两药又名二至丸，既能补肝肾之阴，又能止血，是治疗肝肾阴虚兼有出血的著名方剂。二诊时见收效显著，腰酸、疲劳、失眠、怕冷均有好转，但仍常感心悸，胸闷，气短，记忆力差，故重心改为益气养心，补肾健脑。重用麦门冬、炙五味子、红景天、炙远志、石菖蒲、紫丹参、川芎补心阴，敛神健脑，余药仍不忘补肾主旨。三诊时心悸减而未净，证明前方对证。咽干，记忆力减退，脉小弦，洪老认为仍需以补养阴液为主，兼以疏肝，药用玫瑰花、柏子仁、潼白蒺藜以收良效。值得注意的是，本案时始终用了藏红花一味，此药原名番红花，又称西红花，原产地在西班牙、希腊、小亚细亚、波斯等地，《本草纲目》记载："藏红花即番红花，译名泊夫兰或撒法郎，产于天方国。""天方国"即指波斯等国家。番红花是经印度传入西藏，由西藏再传入中国内地，所以，人们把由西藏运往内地的番红花，误认为西藏所产，称做"藏红花"。其功能活血化瘀，散郁开结。《本草正义》云：西藏红花，降逆顺气，开结消瘀，仍与川红花相近，而力量雄峻过之。加用白参补气，其活血功效显著。灵芝孢子粉是灵芝在生长成熟期，从灵芝菌褶中弹射出来的极其微小的卵形生殖细胞即灵芝的种子，具有灵芝的全部遗传物质和保健作用。研究发现灵芝孢子具有增强机体免疫力、抑制肿瘤、保护肝损伤、辐射防护作用。

综上所述，治疗三年始终以益气补肾为大法，根据病情予活血、养阴、平肝等变化。活用藏红花、灵芝孢子粉来增强疗效。女性多阳虚、血虚，临床用药当不离此二证，需固护根本，再兼治他证。

6. 倪某，女，74岁

初诊：2008-12-6

患者时有头晕，伴胸闷，心悸，夜寐差。胃纳一般，口干，大便燥，小便尚调。苔白薄，舌偏胖，脉细。此为气阴两虚，血不养神之证。气血不足，血不养神，故头晕。血虚心脉不充，脉络瘀阻，故胸闷、心悸。阴液不足，故口干、便燥。刻值冬藏之时，当以益气养阴、活血安神之剂调治，制膏缓图，以达气阴两旺、血充神安之效。

生黄芪300g	太子参300g	麦门冬100g	炒枣仁300g
肥知母100g	玉竹150g	生葛根300g	乌元参150g
苍术150g	生地黄200g	山萸肉100g	炙五味子100g
紫丹参300g	桃仁100g	赤芍150g	红花60g
柏子仁300g	广陈皮60g	怀山药150g	甘枸杞200g
云茯苓100g	瓜蒌仁皮各150g	火麻仁300g	天花粉300g

上药煎取浓汁，文火熬糊，纳朝白参100g（另煎取汁），灵芝孢子粉30g，龟板胶150g（黄酒烊化），木糖醇500g，溶化收膏，每晨起、卧前各1匙。

二诊：2010-1-2

服药用胸闷、心悸、头晕已瘥，仍夜寐差，乏力，腰酸，眼花，大便偏溏。苔白，舌暗，边有齿痕。今拟益气敛阴安神之剂调治。

生黄芪 300g	太子参 300g	麦门冬 100g	炙五味子 100g
乌元参 150g	苍白术^各 150g	怀山药 300g	生薏仁 300g
云茯苓 300g	炒枣仁 300g	炙远志 100g	合欢皮 300g
夜交藤 300g	生龙牡^各 300g	制黄精 200g	山萸肉 100g
甘杞子 300g	女贞子 200g	紫丹参 300g	红花 60g
红景天 150g	广陈皮 60g	煨葛根 300g	焦山楂 300g

上药煎取浓汁，文火熬糊，纳朝白参 100g（另煎取汁），灵芝孢子粉 50g，龟板胶 150g（黄酒烊化），木糖醇 400g，溶化收膏，每晨起、卧前各 1 匙。

三诊：2010-11-20

连服膏方二载，诸症均有好转，偶有胸闷头晕，目糊，纳欠佳，寐不安，苔白，舌暗，舌弦细。再拟益气活血、化浊安神之剂调治。

生黄芪 300g	党参 150g	麦冬 100g	炙五味子 100g
元参 150g	苍白术^各 200g	生薏仁 300g	茯苓 300g
青陈皮^各 90g	鸡内金 150g	煅瓦楞子 300g	炙远志 100g
合欢皮 300g	夜交藤 300g	石菖蒲 100g	生龙牡^各 300g
枸杞子 200g	女贞子 150g	丹参 300g	红花 60g
天麻 150g	红景天 150g	生葛根 300g	怀山药 300g
六曲 300g			

上药煎取浓汁，文火熬糊，纳藏红花 5g（打粉），朝白参 100g（另煎取汁），真阿胶 100g（黄酒烊化），灵芝孢子粉 50g，木糖醇 400g，溶化收膏，每晨起、卧前各 1 匙。

按语：本案患者为老年女性，素体气阴两虚，故时常头晕、乏力、口干、便燥。血虚，心脉不充，脉络瘀阻，故胸闷、心悸、夜寐差。洪老根据体征舌脉，以益气养阴、活血安神为主要治法。生黄芪、太子参益气，麦门冬、玉竹、生葛根、乌元参、生地黄、山萸肉养阴，紫丹参、桃仁、赤芍、红花活血通络，炒枣仁、柏子仁养心安神，瓜蒌仁皮、火麻仁、天花粉润燥通便。三组用药各自针对病机，丝丝入扣。二诊时收效明显，仍夜寐差，予加炙远志、合欢皮、夜交藤、生龙牡安神，因便溏，去润肠之品。三诊时心悸、胸闷进一步好转，主症为目糊，纳欠佳，寐不安，故予苍白术、生薏仁、茯苓、青陈皮、鸡内金、煅瓦楞子等健脾理气、和胃开纳之品。

洪老通便喜瓜蒌仁皮同用，肺主皮毛，瓜蒌皮善于宽胸理肺气，清化热痰，凡仁皆润，而瓜蒌仁体润能去燥，性滑能利窍，其油能润肺滑肠，若邪火燥结大便，或顽痰胶阻胸肺，不得升降，而致气逆胸闷，用此润滑苦降之药，则肺与大肠自润通矣。肺与大肠相表里，两药同用，效果比单用瓜蒌仁效果更好。安神洪老喜酸枣仁、柏子仁同用，二药质润，性平，均善于养心安神，益智宁神。酸枣仁，兼能清肝胆虚热，对心肝火旺之虚烦不眠尤为适宜。而伍用柏子仁，一者增强其安神之功，二者柏子仁具清香之气，禀少阴寒水之气，入心肾而利交通，可使虚火得安，神气自宁。两药相伍，相得益彰，共奏补肝益心、养血安神之功。

综上所述，治疗三年始终以益气养阴、活血安神为大法，根据病情予润肠、重镇、开胃等，用药变化均需合乎病情变化。

7. 柳某，男，78岁。

初诊：2007-1-6

患者有高血压、糖尿病、高血脂、前列腺肥大史，平素腰酸，乏力，夜尿多，脐腹隐痛，血压血糖控制不佳。胃纳一般，二便尚调。舌淡，苔白，脉弦。此为年老肾阴肾阳不足、脾气亏虚之证。肾阴肾阳不足，则腰酸，夜尿多。脾气亏虚，则乏力，脐腹隐痛。脾肾亏虚，精微气化不利，故血糖高。刻值冬藏之时，当以益气滋阴、补阳固肾之剂调治，制膏缓图，以达固肾强腰、益真培元之效。

生熟地黄^各150g	山萸肉 100g	制首乌 300g	怀山药 300g
牡丹皮 100g	甘枸杞 200g	生黄芪 300g	苍白术^各150g
紫丹参 300g	生蒲黄 90g	决明子 150g	生山楂 150g
制黄精 200g	赤白芍^各150g	鸡血藤 300g	青陈皮^各60g
金樱子 300g	覆盆子 300g	川断 150g	菟丝子 150g
灵芝 150g	补骨脂 100g	云茯苓 150g	生牡蛎 300g
怀牛膝 150g	炒当归 100g	仙灵脾 100g	川牛膝 100g

上药煎取浓汁，文火熬糊，纳朝白参 60g（另煎取汁）、西洋参 60g（另煎取汁）、鳖甲胶 90g（黄酒烊化）、鹿角胶 60g（黄酒烊化）、龟板胶 60g（黄酒烊化），木糖醇 500g，黑芝麻 100g（打粉），溶化收膏，每晨起、卧前各 1 匙。

二诊：2007-12-22

服药后腰酸有减，但夜尿仍多，尿频恢复正常，血糖基本控制，血脂仍偏高，苔薄，脉小弦滑。再拟益气滋阴、补阳固肾之剂调治。

生熟地黄^各150g	山萸肉 100g	制首乌 300g	怀山药 300g
桑螵蛸 100g	甘枸杞 200g	生黄芪 300g	苍白术^各150g
紫丹参 300g	生蒲黄 90g	决明子 150g	生山楂 150g

制黄精 200g	赤白芍^各150g	鸡血藤 300g	青陈皮^各60g
金樱子 300g	覆盆子 300g	川断 150g	菟丝子 150g
灵芝 150g	补骨脂 100g	云茯苓 150g	生牡蛎 300g
怀牛膝 150g	炒当归 100g	仙灵脾 100g	益智仁 90g

上药煎取浓汁，文火熬糊，纳朝白参 60g（另煎取汁），西洋参 60g（另煎取汁），鳖甲胶 90g（黄酒烊化），鹿角胶 60g（黄酒烊化），龟板胶 60g（黄酒烊化），木糖醇 500g，黑芝麻 100g（打粉），溶化收膏，每晨起、卧前各 1 匙。

三诊：2008-12-22

连服膏方二载，经治血糖、血压基本控制，血脂略高，惟夜尿多，发易脱。苔薄，脉弦。再拟益气滋阴、补阳固肾之剂调治。

生熟地黄^各150g	山萸肉 100g	怀山药 300g	生黄芪 300g
苍白术^各150g	元参 200g	制首乌 300g	制黄精 200g
枸杞子 200g	决明子 150g	白芍 200g	生山楂 300g
茯苓 150g	玉竹 150g	女贞子 150g	绞股蓝 150g
丹皮 100g	桑寄生 150g	砂仁粉 30g	金樱子 300g
覆盆子 300g	桑螵蛸 100g	怀牛膝 100g	五味子 60g

上药煎取浓汁，文火熬糊，纳朝白参 60g（另煎取汁），西洋参 60g（另煎取汁），三七粉 50g，鳖甲胶 90g（黄酒烊化），鹿角胶 60g（黄酒烊化），龟板胶 60g（黄酒烊化），木糖醇 400g，黑芝麻 100g（打粉），溶化收膏，每晨起、卧前各 1 匙。

按语：本案患者为老年男性，年事已高，脾肾亏虚，阴阳俱虚，诸症缠身，洪老根据体征舌脉，以益气滋阴、补阳固肾为主要治法。生熟地黄、山萸肉、制首乌、怀山药、生牡蛎、龟板胶、鳖甲胶、甘枸杞滋补肾阴，补骨脂、鹿角胶、怀牛膝、仙灵脾、川断、菟丝子补肾阳，生黄芪、苍白术健脾益气，紫丹参、生蒲黄、炒当归、赤白芍、鸡血藤养血活血，金樱子、覆盆子固肾敛遗。二诊时腰酸有减，但夜尿仍多，尿频恢复正常，故加桑螵蛸、益智仁加强敛尿之功。三诊时见血脂略高，予决明子、生山楂、玉竹、女贞子、绞股蓝化浊之品。固精缩尿，补肾助阳，洪老喜用金樱子、覆盆子、桑螵蛸、桑寄生同用，功大而力专。

综上所述，治疗三年始终以益气滋阴、补阳固肾为大法。对于老年患者，洪老总是不吝啬大剂补肾培元之品，又细心根据当时状态予以微调。本案中患者高血糖、高血脂这些化验指标均是表象，皆源自老年肾气阴阳的亏虚，故补肾可达到满意疗效。

第三节　消化系统疾病

1. 朱某，男，45 岁。

初诊：2006-11-23

有消化系统疾病史，症见胃纳欠佳，时感上腹胀，进食后尤甚，大便或干或不成形，2～3 日一行，自觉乏力，少气，面色不华，寐不香，稍有头晕汗出，苔薄，舌偏红，脉虚带弦。此为脾气虚弱，脾失健运之证。拟益气健脾理气之剂，制膏徐图以调。

潞党参 200g	炒白术 150g	怀山药 150g	炒薏仁 150g
云茯苓 150g	广木香 60g	青陈皮各 90g	杭白芍 100g
炒枳壳 90g	柴胡 60g	广郁金 90g	鸡内金 150g

黄芪 200g	防风 60g	川芎 90g	紫丹参 150g
红景天 150g	炙远志 90g	石菖蒲 100g	明天麻 150g
灵芝 150g	焦山楂 150g	莲肉 150g	枸杞子 150g

上药煎取浓汁，文火熬糊，纳朝白参 60g（另煎取汁），西洋参 60g（另煎取汁），鹿角胶 60g（黄酒烊化），龟板胶 60g（黄酒烊化），麦芽糖 300g，冰糖 200g，胡桃肉 60g（打粉），溶化收膏，每晨起、卧前各 1 匙。

二诊：2007-12-15

去年服膏方后，自觉精神良好，诸症好转，上腹仍时有发胀。舌淡苔白，脉弦。再以原法调治。

潞党参 200g	炒白术 150g	炙五味子 100g	芡实 300g
云茯苓 150g	广木香 60g	青陈皮各 90g	杭白芍 100g
炒枳壳 90g	柴胡 60g	广郁金 90g	鸡内金 150g
黄芪 200g	防风 60g	川芎 90g	紫丹参 150g
红景天 200g	炙远志 90g	石菖蒲 100g	明天麻 150g
灵芝 150g	生山楂 150g	莲肉 150g	枸杞子 150g

上药煎取浓汁，文火熬糊，纳朝白参 60g（另煎取汁），西洋参 60g（另煎取汁），鹿角胶 60g（黄酒烊化），龟板胶 60g（黄酒烊化），白蜜 300g，冰糖 200g，胡桃肉 100g（打粉），溶化收膏，每晨起、卧前各 1 匙。

三诊：2008-11-29

去年服膏方后，胃纳改善，上腹胀减轻，精神好转，但大便溏薄。有"慢性胆囊炎"病史，有时胁脘作胀。苔白薄，脉细弦。在原法基础上增健脾疏肝理气之剂调治。

| 潞党参 200g | 炒白术 150g | 炒黄芩 100g | 芡实 300g |

云茯苓 150g	广木香 60g	青陈皮^各90g	杭白芍 100g
炒枳壳 90g	柴胡 60g	广郁金 90g	鸡内金 200g
黄芪 200g	防风 60g	川芎 90g	紫丹参 150g
红景天 200g	炙远志 90g	八月札 100g	怀山药 300g
灵芝 150g	生焦山楂^各150g	莲肉 150g	枸杞子 150g

上药煎取浓汁，文火熬糊，纳朝白参 60g（另煎取汁），西洋参 60g（另煎取汁），鹿角胶 60g（黄酒烊化），龟板胶 60g（黄酒烊化），白蜜 300g，冰糖 200g，胡桃肉 100g（打粉），溶化收膏，每晨起、卧前各 1 匙。

按语：《脉经》卷二云："脾虚……病苦泄注，腹满，气逆，霍乱，呕吐，黄疸，心烦不得卧，肠鸣。"概括了脾虚的症状表现。《圣济总录》卷四十四云："脾虚，论曰脾象土，位处中焦，主腐化水谷，通行营卫，脾气和则可以埤诸脏，灌四旁。若虚则生寒，令人心腹胀满，水谷不消，噫气吞酸，食辄呕吐，霍乱泄利，四肢沉重，多思气结，恶闻人声。"从脾的生理功能阐释了脾虚证候表现。后世《本草经疏》所言"脾虚十二证"，更是详细阐述了脾虚的诸多病机及表现。

本案中患者以上腹胀、纳差为主症，与"脾虚腹满"一说相符。脾气虚，无力运化水谷精微，故腹胀纳差；气虚无力温煦濡润头面四肢百骸，可见乏力少气等症。治当大补脾气，资后天之本之运化，以党参、黄芪、白术、山药等补气健脾之药为君，辅以红景天、茯苓、薏仁等。然脾主运化，需赖脾气之升降出入，方能兑现，又与肝、胃调节气机之功相辅相成，予木香、青陈皮、枳壳、柴胡、郁金、川芎等理气药物，疏肝调脾，可使补而不滞。后二诊辨证治法雷同，患者坚持服膏方，多数症状明显改善。

上述用药体现了洪老脾胃病"中虚气滞"的学术思想，即"脾胃（中焦）气虚，中气不运，气滞于中"，多数脾胃病均可见到。而治则需兼顾"扶正"——补脾气健运，及"祛邪"——行气化滞，往往又以扶正为主，洪老临床按此法治疗，多获良效。

2.陈某，男，50岁。

初诊：2006-12-7

患者有"慢性乙型肝炎、脾肿大"病史。刻下症见头晕，眼花，发脱，胃纳不佳，夜寐欠佳，大便偏干，舌红苔少，脉细弦滑。证属肝心两虚，阴血不足之证，今拟养阴柔肝、和血安神之剂调治。

北沙参 150g	生地黄 200g	麦冬 100g	枸杞子 150g
牡丹皮 150g	潼白蒺藜^各100g	佛手干 90g	菊花 90g
赤白芍^各150g	鸡骨草 300g	女贞子 150g	制首乌 300g
云茯苓 90g	枳壳 90g	旱莲草 150g	红景天 150g
灵芝 150g	明天麻 100g	炒枣仁 300g	肥知母 90g
柏子仁 150g	紫丹参 300g	川芎 60g	生牡蛎 300g
砂仁粉 24g	北黄芪 150g	绞股蓝 150g	炒白术 100g

上药煎取浓汁，文火熬糊，纳西洋参100g（另煎取汁），鳖甲胶150g（黄酒烊化），龟板胶60g（黄酒烊化），白蜜250g，黑芝麻100g（打粉），白冰糖200g，溶化收膏，每晨起、卧前各1匙。

二诊：2007-11-26

去年服膏方后，患者自觉精神尚可，头晕眼花等诸症好转，现惟夜寐欠佳，胃纳一般。苔白薄，舌偏红，脉带弦滑。再以原法调治。

北沙参 150g	生熟地黄^各150g	麦冬 100g	枸杞子 150g
牡丹皮 150g	潼白蒺藜^各100g	夜交藤 300g	制黄精 150g
赤白芍^各150g	怀山药 150g	女贞子 150g	制首乌 300g
云茯苓 90g	枳壳 90g	旱莲草 150g	红景天 150g
灵芝 150g	明天麻 100g	炒枣仁 300g	肥知母 90g
柏子仁 150g	紫丹参 300g	川芎 60g	生牡蛎 300g
砂仁粉 24g	北黄芪 150g	绞股蓝 150g	桑寄生 150g

上药煎取浓汁，文火熬糊，纳西洋参100g（另煎取汁），鳖甲胶150g（黄酒烊化），龟板胶60g（黄酒烊化），白蜜250g，黑芝麻100g（打粉），白冰糖200g，溶化收膏，每晨起、卧前各1匙。

按语：中医认为肝为刚脏，体阴而用阳，肝阴（血）易损易虚，肝阳（气）易动易亢。《素问·灵兰秘典论》所言肝为"将军之官"正是此意。而肝的生理功能之一为主藏血，《素问·五脏生成》云："人卧血归于肝……肝受血而能视，足受血而能步，掌受血而能握，指受血而能摄。"后代医家注释："肝藏血，心行之，人动则血运于诸经，人静则血归于肝脏。"肝的虚证多表现为肝阴（血）虚，如《本草经疏》所载"肝虚十证"中"胸胁痛、转筋、目光短、目昏、亡血过多角弓反张、少腹连阴作痛按之则止、偏头痛、目黑暗眩晕等八证皆属肝血虚之证。

综上所述，若发肝病，日久则肝血（阴）虚。血液运行受困，血虚血瘀不能濡养与肝相互联系的各脏腑器官部位，如目、爪甲、筋、颠顶等，而见一系列相应症状，如本案中患者出现的头晕、眼花、发脱等症状；同时，阴血不足，又能影响心主血脉，进一步影响血运，导致心神不安、夜寐不宁等。故当以入肝经之补益阴血药物为主入膏方，如生熟地黄、麦冬、北沙参、枸杞子、白芍、首乌、女贞子、旱莲草等，使阴血得补，脏腑得濡，诸症自愈；而方中辅以黄芪、白术、山药等，寓"补气能生血"之意以加强补阴血之效。枣仁、夜交藤、知母、牡蛎等可安神助眠，白蒺藜、天麻等平肝止头晕，菊花等可明目，用于对症治疗改善症状。全方共奏补益阴血、柔肝安神之效。

洪老认为，疾病日久，以本虚为主，但往往可夹杂实证，此类患者不可贸然大补，需徐图缓进，临证多在补益方中加入少量化滞之品，如本案方中川芎、赤芍、丹皮、丹参等行血，枳壳、佛手等行气，茯苓、砂仁粉等化湿，补攻兼施，使补而不滞，防止闭门留邪。

3. 潘某，女，38 岁。

初诊：2009-11-28

患者平素易激动，记忆力减退，易神疲乏力，近来时感腹胀不适，胃纳一般，可见干呕，无胃内容物呕出。苔薄白，脉弦。肝失条达，胃失和降，乃肝胃不和之证，拟疏肝和胃之剂调治。

软柴胡 100g	杭白芍 150g	炒枳壳 100g	制香附 100g
川芎 60g	青陈皮^各100g	姜半夏 150g	川朴 60g
云茯苓 150g	炒丹皮 150g	炒山栀 100g	炒当归 100g
炒白术 150g	灵芝 150g	柏子仁 200g	南北沙参^各150g
红景天 200g	炙远志 100g	石菖蒲 150g	竹茹叶^各90g
生葛根 300g	太子参 300g	明天麻 150g	清甘草 50g

上药煎取浓汁，文火熬糊，纳西洋参 100g（另煎取汁），真阿胶 150g（黄酒烊化），白冰糖 500g，珍珠粉 45g，溶化收膏，

每晨起、卧前各 1 匙。

二诊：2010-11-20

患者平素压力较大，处于亚健康状态，易急躁，记忆力减退，神差，恶心，乏力，干呕，服膏方后，上述症状有改善，苔薄，脉细弦。再拟疏肝益气和胃之剂调治。

柴胡 100g	炒白芍 150g	炒枳壳 100g	制香附 100g
川芎 90g	青陈皮^各100g	姜半夏 150g	川朴 60g
云茯苓 150g	丹皮 150g	炒山栀 100g	当归 100g
炒白术 150g	柏子仁 200g	竹茹叶^各90g	红景天 200g
南北沙参^各150g	炙远志 100g	石菖蒲 150g	灵芝 150g
制黄精 150g	太子参 200g	生葛根 300g	清甘草 50g
大枣 150g			

上药煎取浓汁，文火熬糊，纳西洋参100g（另煎取汁），真阿胶 150g（黄酒烊化），白蜜 300g，冰糖 200g，珍珠粉 45g，溶化收膏，每晨起、卧前各 1 匙。

三诊：2011-12-20

患者平素性情较为急躁，连续两年服膏方后，恶心干呕已瘥，仍有下肢酸冷、经量减少、视力较差、记忆力减退等症状。苔薄，脉细弦。再以原法出入调治。

柴胡 100g	炒白芍 150g	炒枳壳 100g	制香附 100g
青陈皮^各100g	当归 150g	川芎 100g	炒白术 150g
云茯苓 150g	丹皮 100g	川牛膝 150g	红景天 150g
灵芝 150g	炙远志 100g	石菖蒲 150g	柏子仁 200g
生葛根 300g	党参 200g	北沙参 150g	丹参 300g
制黄精 150g	熟地黄 300g	砂仁粉 30g	郁金 150g

清甘草 50g

上药煎取浓汁，文火熬糊，纳朝白参 50g（另煎取汁），西洋参 50g（另煎取汁），龟板胶 150g（黄酒烊化），鹿角胶 100g（黄酒烊化），白蜜 250g，冰糖 200g，黑芝麻 60g（打粉），溶化收膏，每晨起、卧前各 1 匙。

按语：肝的主要生理功能为"主疏泄"，其内涵有调畅气机、疏利血行、调畅情志、促进脾胃运化功能、分泌排泄胆汁、通利三焦水道、调节生殖功能等多方面。唐容川《血证论·脏腑病机论》曰："木之性主于疏泄，食气入胃，全赖于肝木之气以疏泄之，而水谷乃化，设肝不能疏泄水谷，渗泻中满之证，在所不免。"赵彦晖在《存存斋医话稿续集》中云："惟肝主疏泄，若郁结而肝气不舒，则当遵木郁达之之旨。"《临证指南医案》亦指出："恼怒肝郁"，"气郁不舒，木不条达"，"悒郁动肝致病……疏泄失职"。上述条文明确阐述了肝主疏泄的功能。

肝之为病，与气、火、风等因素密切相关，其根源皆由肝郁而起。若感受外邪，或精神刺激，或情志抑郁不畅，均可导致肝失疏泄条达，气机不畅，而成肝郁气滞之证。肝郁日久，郁而化火，可形成肝火；久之肝火内耗肝阴，肝阴不能制约肝阳而致肝阳上亢；肝阳升动无制，风气内动，又可化为肝风。诸邪互为因果发病。本案所述患者，肝气疏泄太过，肝气（肝阳）过旺，甚则上亢，故情绪易激动急躁；肝气犯胃，胃失和降，胃气上逆，则恶心干呕；肝失疏泄日久，则耗伤肝之阴血，部分脏腑无法濡养，可见记忆减退、神疲乏力等症。其治当疏肝、调畅气机为主，故用柴胡、枳壳、香附、青陈皮、川芎、川朴等为主药，白芍、灵芝、南北沙参、红景天、天麻、当归、太子参、柏子仁等益养肝阴（血），养肝与疏肝之药同用，使肝有化源，主疏泄功能得复。

洪老一贯主张，治肝病需调升降，重枢机，兼培本。气的升降出入，是对立统一的矛盾运动，从整个机体的生理活动来看，升降出入之间必须协调平衡，才能维持正常的生理活动。但从局部来看，并不是每一种生理功能升降出入平均，而是各有侧重。本案对于肝郁的证治，很好地体现了洪老的这一学术思想。

4.孙某，男，52岁。

初诊：2007-12-7

患者平素易汗出，神疲乏力，纳差，便易溏，有时头晕，眼花，耳鸣。近来纳差、便溏加重，食后尤甚。苔薄白，脉细。辨为脾气虚证，治拟益气健脾之法。

潞党参 300g	炒白术 150g	云茯苓 150g	怀山药 150g
薏仁 300g	莲肉 150g	北黄芪 300g	女贞子 200g
甘枸杞 200g	菟丝子 150g	炙五味子 90g	炒扁豆 150g
广陈皮 90g	煅龙牡各 300g	明天麻 150g	制黄精 150g
红景天 150g	灵芝 150g	川芎 90g	煨葛根 300g
砂仁粉 30g	石菖蒲 100g	清甘草 50g	津大枣 50 枚

上药煎取浓汁，文火熬糊，纳朝白参60g（另煎取汁），西洋参90g（另煎取汁），真阿胶60g（黄酒烊化），鳖甲胶60g（黄酒烊化），麦芽糖500g，珍珠粉30g，溶化收膏，每晨起、卧前各1匙。

二诊：2008-12-13

服膏方后，便溏等症有好转，胃纳乏力改善。现仍较易感冒，眼花，汗易出。苔白，舌偏红，脉细。再以原法出入调治。

潞党参 300g	炒白术 150g	云茯苓 150g	怀山药 150g
薏仁 300g	莲肉 150g	北黄芪 300g	女贞子 200g
甘枸杞 200g	菟丝子 150g	炙五味子 100g	炒扁豆 150g
广陈皮 90g	煅龙牡各 300g	防风己各 100g	制黄精 150g
红景天 150g	灵芝 150g	川芎 90g	煨葛根 300g
砂仁粉 30g	糯稻根 300g	清甘草 50g	津大枣 50 枚

上药煎取浓汁，文火熬糊，纳朝白参 60g（另煎取汁），西洋参 90g（另煎取汁），真阿胶 60g（黄酒烊化），鳖甲胶 60g（黄酒烊化），麦芽糖 500g，珍珠粉 45g，溶化收膏，每晨起、卧前各1匙。

三诊：2011-11-27

此前服膏方两料后，诸症改善，然平素痰多，今便溏又作，动则易汗出，目糊，肢麻（左侧），自觉面部油腻。苔白，舌暗红，脉小滑。今拟健脾化痰、和血明目之剂调治。

党参 200g	炒白术 200g	云茯苓 200g	生薏仁 300g
怀山药 200g	莲肉 150g	女贞子 150g	炙五味子 100g
川芎 100g	天麻 150g	炙远志 100g	石菖蒲 150g
砂仁粉 30g	菊花 150g	煅牡蛎 300g	红景天 150g
灵芝 150g	生葛根 150g	焦山楂 300g	绞股蓝 200g
清甘草 50g	大枣 100g		

上药煎取浓汁，文火熬糊，纳朝白参 30g（另煎取汁），西洋参 60g（另煎取汁），真阿胶 100g（黄酒烊化），龟板胶 60g（黄酒烊化），麦芽糖 500g，珍珠粉 45g，溶化收膏，每晨起、卧前各1匙。

按语：泄泻为较常见脾系病证，多因过食寒凉，或饮食失节，或劳倦伤脾，或忧思过度等所致。《难经·五十七难》曰：
"脾泄者，腹胀满，泄注，食即呕吐逆。"描述了泄泻的症状。
《素问·至真要大论》云："太阴之胜，湿化乃见，善注泄。"说明
泄泻与湿相关。而《症因脉治·脾虚泄泻》更明确提出脾虚泄泻
症状："脾虚泄泻之证，身弱怯冷，面色萎黄，手足皆冷，四肢倦
怠，不思饮食，时时泻薄。"

泄泻与脾脏密切相关，以脾虚为本（或脾气虚，或脾阳虚），
可见完谷不化，大便溏薄，次数增多，饮食减少，食后脘闷不
舒，面色痿黄，神疲倦怠，舌淡，苔白，脉细弱等。本案中患者
核心为大便溏，又有纳差、乏力等脾虚症状，符合上述泄泻一证
所述；另有头晕、眼花、汗出、痰多等诸多兼症，乃脾虚日久
而致。故治以益气健脾、燥湿止泻为要，健脾培本，则诸症自
愈矣。

《太平惠民和剂局方》所载参苓白术散，药性平和，温而不
燥，入膏方尤为适用，徐图缓进，为洪老用作治疗脾虚湿盛证便
溏泄泻的主要方剂，可加减化裁使用。洪老常加入黄芪、陈皮等
药加强补气健脾治脾虚；加防风、葛根、五味子等药加强止泻之
功治便溏；加干姜、肉桂之属温中祛寒止痛。而本方证中气虚脾
虚为主又夹杂肝阴虚，所用枸杞子、女贞子、制黄精、煅牡蛎等
药，则为缓解头晕、眼花而设。

5. 冯某，女，45岁。

初诊：2007-1-8

上腹不舒，多食为著，大便易溏，天热易感疲乏，有时腰酸
肢麻，较易感冒。舌淡苔薄，脉细弦。证属脾肾不足，今拟益气
健脾、调肝健腰之剂调治。

北黄芪 300g	炒白术 150g	防风 90g	炙五味子 90g
潞党参 200g	云茯苓 150g	广陈皮 90g	女贞子 200g
怀山药 300g	炒薏仁 300g	莲肉 150g	软柴胡 60g
炒白芍 150g	炒枳壳 90g	鸡内金 150g	砂仁粉 30g
生山楂 150g	紫丹参 150g	杜仲 150g	川断 150g
桑寄生 150g	红景天 150g	怀牛膝 150g	炒当归 100g
鸡血藤 300g	川芎 60g	炙甘草 50g	津大枣 50 枚

上药煎取浓汁，文火熬糊，纳朝白参 60g（另煎取汁），西洋参 50g（另煎取汁），真阿胶 60g（黄酒烊化），鹿角胶 60g（黄酒烊化），龟板胶 60g（黄酒烊化），麦芽糖 500g，溶化收膏，每晨起、卧前各 1 匙。

二诊：2008-12-24

平素较易感冒，怕冷，去年服膏方后仍有脘腹遇冷隐痛不舒，人易疲劳。舌淡苔薄，脉小弦。今拟益气固表、和胃之法调治。

北黄芪 300g	炒白术 150g	防风 100g	炙五味子 100g
潞党参 300g	杭白芍 150g	川桂枝 60g	荆芥 60g
桔梗 60g	怀山药 300g	制黄精 200g	红景天 150g
灵芝 150g	软柴胡 60g	广木香 60g	广陈皮 60g
女贞子 150g	补骨脂 100g	紫丹参 150g	鸡血藤 300g
川芎 90g	生葛根 300g	清甘草 50g	津大枣 50 枚

上药煎取浓汁，文火熬糊，纳朝白参 100g（另煎取汁），真阿胶 100g（黄酒烊化），鹿角胶 100g（黄酒烊化），麦芽糖 500g，蛤蚧 1 对（打粉），溶化收膏，每晨起、卧前各 1 匙。

三诊：2009-12-19

服膏方后，平素仍感乏力，较易感冒，寐欠佳，易便溏，腰酸，脘怕冷。舌淡苔薄，脉细弦。今拟益气健脾补肾之剂调治。

北黄芪 300g	炒白术 200g	防风己^各100g	炙五味子 100g
潞党参 200g	怀山药 300g	云茯苓 300g	广陈皮 100g
莲肉 150g	炒薏仁 300g	砂仁粉 30g	炒枣仁 300g
炙远志 100g	煅龙牡^各300g	杭白芍 150g	炒枳壳 100g
苦桔梗 60g	生葛根 150g	桑寄生 150g	杜仲 150g
川断 150g	怀牛膝 150g	广木香 90g	炙甘草 60g
大红枣 150g	红景天 150g	鸡内金 200g	生焦山楂^各150g

上药煎取浓汁，文火熬糊，纳朝白参 90g（另煎取汁），真阿胶 100g（黄酒烊化），鹿角胶 100g（黄酒烊化），麦芽糖 400g，蛤蚧 1 对（打粉），溶化收膏，每晨起、卧前各 1 匙。

按语：洪老论治脾胃病有一重要思想，即"脾虚一证，肾为根本，治之不忘补肾"。按中医理论来阐释，脾肾关系实为"先天之本和后天之本"的关系。

李中梓《医宗必读·脾为后天之本论》言："先天之本在肾，肾应北方之水，水为天一之源。后天之本在脾，脾为中客之土，土为万物之母。"说明脾肾互为根本，相互资生。一方面脾的运化功能必须借助肾阳的温煦蒸化方能健运，如《医宗金鉴·名医删补方论》言："欲暖脾胃之阳，必先温命门之火。"《景岳全书·传忠录》云："脾胃以中州之土……非火不能生，岂非命门之阳气在下，正为脾胃之母乎。"另一方面肾精及其化生之元气，也需赖脾所运化的水谷精气的不断充养和培育，方能维持正常生理功能，如《脾胃论·脾胃虚实传变论》云："元气之充足，皆由脾胃之气无所伤，而后能滋养元气。若胃气之本弱，饮食自倍，则脾胃之气既伤，而元气亦不能充。"《养生四要·却疾》也认为："肾为元气之根，脾胃为谷气之主，二者当相交养也。"以上充分说明脾肾两脏可以相互资生，相互促进，关系密切。

本案中患者以上腹不舒，多食为著，大便易溏等为主症，为脾虚证，然合并腰酸、怕冷、易外感等症状，肾虚兼见，舌淡、苔薄、脉细弦等也与脾肾两虚证相符。根据洪老脾肾关系理论及相应治法，本案患者宜补益脾肾治本而达效，故以四君子汤加味合玉屏风散为主方补气健脾，再加补肾强腰药物如桑寄生、杜仲、续断、牛膝、补骨脂等。患者另有消化不良、睡眠不佳症状，予枳壳、柴胡、砂仁、鸡内金、木香、山楂等行气消食，枣仁、远志、煅龙骨、煅牡蛎、丹参等助睡眠。全方配伍严谨，扶正固本，制膏徐图，以达疗效。

6. 孙某，女，57岁。

初诊：2007-12-3

大便偏溏，遇冷易泻，伴乏力头晕，畏寒，腰酸肢冷。苔薄，舌偏红，脉细带弦。其为肝郁脾虚之证，今拟健脾疏肝之剂调治。

潞党参 300g	炒白术 150g	云茯苓 150g	广陈皮 90g
怀山药 300g	炒薏仁 300g	莲肉 150g	炒扁豆 150g
广木香 60g	杭白芍 150g	防风 60g	干姜 30g
补骨脂 100g	炙五味子 60g	女贞子 150g	北黄芪 200g
桔梗 90g	芡实 300g	明天麻 150g	升麻 60g
煨葛根 300g	焦山楂 300g	清甘草 50g	津大枣 50枚

上药煎取浓汁，文火熬糊，纳朝白参 50g（另煎取汁），西洋参 30g（另煎取汁），真阿胶 100g（黄酒烊化），麦芽糖 500g，溶

化收膏，每晨起、卧前各1匙。

二诊：2008-12-1

服膏方后，自觉乏力已消，精神有好转，体质有改善，便溏稍好转，但怕冷，腰酸，脚易抽筋。苔薄，脉细。再以原意调理。

潞党参300g	炒白术150g	云茯苓150g	广陈皮90g
怀山药300g	炒薏仁300g	莲肉150g	炒扁豆150g
广木香60g	杭白芍200g	防风90g	干姜30g
补骨脂100g	炙五味子60g	女贞子150g	北黄芪200g
川怀牛膝各150g	芡实300g	明天麻150g	升麻60g
煨葛根300g	鸡血藤300g	清甘草50g	津大枣50枚

上药煎取浓汁，文火熬糊，纳朝白参50g（另煎取汁），西洋参30g（另煎取汁），紫河车粉30g，真阿胶120g（黄酒烊化），麦芽糖500g，溶化收膏，每晨起、卧前各1匙。

三诊：2009-11-30

服膏方后，感冒明显减少，便溏等症也有好转，但未愈，伴见腰酸，尿频，眼花，记忆力减退。苔薄，脉细。再以益气健脾、补肝肾之剂调治。

潞党参300g	炒白术200g	云茯苓200g	广陈皮100g
怀山药300g	炒薏仁300g	广木香60g	杭白芍200g
防风90g	北黄芪300g	淡干姜30g	补骨脂100g
炙五味子90g	女贞子150g	甘杞子200g	芡实300g
益智仁100g	菟丝子150g	杜仲150g	潼蒺藜150g
怀牛膝150g	明天麻150g	清甘草50g	

上药煎取浓汁，文火熬糊，纳朝白参90g（另煎取汁），紫河

车粉 45g，真阿胶 100g（黄酒烊化），龟板胶 120g（黄酒烊化），麦芽糖 500g，溶化收膏，每晨起、卧前各 1 匙。

按语：洪老在长期的临床诊治中总结认为"治脾胃病，须同调肝"。这一理论其实自《内经》起即有阐释。首先，肝脾二脏生理相依，《素问》中《保命全形论》《阴阳应象大论》《经脉别论》等多篇中载有"土得木而达""少火生气""食气入胃，散精于肝"等。其次，肝脾二脏病理互及，《素问·气交变大论》云："岁木太过，风气流行，脾土受邪，民病飧泄，食减，体重，烦冤，肠鸣腹支满，上应岁星，甚则忽忽善怒，眩冒颠疾"，为"肝病及脾"；"岁土太过，雨湿流行，肾水受邪，民病腹痛，清厥，意不乐，体重烦冤，上应镇星，甚则肌肉痿，足痿不收行，善瘛，脚下痛，饮发中满，食减，四肢不举"，为"脾病及肝"。肝脾两脏可互相致病。而后世又对肝脾两脏的关系进行了深入阐发，仲景即主张"肝脾同治"，《金匮要略》开篇即有"见肝之病，知肝传脾，当先实脾"之说。唐容川《血证论》亦言："木之性主疏泄，食气入胃，全赖肝木之气疏泄之，而水谷乃化，设肝之清阳不升，则不能疏泄水谷，渗泄中满之证，在所不免。"又明确说明肝脾在气机升降调节上的协同作用。故"肝脾同调"理论在脾胃病诊治中具有重要的地位。

本案中患者大便溏薄，遇冷即泻，怕冷，腰酸，伴乏力、头晕等症，病机上来看皆为脾虚肝郁所致，与上文所述"肝脾同病"不谋而合。此类病证，洪老常以益气健脾疏肝为基本治法，故予补脾调肝之"痛泻要方"为主方治之，陈皮、白术、白芍、防风四药共用，补脾燥湿，柔肝缓急，而止便溏腹泻。再加木香等疏肝理气之药合于党参、生黄芪、山药、茯苓、薏仁、莲肉、扁豆等大队健脾药中而奏效。同时患者泄泻较重，酌加干姜、五味子、葛根、补骨脂、芡实等温中收敛。总体来说，患者脾虚为主，肝郁为辅，肝脾不调，以此立法组方，则三诊后症状基本缓解，体质渐复。

7. 李某，男，38 岁。

初诊：2008-12-15

患者平素易疲乏，动则汗出，怕热，口常干欲饮，便常溏泄，胃纳较差。苔白薄，舌偏红，脉细稍数。证属脾虚津亏，今拟益气健脾生津之剂调治。

太子参 300g	全当归 150g	北黄芪 200g	怀山药 300g
炒薏仁 300g	莲肉 150g	炒扁豆 150g	杭白芍 150g
北沙参 200g	制黄精 150g	煅龙牡^各300g	糯稻根 300g
红景天 150g	煨葛根 200g	灵芝 150g	潞党参 200g
云茯苓 100g	佛手干 100g	玉竹 150g	南沙参 150g
五倍子 90g	淮小麦 300g	炙甘草 50g	津大枣 50 枚

上药煎取浓汁，文火熬糊，纳西洋参 100g（另煎取汁），特级石斛粉 50g，鳖甲胶 100g（黄酒烊化），龟板胶 100g（黄酒烊化），麦芽糖 500g，溶化收膏，每晨起、卧前各 1 匙。

二诊：2009-12-21

平素工作压力大，较易紧张，时欲叹息，动则汗出，易乏力。去年服膏方后便溏好转。苔白薄，舌暗红，脉细弦。今拟疏肝解郁、益气健脾之剂调治。

软柴胡 100g	赤白芍^各150g	炒枳壳 100g	制香附 100g
广郁金 150g	紫丹参 300g	川芎 60g	生炒白术^各150g
炒山栀 90g	粉丹皮 150g	佛手干 100g	玫瑰花 100g

潞党参 200g　　南北沙参^各150g　　怀山药 150g　　制黄精 150g

煅龙牡^各300g　　红景天 150g　　灵芝 150g　　绞股蓝 300g

生山楂 150g　　六神曲 300g　　莲肉 150g　　生薏仁 300g

清甘草 50g

上药煎取浓汁，文火熬糊，纳西洋参 100g（另煎取汁），光节石斛 50g（另煎取汁），龟板胶 100g（黄酒烊化），白蜜 450g，溶化收膏，每晨起、卧前各 1 匙。

按语：本案"脾虚津亏证"，类似《小儿药证直诀》所载白术散之证。原文曰："治脾胃久虚，呕吐泄泻，频作不止，精液苦竭，烦渴躁，但欲饮水，乳食不进，羸瘦困劣，因而失治，变成惊痫，不论阴阳虚实，并宜服。"后世多认为此证乃脾虚溏泻日久而生，观舌脉则其舌体多干瘦，质淡，苔白而燥，脉多细弱下陷，右关尺濡大。此为脾气虚弱，阴液不足之象，成人亦颇常见，非小儿脾脏娇嫩所独有。

在脾胃病治疗时，洪老常用"补脾醒脾"之法。"醒脾"之法最早源于《内经》："治之以兰，除陈气也。"佩兰之类，具有芳香化湿、醒脾辟秽的作用。孙思邈最早提出治则术语"醒脾"："黑豆少食开胃醒脾，多食损脾。"李时珍在《本草纲目》中广泛论述芳香药物与醒脾治疗关系。脾者，喜燥恶湿，"脾燥则升"，湿邪与脾关系密切，与脾虚互为因果。洪老认为"醒脾"实为补脾、健脾、运脾等多法相合的综合治法。药物常选四君、异功、参苓白术等补气健脾方剂，在此基础上与化湿、祛湿、利湿、行气等相配伍而得效。本案二诊中，脾虚津亏已改善，证转为肝郁气滞为主，但仍需辅以醒脾药物以助行气滞。此为洪老治脾胃病又一经验。

8.朱某，男，41岁。

初诊：2009-12-14

患者平素咽喉不舒，痰多，色白，大便有时偏溏，纳差乏力，尿频，有时腰胀。苔白，舌暗，脉带弦。证属脾肾两虚，痰浊上泛，今拟健脾化痰补肾之剂调治。

潞党参 200g	炒白术 200g	云茯苓 150g	制半夏 150g
广陈皮 100g	生薏仁 300g	炒枳实 100g	川朴 100g
苦桔梗 100g	怀山药 300g	杜仲 150g	川怀牛膝^各 150g
川断 150g	桑寄生 150g	山萸肉 100g	金樱子 300g
炙远志 100g	川芎 90g	生黄芪 300g	汉防己 100g
全当归 100g	绞股蓝 150g	制狗脊 150g	清甘草 50g

上药煎取浓汁，文火熬糊，纳灵芝孢子粉 50g，龟板胶 150g（黄酒烊化），白蜜 450g，溶化收膏，每晨起、卧前各 1 匙。

二诊：2010-10-20

去年服膏方后，脾虚证略有改善，但平素仍易乏力，短气痰多，晨起有时恶心，喉间有异物感，有时目糊多泪，苔薄中白，脉小滑，今拟健脾和胃、利气化痰之剂调治。

党参 200g	炒白术 150g	云茯苓 150g	制半夏 150g
陈皮 100g	生薏仁 300g	炒枳实 100g	川朴 100g
桔梗 100g	炙远志 100g	石菖蒲 150g	旋覆花 100g
生黄芪 200g	防己 100g	竹茹 90g	菊花 150g
决明子 150g	枸杞子 200g	南沙参 150g	怀山药 150g
瓜蒌皮 150g	炒黄芩 100g	绞股蓝 150g	丹参 300g
郁金 150g	炙五味子 90g	川牛膝 100g	清甘草 50g

上药煎取浓汁，文火熬糊，纳朝白参 50g（另煎取汁），灵

芝孢子粉 30g，龟板胶 150g（黄酒烊化），白蜜 300g，木糖醇 200g，溶化收膏，每晨起、卧前各 1 匙。

按语：明代医家李中梓在《医宗必读·痰饮》言："脾为生痰之源，肺为贮痰之器。"说明脾与痰密切相关。脾有运化水液和营养物质的职能，是人体水液及营养代谢的中间环节，若脾虚无以运化水液，则肺失于通调水道，水液停聚而生痰。《景岳全书》云："五脏之病，虽俱能生痰，然无不由乎脾生。盖脾主湿，湿动则生痰，故痰之化，无不在脾。"

洪老在治痰证上多从《金匮要略》之法，即"温药和之"。温药能振奋阳气，开发腠理，通行水道；"和之"谓虽温不可太过，亦非专于温补，而应调和、调理。故洪老在药物选择上既用桂枝、白术、半夏、生姜、干姜、川朴、枳实等温药，也有茯苓、泽泻等性平之品，甚至防己等寒凉药物也在应用之列。另外从脾论治，断生痰之根，方可有效治疗痰证。

本病患者便溏、纳差、乏力等脾虚症状突出，但始终存在咽喉不适、多痰、短气等症，可见已合并肺虚痰证，又有尿频、腰胀等肾虚之象。治疗上洪老仍着眼于从本论治，补脾仍为首要大法，故以异功散为基础，加入半夏、川朴、枳实、黄芪、防己等奏"温药和之"之效；川怀牛膝、桑寄生、杜仲、川断等药补肾，亦为治本。二诊中患者肺脏痰浊上泛，故予菖蒲、竹茹、旋覆花、瓜蒌皮等加强化痰浊之功；有时目糊多泪，则肝亦失于疏泄，则菊花、决明子、枸杞子等入肝经而清火。全膏方配伍严谨，体现了洪老治痰证的思想。

9. 刘某，女，71 岁。

初诊：2015-12-1

患者有"慢性浅表性胃炎伴糜烂"病史，平素夜寐欠佳，有时腹隐痛不舒，伴目花，头晕，记忆力减退，乏力，经服药治疗后症状改善不明显。行生化检查示胆固醇偏高，血压偏低，苔薄白，舌淡红，脉细弦。证属肝肾亏虚，心神不宁，治拟养心安神、滋补肝肾明目之法。

百合 200g	太子参 150g	麦冬 100g	炙五味子 90g
炒枣仁 300g	知母 60g	柏子仁 150g	合欢皮 200g
炙远志 100g	夜交藤 300g	青龙齿 300g	北沙参 150g
枸杞子 300g	女贞子 150g	菊花 150g	旱莲草 200g
菟丝子 150g	决明子 150g	石菖蒲 150g	生熟地黄^各150g
山萸肉 90g	赤芍 100g	红景天 150g	刺五加 150g
茯苓 100g	制黄精 300g	生葛根 150g	白芍 200g
天麻 150g	陈皮 60g	木香 100g	清甘草 60g

上药煎取浓汁，文火熬糊，纳朝白参 50g（另煎取汁），西洋参 50g（另煎取汁），灵芝孢子粉 20g，阿胶 100g（黄酒烊化），龟板胶 150g（黄酒烊化），白蜜 250g，冰糖 200g，黑芝麻 90g（打粉），溶化收膏，每晨起、卧前各 1 匙。

二诊：2016-11-11

患者去年服膏方后寐有好转，胃病已瘥，有时仍头晕眼花，记忆力减退，苔薄，舌淡红，有裂纹，脉细弦。再拟原法出入调治。

百合 200g	太子参 150g	麦冬 100g	炙五味子 90g
炒枣仁 200g	知母 60g	柏子仁 150g	合欢皮 300g
炙远志 100g	夜交藤 300g	青龙齿 300g	北沙参 150g
枸杞子 300g	女贞子 150g	菊花 150g	旱莲草 200g

菟丝子 150g　　决明子 150g　　生熟地黄^各150g　山萸肉 90g

红景天 150g　　刺五加 150g　　制黄精 200g　　生葛根 300g

金樱子 300g　　芡实 300g　　　天麻 150g　　　蒲公英 300g

陈皮 60g　　　清甘草 50g

上药煎取浓汁，文火熬糊，纳朝白参 50g（另煎取汁），西洋参 50g（另煎取汁），灵芝孢子粉 20g，阿胶 100g（黄酒烊化），龟板胶 150g（黄酒烊化），白蜜 250g，冰糖 200g，黑芝麻 90g（打粉），溶化收膏，每晨起、卧前各 1 匙。

三诊：2017-12-12

服膏方后自觉精神尚可，现寐差，腰酸，记忆力减退，眼花，有时头晕，感乏力，感冒减少，苔薄白，舌淡红，脉细弦。此为肝肾亏虚，心神不宁之证，再拟原法出入调治。

百合 300g　　　太子参 150g　　麦冬 100g　　　炙五味子 90g

炒枣仁 300g　　柏子仁 150g　　合欢皮 300g　　炙远志 100g

夜交藤 300g　　生龙骨 300g　　石菖蒲 150g　　枸杞子 300g

女贞子 150g　　菊花 100g　　　菟丝子 150g　　·决明子 150g

生熟地黄^各150g　山萸肉 100g　　红景天 150g　　刺五加 150g

制黄精 200g　　生葛根 300g　　川芎 100g　　　天麻 150g

潼白蒺藜^各100g　杜仲 150g　　　陈皮 60g　　　清甘草 50g

桑寄生 150g　　怀牛膝 150g

上药煎取浓汁，文火熬糊，纳朝白参 60g（另煎取汁），西洋参 60g（另煎取汁），灵芝孢子粉 20g，阿胶 100g（黄酒烊化），龟板胶 150g（黄酒烊化），白蜜 250g，冰糖 200g，胡桃肉 100g（打粉），溶化收膏，每晨起、卧前各 1 匙。

按语：肝肾二脏关系密切，有"乙癸同源"之说，《医宗必读·乙癸同源论》曰："东方之木……补肾即所以补肝……故曰肾肝同治。……肝血自当养也。……壮水之源，木赖以荣。水既无实，又言泻肾者，肾阴不可亏，而肾气不可亢也。……愈知乙癸同源之说也。"肝为刚脏，又称"风木之脏"，体阴而用阳。其病理上多见肝之阴血不足，而肝气（阳）常为有余。肾属水为母，肝属木为子。水涵木则荣，母实则子壮。故洪老认为临床在治疗脾胃病证时，如有肝阴（血）不足之证，常合并肾阴不足，需肝肾同补，故有"乙癸同源，肾肝同治"之主张。

　　肝肾亏损有程度的不同，可逐渐发展为肝肾阴虚，进而再伤及肝阳肾阳，致肾精损伤，若施治不当，最后会出现真阴真阳严重耗损。其常见症状为头晕目花、记忆力减退、乏力纳差、五心烦热、潮热盗汗等。水不涵木，肝阳上亢，则头晕目眩；肾阴不足，则记忆力减退，健忘；阴虚则热，虚热上扰，心神不安，则失眠多梦，夜寐欠佳；虚热内扰则烦热盗汗。本案患者以目花、头晕、记忆力减退、乏力为主症，肝肾亏损程度不重，仍以滋补肝肾为本。洪老喜用生熟地黄、麦冬、北沙参、女贞子、枸杞子、菟丝子、红景天、刺五加、白芍、黄精等行补益之效，上述药物中并无特别剽疾力猛之品，总体偏平补，以求徐图缓进。

　　另外"寐不佳"一症往往存在于多数患者，因之与各种原因所致心神不宁有关。失眠有虚有实，以虚证为主者，或心血肝血不足，或心脾两虚，或心肾不交，或虚火上炎虚热上扰等。洪老治疗多责之于失眠之本，再加常用助睡眠之药，如枣仁、远志、合欢皮、知母、柏子仁、青龙齿等，症状可迎刃而解也。

　　10.李某，男，44岁。

　　初诊：2017-11-20

患者有"口腔溃疡"病史，平素人易感疲乏，胃脘胀，有时口气重，进食不慎后加重，伴眼干涩，口干，苔白微腻，脉细弦稍数。辨为胃脾不和、胃气不利之证，治拟健脾利气、清热化湿和胃之法。

党参 150g	北沙参 150g	炒白术 150g	苍术 150g
猪茯苓^各100g	生薏仁 300g	竹茹叶^各100g	陈皮 100g
生黄芪 300g	女贞子 150g	生白芍 150g	炒枳壳 100g
六曲 300g	鸡内金 150g	怀山药 300g	炒黄芩 150g
茵陈 300g	银花 150g	生蒲黄 100g	枸杞子 200g
菊花 100g	川石斛 150g	清甘草 50g	土茯苓 200g
萆薢 150g	藤梨根 300g		

上药煎取浓汁，文火熬糊，纳朝白参200g（另煎取汁），西洋参100g（另煎取汁），阿胶100g（黄酒烊化），龟板胶100g（黄酒烊化），冰糖200g，麦芽糖200g，溶化收膏，每晨起、卧前各1匙。

二诊：2018-12-1

患者服膏方后胃脘不适症状已瘥，偶有作胀，口腔溃疡未作，有时感胸闷、眼花、烘热。查体心脏未见明显异常。复查生化示血脂、尿酸偏高，苔薄白，脉细虚弦。再拟原法出入调治。

党参 150g	北沙参 150g	炒白术 150g	苍术 100g
猪茯苓^各100g	陈皮 100g	竹茹叶^各100g	生黄芪 300g
女贞子 150g	柴胡 90g	炒白芍 120g	炒枳壳 100g
桔梗 100g	小青皮 100g	怀山药 300g	鸡内金 150g
丹参 300g	郁金 120g	玫瑰花 90g	绞股蓝 150g
土茯苓 300g	萆薢 200g	生薏仁 300g	怀牛膝 100g

枸杞子 200g　　决明子 150g　　菊花 100g　　　川石斛 150g

藤梨根 300g　　清甘草 50g

上药煎取浓汁，文火熬糊，纳生晒参 150g（另煎取汁），西洋参 100g（另煎取汁），阿胶 100g（黄酒烊化），龟板胶 100g（黄酒烊化），木糖醇 100g，麦芽糖 300g，三七粉 45g，溶化收膏，每晨起、卧前各 1 匙。

按语：脾胃属中焦，是人体极其重要的脏腑，为气血生化之源，为"后天之本"。《素问·灵兰秘典论》言："脾胃者，仓廪之官，五味出焉。"二者共同完成饮食物的消化吸收及其精微的输布，从而滋养全身。脾主升，则水谷之精微得以输布；胃主降，则水谷及其糟粕才得以下行。胃喜润恶燥，脾喜燥恶湿，两脏燥湿相济，阴阳相合，方能完成饮食物的传化过程。故《临证指南医案》云："脾宜升则健，胃宜降则和。""太阴湿土得阳始运，阳明燥土得阴自安。"

脾胃关系密切，病理上也相互影响。在饮食、情志、六淫、劳逸等病因的影响下，脾胃受纳、运化水谷的功能及肠道受盛化物、泌别清浊、传化糟粕的功能失调，气机不畅，升降失司，而致脾胃病证。洪老治脾胃病有着丰富的经验，他认为，临证时要抓住主症，明辨虚实寒热，注意有无外邪诱发。治疗时应以保护脾胃之气为首务，以"急则治标，缓则治本"为原则，补虚泻实，调理升降为大法。

本案所述为脾胃不和之证，是脾胃纳与化、升与降、润与燥对立统一的失调，气机阻滞、脾胃失健是病机关键。气机阻滞日久，既伤脾胃正气，又郁而化热、湿滞中焦，引起一系列症状。此属本虚标实，故需健脾益胃，又要利气调节升降，兼顾清热化湿。本案中洪老用党参、北沙参、白术、黄芪、白芍、山药、女贞子、石斛等为基础补益，陈青皮、枳壳、柴胡、桔梗、六曲、鸡内金等药调节升降，苍术、猪茯苓、薏仁等化湿，而黄芩、竹茹叶、茵陈、土茯苓、藤梨根等清热，多法并举而奏效。二诊患者时有眼花、烘热等症状，此乃合并肝阴不足，又予枸杞子、决明子、菊花等入肝经滋补肝阴。此膏方虽看似平平无奇，但正是洪老治脾胃病证经验的集中体现。

第四节　泌尿系统疾病

1.周某，女，43岁。

初诊：2010-12-25

腰膝酸软，眩晕耳鸣2年，伴乏力，口干目涩，眼睑或足跗浮肿，夜尿多，偶有泡沫尿，多食或食油腻后易便溏，记忆力减退，发易脱。脉细，苔薄，舌红，舌体胖，边有齿痕。既往慢性肾炎史，尿检蛋白（＋＋）。证属脾肾亏虚，拟益气补肾、健脑之剂调治。

熟地黄 300g	山萸肉 150g	怀山药 200g	云茯苓 150g
丹皮 100g	泽泻 100g	杜仲 150g	桑寄生 150g
潼蒺藜 150g	金樱子 300g	芡实 300g	黄芪 300g
女贞子 200g	炒白术 150g	党参 200g	制黄精 150g
红景天 150g	炙远志 100g	石菖蒲 150g	川芎 90g
天麻 150g	莲肉 150g	百合 150g	菟丝子 150g
刺五加 150g	砂仁粉 30g	太子参 150g	连翘 50g

怀牛膝 100g　　清甘草 50g

上药煎取浓汁，文火熬糊，纳朝白参 60g（另煎取汁），西洋参 50g（另煎取汁），真阿胶 100g（黄酒烊化），龟板胶 150g（黄酒烊化），麦芽糖 400g，溶化收膏，每晨起、卧前各 1 匙。

按语：洪老认为，慢性肾脏病多脏腑虚损，"五脏之伤，穷必及肾"，因此在用膏方治疗肾病时首重补肾，强调以肾为本，维护肾气，培补先天肾阴肾阳。平补肾气者，常用黄芪、山药、川续断、桑寄生、杜仲、狗脊等。补肾之时注重阴阳并补，以冀阴中求阳、阳中求阴，再依患者的阴阳偏性而有所侧重。滋肾阴者，喜用熟地黄、生地黄、山茱萸、枸杞子、黄精、石斛等。温肾阳者，常选菟丝子、淫羊藿、仙茅、肉苁蓉、巴戟天、鹿角片、紫河车等。强调燮理阴阳，调和血气，使阴阳气血恢复相对平衡，"以平为期"。

本案患者证属脾肾两虚，以六味地黄丸出入为主，此为调体之法，六药相合，三补三泻，使此方有收有散，有补有泻，补而不滞，泻而不伤，可以大补元阴。另此患者脾虚气弱，运化无权，则神疲乏力，多食便溏；肝肾不足，气血亏虚，筋骨失养，则腰酸乏力，记忆力下降，脉细。方中黄芪、太子参、党参、白术、女贞子、黄精、芡实、莲子等健脾益固摄，补而不温燥，养而不滋腻；同时，选用杜仲、牛膝、桑寄生、刺五加、潼蒺藜等，补肝肾，祛风湿，壮筋骨；辅助以远志、石菖蒲，通肾气上达于心，强神志、益智慧，交通心肾。药证相合，取效明显。

2. 张某，男，39 岁。

初诊：2009-12-28

腰膝酸软、伴乏力、便溏 3 年。患者面色潮红，失眠多梦，口苦咽干，晨起有痰，反胃嘈杂，易反酸，脘腹胀满，食后尤甚。苔白，脉细带弦。既往有高血压、慢性肾史，尿检蛋白（＋）～（＋＋）。拟滋肾健腰、健脾和胃之剂调治。

熟地黄 300g	山萸肉 100g	怀山药 300g	云茯苓 150g
砂仁粉 30g	汉防己 100g	杜仲 150g	桑寄生 150g
怀牛膝 150g	双钩藤 200g	明天麻 150g	广地龙 100g
潞党参 200g	炒白术 200g	炒薏仁 300g	制半夏 100g
广陈皮 100g	海螵蛸 300g	芡实 300g	紫丹参 150g
红景天 150g	生黄芪 200g	潼蒺藜 150g	清甘草 50g
炙远志 100g			

上药煎取浓汁，文火熬糊，纳朝白参 60g（另煎取汁），真阿胶 150g（黄酒烊化），灵芝孢子粉 50g，麦芽糖 400g，溶化收膏，每晨起、卧前各 1 匙。

二诊：2010-12-23

腰酸乏力，肢体困倦，患者偶脘痞胸满，伴头晕，口干而不欲饮，大便黏滞不爽，面油腻，苔白舌暗红，脉细弦。既往有慢性肾炎史，尿检蛋白阳性，体检血脂高，血糖也稍偏高。拟补脾健腰化浊之剂调治。

生黄芪 300g	炒白术 150g	云茯苓 150g	生薏仁 300g
怀山药 300g	芡实 300g	莲子 150g	陈皮 100g
制半夏 120g	绞股蓝 300g	海螵蛸 300g	炒黄芩 150g
木香 60g	生熟地黄^各150g	丹皮 100g	杜仲 150g
桑寄生 150g	砂仁粉 30g	猪苓 100g	丹参 200g
郁金 100g	怀牛膝 150g	地锦草 300g	煨葛根 300g
生焦山楂^各150g			

上药煎取浓汁，文火熬糊，纳朝白参 30g（另煎取汁），龟板胶 200g（黄酒烊化），西洋参 50g（另煎取汁），冬虫夏草 10g（打粉），木糖醇 400g，溶化收膏，每晨起、卧前各 1 匙。

按语：洪老师在慢性肾脏病的调治中非常重视调理脾胃，调理脾胃法包括补益、调气、化湿、降浊等方法，根据患者的证候表现贯穿在治疗始终，在不同的阶段既可以作为主要的治疗方法，也可以作为辅助治疗方法。关于肾病，洪老师常谓脾虚亦是本病的共性，应时时注意调补脾气，保持脾气的健运，这是愈病不可忽略的关键环节。

3. 王某，男，28 岁。

初诊：2006-12-9

腰酸尿频不适数年。症见腰酸肢麻，头痛神差，身重而痛，腹满食少，小便短黄，大便泄泻，苔白，舌偏红，脉小滑。既往彩超检查诊断肾结石。拟补肾、化湿热、调气活血之剂调治。

生熟地黄^各150g	山萸肉 100g	杜仲 150g	川断 150g
桑寄生 150g	怀山药 200g	云茯苓 200g	泽泻 100g
大叶金钱草 300g	海金沙 300g	小石韦 150g	王不留行 100g
鸡内金 100g	炒当归 100g	制香附 90g	杭白芍 150g
炒枳壳 90g	生黄芪 300g	紫丹参 150g	砂仁粉 24g
炒白术 150g	广陈皮 90g	川怀牛膝^各100g	

上药煎取浓汁，文火熬糊，纳朝白参 60g（另煎取汁），鹿角胶 90g（黄酒烊化），龟板胶 60g（黄酒烊化），琥珀粉 30g，西洋参 60g（另煎取汁），胡桃肉 150g（打粉），白蜜 250g、麦芽糖 250g，溶化收膏，每晨起、卧前各 1 匙。

二诊：2007-12-10

服膏方后，自觉尚好，但现较易感冒。苔薄，脉细弦。再以原意出入调治。

生熟地黄^各150g	山萸肉 100g	杜仲 150g	川断 150g

生熟地黄^各150g　　山萸肉 100g　　杜仲 150g　　川断 150g

桑寄生 150g　　广陈皮 90g　　云茯苓 200g　　泽泻 100g

大叶金钱草 300g　海金沙 150g　　小石韦 150g　　王不留行 100g

鸡内金 100g　　防风 90g　　制香附 90g　　炙五味子 90g

炒枳壳 90g　　生黄芪 300g　　紫丹参 150g　　红景天 200g

炒白术 150g　　川怀牛膝^各100g　琥珀粉 30g

上药煎取浓汁，文火熬糊，纳朝白参 60g（另煎取汁），鹿角胶 90g（黄酒烊化），龟板胶 60g（黄酒烊化），西洋参 60g（另煎取汁），胡桃肉 150g（打粉），灵芝 150g（打粉），白蜜 250g，麦芽糖 250g，溶化收膏，每晨起、卧前各 1 匙。

按语：《金匮要略心典·消渴小便不利淋病》云："淋病有数证，云小便如粟状者，即后世所谓石淋是也。乃膀胱为火热灼，水液结为滓质，犹海水煎熬而成盐碱。"中医认为，石淋病因病机，系多食辛热肥甘之品，或嗜酒太过，或秽浊之邪侵入下焦，湿热蕴结，尿液受其煎熬，尿中杂质结为砂石。因此在立法上除用清热化湿、通淋排石之外，洪老师更重视活血化瘀一法。洪老师强调，结石以补为主，兼以清利、行气、活血诸法，输尿管结石可以稍重通利。对于结石日久则配合补肾活血、行气导滞之剂。方中琥珀一药，既有利水通淋之功，又有活血化瘀之用，对肾结石之证最为适宜。其次要十分重视中焦脾胃的作用。多喝开水，多做跳跃活动，能够加速排石，这一点亦甚重要。

4. 陈某，男，38 岁。

初诊：2010-12-11

患者平素乏力、腰酸、偶有尿道窘迫疼痛，自感双下肢麻木，胃纳欠佳，形瘦，既往尿酸偏高，苔白，脉小弦滑。拟补肾化浊、益气和血之剂调治。

生熟地黄^各150g　山萸肉 100g　杜仲 150g　川断 150g

桑寄生 150g　砂仁粉 30g　云茯苓 150g　泽泻 150g

土茯苓 300g　萆薢 200g　生薏仁 300g　黄柏 150g

绞股蓝 300g　川牛膝 150g　苍术 150g　生黄芪 200g

太子参 150g　炒白术 150g　防己 100g　青陈皮^各90g

小石韦 150g　鸡内金 200g　六神曲 300g　炒谷麦芽^各200g

生甘草 50g

上药煎取浓汁，文火熬糊，纳朝白参 50g（另煎取汁），冬虫夏草 10g（打粉），龟板胶 150g（黄酒烊化），西洋参 50g（另煎取汁），白蜜 250g，木糖醇 200g，溶化收膏，每晨起、卧前各 1 匙。

二诊：2011-11-27

去年服膏方后，精神明显好转，但仍有腰酸，且隐隐作痛，缠绵不愈，神疲乏力，有时感冒，肢麻，既往有肾结石病史，尿酸偏高。苔薄，根白，脉小滑。再以原意出入调治。

生熟地黄^各150g　山萸肉 100g　杜仲 150g　川断 150g

桑寄生 150g　砂仁粉 30g　云茯苓 150g　泽泻 100g

土茯苓 300g　粉萆薢 200g　生薏仁 300g　苍白术^各150g

车前子 150g　川牛膝 100g　绞股蓝 300g　生黄芪 300g

青陈皮^各90g　小石韦 150g　鸡内金 200g　红景天 150g

金钱草 300g　海金沙 150g　刺五加 150g　防己 100g

防风 100g　生甘草 50g

上药煎取浓汁，文火熬糊，纳朝白参 50g（另煎取汁），冬虫夏草 10g（打粉），龟板胶 150g（黄酒烊化），西洋参 50g（另煎取汁），白蜜 250g，木糖醇 150g，溶化收膏，每晨起、卧前各 1 匙。

按语：《诸病源候论》言淋证的病因病机为"肾虚而膀胱热也"，"石淋者，淋而出石也。肾主水，水结则化为石，故肾客砂石。肾虚为热所乘，热则成淋。"石淋多属本虚标实之证，肾虚气化失利为其本，湿热蕴结下焦为其标，若专事清热通淋，不但尿石难以排出，且久用攻利，反有耗气损阳之弊。

洪老师强调，治疗肾结石不可单纯用清热通淋之品，必须施以补益肾气之药，以补代通，使机体阳气充盈，气化则石能出焉。故予熟地黄、山萸肉、杜仲、川断、桑寄生、生黄芪等补益肾气，以海金沙、金钱草等药使气化行、湿热清而邪有出路，更加鸡内金以消有形之积而化石，佐以粉草薢、生薏仁、土茯苓、泽泻、丹参泄化瘀浊。诸法合用，取效较捷。

5. 邵某，女，38 岁。

初诊：2006-12-18

近两年每因疲劳小便常赤涩，溺痛不甚，但淋沥不已，时作时止，遇劳即发，伴腰膝酸软，面色不华，少气懒言，小腹坠胀，怕冷。苔薄，脉细。拟健脾补肾之剂调治。

潞党参 300g	炒白术 150g	熟地黄 300g	山萸肉 100g
云茯苓 100g	怀山药 150g	泽泻 90g	菟丝子 150g
杜仲 150g	川续断 150g	桑寄生 150g	川怀牛膝^各 100g
紫丹参 300g	川芎 60g	红景天 150g	炙黄芪 300g
女贞子 200g	鸡血藤 300g	生葛根 300g	砂仁粉 30g

虎杖 150g　　　益母草 150g　　　清甘草 50g　　　广陈皮 60g

全当归 120g　　枸杞子 200g　　赤白芍^各100g　津大枣 50 枚

　　上药煎取浓汁，文火熬糊，纳朝白参 60g（另煎取汁），真阿胶 150g（黄酒烊化），西洋参 30g（另煎取汁），黑芝麻 100g（打粉），白蜜 250g，白冰糖 200g，溶化收膏，每晨起、卧前各1 匙。

　　二诊：2007-12-3

　　服膏方后，自觉良好，慢性尿路感染发作次数明显减少，惟腰酸，肢冷，大便偏干。苔薄白，脉细。再以原意调治。

潞党参 300g　　炒白术 150g　　熟地黄 300g　　山萸肉 100g

云茯苓 100g　　怀山药 150g　　泽泻 90g　　　　菟丝子 150g

杜仲 150g　　　川续断 150g　　桑寄生 150g　　川怀牛膝^各100g

紫丹参 300g　　川芎 100g　　　红景天 150g　　炙黄芪 300g

女贞子 200g　　鸡血藤 300g　　生葛根 300g　　津大枣 50 枚

虎杖 150g　　　益母草 150g　　　清甘草 50g　　　广陈皮 60g

全当归 120g　　枸杞子 200g　　赤白芍^各100g

　　上药煎取浓汁，文火熬糊，纳朝白参 60g（另煎取汁），真阿胶 200g（黄酒烊化），西洋参 30g（另煎取汁），黑芝麻 100g（打粉），白蜜 500g，溶化收膏，每晨起、卧前各 1 匙。

　　三诊：2008-11-24

　　服膏方后，腰酸已瘥，惟大便仍偏干。苔薄，脉细。再以原法调治。

潞党参 300g　　炒白术 150g　　生熟地黄^各150g　山萸肉 100g

云茯苓 100g　　怀山药 100g　　泽泻 90g　　　　菟丝子 150g

杜仲 150g　　　桑寄生 150g　　炒枳壳 100g　　广木香 60g

紫丹参 300g	川芎 60g	红景天 150g	炙黄芪 300g
女贞子 200g	鸡血藤 300g	生葛根 300g	火麻仁 300g
虎杖 150g	益母草 150g	清甘草 50g	广陈皮 60g
全当归 120g	枸杞子 200g	白芍 200g	津大枣 50 枚

上药煎取浓汁，文火熬糊，纳朝白参 60g（另煎取汁），真阿胶 150g（黄酒烊化），西洋参 30g（另煎取汁），黑芝麻 100g（打粉），白蜜 250g，溶化收膏，每晨起、卧前各 1 匙。

按语：洪老师治疗淋证实证多以清利湿热为主，虚证及虚实夹杂者多祛邪扶正并用。尤其对于虚劳者，洪老师认为，由于肺、脾、肾三脏亏虚，阳虚火衰，不能生土，土虚不能生金，金伤不能生水，辗转相因，故症见腰酸腰痛，膝胫痿软，小便频数，甚则失禁，耳鸣，自汗，纳减，便溏，易患感冒，苔腻质淡，脉细无力，治宜补肺益肾、建运脾土，佐以祛风利湿。

《素问·经脉别论》曰："饮入于胃，游溢精气，上输于脾，脾气散精，上归于肺，通调水道，下输膀胱，水精四布，五经并行。"概括了水液的化生及输布、排泄的生理过程，指出水液的化生和代谢均离不开脾、胃、肺、膀胱的正常功能和相互协调。腰膝酸软，过劳则淋病发，是乃肾虚不足所致；面色不华，畏寒，此脾虚不健所致。洪老师认为，肾主藏精，脾主运化，肾虚不能固藏人体之精，脾虚不能运化水谷，反变生混浊之物，二者相合，而成淋证。精微下注，主要因脾虚运化失职，肾虚阳弱，摄纳无权。治以健脾补肾之法，既固先天之本，且助后天生化之源。肾盛则精固，脾健则湿化。方中四君子健脾益气，六味地黄丸加减平补肾气，菟丝子以助肾阳，杜仲、牛膝、川断、桑寄生补肾强筋骨，黄芪、当归、川芎、鸡血藤、赤白芍、红景天之类补气养血，再加陈皮、砂仁、木香理气消滞。药症合拍，故而显效。

6.肖某，女，48岁。

初诊：2008-12-8

患者平素腰酸胁痛，神疲乏力，夜尿多，伴视物模糊，记忆力减退，寐欠佳，心烦不寐，入睡困难，既往颈、腰椎增生及慢性肾炎史。舌红苔薄，脉细。拟补益肝肾、安神和胃之剂调治。

生熟地黄各150g	山萸肉100g	怀山药150g	云茯苓150g
杜仲150g	桑寄生150g	炒川断150g	菟丝子150g
甘枸杞200g	女贞子200g	炙五味子100g	覆盆子300g
益智仁100g	炙远志100g	石菖蒲100g	制半夏100g
广陈皮60g	柏子仁300g	明天麻150g	川怀牛膝各100g
蔻仁粉30g	防风90g	炙甘草50g	

上药煎取浓汁，文火熬糊，纳朝白参50g（另煎取汁），西洋参50g（另煎取汁），特级石斛粉30g，真阿胶90g（黄酒烊化），龟板胶90g（黄酒烊化），黑芝麻60g（打粉），白蜜250g，白冰糖200g，溶化收膏，每晨起、卧前各1匙。

二诊：2009-12-21

患者年近七七，天癸已竭，时感烘热，汗出，心烦，寐差，眼花，记忆力减退，大便干秘。苔薄白，脉细弦。拟滋阴敛阳、安神之剂调治。

生熟地黄各150g	山萸肉100g	甘杞子200g	女贞子200g
麦门冬150g	炙五味子100g	菊花150g	炒枣仁300g
肥知母100g	柏子仁300g	野百合300g	生牡蛎300g
炙鳖甲200g	煅龙骨300g	粉丹皮150g	炒山栀100g

玉竹 150g	南北沙参^各150g	炙远志 100g	红景天 150g
石菖蒲 150g	砂仁粉 30g	金樱子 300g	火麻仁 300g
合欢皮 300g	炒枳壳 100g	东白薇 150g	北黄芪 300g
防风 100g	清甘草 50g		

上药煎取浓汁，文火熬糊，纳朝白参 30g（另煎取汁），西洋参 90g（另煎取汁），蛤蚧 1 对（打粉），龟板胶 250g（黄酒烊化），黑芝麻 60g（打粉），白蜜 250g，溶化收膏，每晨起、卧前各 1 匙。

按语：肝与肾之间的关系非常密切，故称"肝肾同源""乙癸同源"，包括精血同源、藏泄互用以及阴阳互滋互制等方面。《张氏医通·诸血门》说："气不耗，归精于肾而为精，精不泄，归精于肝而化清血。"肾精肝血，荣则俱荣，损则俱损。肝血不足与肾精亏虚多相互影响，以致出现头昏目眩、耳聋耳鸣、腰膝酸软等肝肾精血两亏之症。肾阴是一身之阴的根本，肾阴充盛能滋养肝阴，肝阴充足能补充肾阴。肝肾之阴充盈，可防止肝阳过亢，保持肝肾阴阳协调平衡。肾阳资助肝阳，温煦肝脉，可防肝脉寒滞。肝肾阴阳之间互制互用，维持了肝肾之间的协调平衡。方中生地黄、山萸肉、桑寄生、牛膝具利小便、强腰膝等作用，熟地黄、阿胶、龟板胶养血滋阴，平补肾精，以治其本。

此外，不寐一病临床颇为多见，病机错综复杂。不寐多由五志过极，心阴暗耗，心阳亢奋所致。本方用生地黄、沙参、麦冬、知母、玉竹滋阴潜阳，更用龙骨、鳖甲、牡蛎潜镇阳气，使阳入于阴。再用远志、柏子仁、酸枣仁、百合养心安神，炒栀子、丹皮除心中烦闷。全方合用，共奏滋补肝肾、宁心安神之功。

7. 毕某，女，53 岁。

初诊：2006-12-14

腰膝酸软，神疲乏力，偶耳鸣头晕，小便频数清长，夜尿增多，寐差，有时胸闷，脘胁胀痛，常嗳气、吞酸，情绪激动或抑郁时症状加重。苔薄白，舌胖，有齿痕，脉细弦。证属气虚肾亏，肝胃不和，拟益气滋肾、柔肝和血之剂调治。

生熟地黄^各150g	赤白芍^各100g	枸杞子200g	山萸肉90g
女贞子200g	菟丝子150g	黑大豆300g	北黄芪300g
炙五味子90g	红景天150g	炒枣仁300g	肥知母90g
炙远志90g	桔梗60g	炒枳壳90g	生葛根300g
紫丹参300g	川芎100g	广地龙100g	灵磁石300g
怀牛膝150g	金樱子300g	明天麻150g	光节石斛50g
仙灵脾150g	生牡蛎300g	砂仁粉30g	川牛膝100g

上药煎取浓汁，文火熬糊，纳朝白参50g（另煎取汁），西洋参50g（另煎取汁），鳖甲胶60g（黄酒烊化），龟板胶60g（黄酒烊化），鹿角胶60g（黄酒烊化），黑芝麻100g（打粉），白蜜250g，白冰糖200g，溶化收膏，每晨起、卧前各1匙。

二诊：2007-12-25

患者服膏方后，胃脘症较前明显好转，潮热、盗汗、眼花、耳鸣等症均较前减轻，但腰酸，尿频，动则汗出，记忆力差。苔薄，舌胖，脉细弦。再以原意出入调治。

生熟地黄^各150g	煅龙骨200g	枸杞子200g	山萸肉90g
女贞子200g	菟丝子150g	黑大豆300g	北黄芪300g
炙五味子90g	红景天200g	炒枣仁300g	肥知母90g
炙远志90g	益智仁90g	炒枳壳90g	生葛根300g

紫丹参 300g	川芎 100g	灵芝 150g	覆盆子 300g
怀牛膝 150g	金樱子 300g	明天麻 150g	光节石斛 50g
仙灵脾 150g	煅牡蛎 300g	砂仁粉 30g	川牛膝 100g

上药煎取浓汁，文火熬糊，纳朝白参 50g（另煎取汁），西洋参 50g（另煎取汁），鳖甲胶 60g（黄酒烊化），龟板胶 60g（黄酒烊化），鹿角胶 60g（黄酒烊化），黑芝麻 100g（打粉），白蜜 250g，白冰糖 200g，溶化收膏，每晨起、卧前各 1 匙。

三诊：2008-12-24

患者服膏方后，体质好转，感冒减少，畏寒也瘥，寐有改善，但尿仍频多，寐有时欠佳，体胖。苔薄，脉小滑。再拟原法出入调治。

生熟地黄^各150g	山萸肉 100g	怀山药 150g	粉丹皮 100g
云茯苓 150g	泽泻 100g	北黄芪 300g	炒白术 150g
防风 100g	女贞子 150g	炒枣仁 300g	肥知母 100g
紫丹参 300g	炙远志 100g	赤白芍^各200g	川芎 100g
生葛根 300g	广地龙 150g	明天麻 150g	砂仁粉 30g
金樱子 300g	芡实 300g	覆盆子 300g	川怀牛膝^各100g

上药煎取浓汁，文火熬糊，纳朝白参 50g（另煎取汁），西洋参 60g（另煎取汁），特级石斛 50g（另煎取汁），龟板胶 150g（黄酒烊化），真阿胶 60g（黄酒烊化），黑芝麻 100g（打粉），白蜜 250g，白冰糖 200g，溶化收膏，每晨起、卧前各 1 匙。

四诊：2009-12-23

患者服膏方后，感冒次数减少，但易咽干痛，乏力，动则汗出，腰酸，有时寐差。苔薄，脉细弦。今拟益气利咽、滋肾之剂调治。

生熟地黄^各150g	山萸肉 100g	怀山药 150g	粉丹皮 150g

生熟地黄^各150g　　山萸肉 100g　　怀山药 150g　　粉丹皮 150g

云茯苓 100g　　女贞子 200g　　麦门冬 100g　　乌元参 150g

苦桔梗 100g　　肥知母 100g　　炒枣仁 300g　　桑寄生 150g

赤白芍^各150g　　生葛根 300g　　金樱子 300g　　怀牛膝 150g

金银花 150g　　芡实 300g　　红景天 200g　　灵芝 150g

炙五味子 100g　　砂仁粉 30g　　甘杞子 200g　　川芎 100g

炒枳壳 100g　　黑大豆 300g　　紫丹参 300g　　清甘草 50g

上药煎取浓汁，文火熬糊，纳朝白参 30g（另煎取汁），西洋参 60g（另煎取汁），特级石斛 50g（另煎取汁），龟板胶 100g（黄酒烊化），鳖甲胶 100g（黄酒烊化），黑芝麻 100g（打粉），木糖醇 300g，白冰糖 200g，溶化收膏，每晨起、卧前各 1 匙。

按语：洪老师认为，拟定调治慢性疾病膏滋药方之要诀，贵在调节人体气血阴阳之偏颇，"以平为期"。洪老师常言，膏滋药多应用在此类疾病的缓解期，不同于临床辨证治病，更应注重五脏阴阳气血的平衡，注重整体的调理。首先，此患者，早期以肾虚腰痛为主要症状，此证在中医学中属于"痹证""腰痛"范畴，主要病因是素体禀赋不足，或久病体虚，或年老精血衰竭，或房劳过度，以致肾精血亏损，而发生腰痛。洪老师提倡治宜补肾强腰，阳虚者温阳补肾，治肾阳亏虚所致腰腿酸软无力；阴虚者滋阴益肾，治肾阴不足，精气内伤，腰痛酸软。方中以熟地黄滋阴补肾，生精填髓，壮水之主；山萸肉温肝敛阴，涩精秘气；山药、菟丝子、鹿角胶补肾益精；仙灵脾温阳补肾强腰；牛膝滋阴益肾壮腰；佐以丹参、川芎、葛根等理气活血之物。若尿频，可加桑螵蛸、金樱子、覆盆子、益智仁、莲子等固泉缩尿之品。后期患者咽部干灼、眼花、腰酸，为肝肾阴虚，予生熟地黄、元参、麦冬等滋养阴液。治疗中重点分清标本缓急，以补肝肾为重点，注意温阳、滋阴、理气、活血的运用，收到了满意的疗效。

8. 王某，男，42 岁。

初诊：2007-1-22

患者神疲乏力，少气懒言，动则气急，偶有头晕心悸，平素较易感冒，自汗等，腰膝酸软，记忆力及性功能减退，有时易上火。苔薄，舌偏红，脉细。证属气虚肾亏，拟益气补肾之剂调治。

北黄芪 300g	太子参 300g	炒白术 150g	云茯苓 150g
佛手干 100g	麦门冬 150g	柏子仁 200g	防风 60g
炙五味子 90g	红景天 150g	灵芝 150g	石菖蒲 100g
女贞子 200g	甘枸杞 200g	菟丝子 150g	珠儿参 150g
紫丹参 150g	生地黄 240g	山萸肉 90g	炒丹皮 150g
砂仁粉 30g	乌元参 150g	金银花 200g	清甘草 50g

上药煎取浓汁，文火熬糊，纳西洋参100g（另煎取汁），朝白参50g（另煎取汁），光节石斛粉30g，龟板胶120g（黄酒烊化），真阿胶100g（黄酒烊化），黑芝麻100g（打粉），白蜜250g，白冰糖300g，溶化收膏，每晨起、卧前各1匙。

二诊：2007-12-24

乏力情况明显改善，平素易感冒，偶口干口臭，大便干，易上火。再以益气固表、清火之剂调治。

北黄芪 300g	太子参 300g	炒白术 150g	云茯苓 150g
佛手干 100g	麦门冬 150g	柏子仁 200g	防风 60g
炙五味子 90g	红景天 200g	灵芝 150g	石菖蒲 100g
女贞子 200g	甘枸杞 200g	炒山栀 90g	珠儿参 150g

紫丹参 150g　　大生地黄 300g　制黄精 150g　　炒丹皮 150g

砂仁粉 30g　　　乌元参 150g　　金银花 300g　　清甘草 50g

冬虫夏草 15g

上药煎取浓汁，文火熬糊，西洋参 100g（另煎取汁），朝白参 50g（另煎取汁），光节石斛粉 30g，龟板胶 120g（黄酒烊化），真阿胶 60g（黄酒烊化），黑芝麻 100g（打粉），白蜜 250g，白冰糖 300g，溶化收膏，每晨起、卧前各 1 匙。

按语：肺属金，肾属水。金能生水，肺阴充足，输精于肾，使肾阴充盈，保证肾的功能旺盛。水能润金，肾阴为一身阴液之根本，肾阴充足，循经上润于肺，保证肺气清宁，宣降正常。肺肾之间在病理上的相互影响，主要表现在呼吸异常、水液代谢失调和阴液亏损等方面。洪老认为出现肺肾阴虚和肺肾气虚等肺肾两虚之候，往往须肺肾同治而获效。故又有"肺肾同源""金水同源"之说。临床治疗主要通过养肺阴，补肺气，以资其化源。方中选用的玉屏风散是治疗肺卫气虚证的名方，方中黄芪"入肺补气，入表实卫，为补气诸药之最"，本方用之，取其擅补肺卫之气，肺气足则表固卫实，祛外邪而不伤正。同时予生地黄、麦冬、女贞子、元参、石斛等养阴之品，合太子参、西洋参、朝白参补肺、脾、肾之气。

二诊时出现肝肾阴虚症状，治疗以阴虚为主，也要顾及气虚。

9.黄某，男，42 岁。

初诊：2007-1-12

患者平素神差乏力，夜有盗汗，两目干燥，腰酸酸软，口燥咽干，偶无心烦躁等，较易感冒，动则汗出，大便溏软，腰酸肢麻，有时头晕，耳鸣。苔白，脉细。证属肝肾阴虚，气虚不固，拟益气补肾、敛汗健腰之剂调治。

潞党参 200g	炒白术 150g	云茯苓 200g	广陈皮 100g
莲肉 150g	炒薏仁 300g	怀山药 300g	北黄芪 300g
炒扁豆 150g	防风 90g	炙五味子 90g	砂仁粉 30g
糯稻根 300g	碧桃干 150g	鲁豆衣 150g	煅龙牡^各200g
灵芝 150g	补骨脂 100g	桑寄生 150g	怀牛膝 150g
杜仲 150g	石菖蒲 100g	明天麻 150g	煨葛根 200g
广木香 60g	淮小麦 300g	炙甘草 60g	津大枣 50 枚

上药煎取浓汁，文火熬糊，纳朝白参 90g（另煎取汁），冬虫夏草 10g（打粉），龟板胶 120g（黄酒烊化），麦芽糖 500g，溶化收膏，每晨起、卧前各 1 匙。

二诊：2008-1-12

服膏方后，盗汗明显改善，但大便仍偏溏，不欲食，腹胀，偶乏力眼花，有时头晕，耳鸣。苔白薄，舌暗，脉细带弦。再拟原法出入调治。

潞党参 200g	炒白术 200g	云茯苓 200g	炒扁豆 150g
广陈皮 100g	怀山药 300g	莲肉 150g	炒薏仁 300g
芡实 300g	阳春砂 30g	北黄芪 200g	防风 60g
炙五味子 90g	甘枸杞 200g	女贞子 150g	菟丝子 150g
紫丹参 300g	川芎 100g	石菖蒲 100g	焦山楂 300g
煨葛根 300g	金樱子 150g	明天麻 150g	灵芝 150g
清甘草 50g			

上药煎取浓汁，文火熬糊，朝白参 90g（另煎取汁），西洋参 60g（另煎取汁），冬虫夏草 10g（打粉），龟板胶 120g（黄酒烊

化），麦芽糖 500g，溶化收膏，每晨起、卧前各 1 匙

三诊：2009-12-21

服膏方后，感冒明显减少，大便已正常，盗汗减而未止，眼花，颈强不舒，上肢发麻，记忆力减退。苔白，脉小弦。今拟补肾柔肝、和血敛汗之剂调治。

生熟地黄^各150g	山萸肉 100g	怀山药 150g	粉丹皮 150g
云茯苓 150g	甘杞子 200g	麦门冬 150g	炙五味子 100g
生薏仁 300g	莲肉 150g	太子参 300g	砂仁粉 30g
煅龙牡^各300g	赤白芍^各200g	鸡血藤 300g	川芎 100g
明天麻 150g	生葛根 300g	红景天 150g	炙远志 100g
石菖蒲 150g	糯稻根 300g	碧桃干 150g	鲁豆衣 150g
清甘草 50g			

上药煎取浓汁，文火熬糊，纳朝白参 90g（另煎取汁），西洋参 60g（另煎取汁），灵芝孢子粉 50g，龟板胶 150g（黄酒烊化），黑芝麻 60g（打粉），麦芽糖 400g，溶化收膏，每晨起、卧前各 1 匙。

按语：洪老师认为汗证的辨证要点主要包括辨虚实、辨寒热。肺卫不固型常用玉屏风散加减。汗出多者，加浮小麦、煅龙骨、煅牡蛎等；气虚明显者，加党参。营卫不和型用桂枝汤加减。气虚明显者，加黄芪益气固表；汗出多，加煅龙骨、煅牡蛎、五味子；汗出伴失眠，加炒酸枣仁、夜交藤。汗出多者，加麻黄根、浮小麦、五味子；耳鸣，多用白蒺藜、菊花、枸杞子等。

洪老师强调，盗汗多属阴虚内热，自汗多属气虚、阳虚，乃为一般所见，临床切不可拘泥。

10. 顾某，女，61 岁。

初诊：2007-12-28

患者腰膝酸软，神疲气短，小便频数清长，夜尿增多，自汗不止，大便溏稀，有时头晕，眼花，肢麻，易感冒。苔薄，舌边有齿痕，脉细。今拟益气滋肾、固摄之剂调治。

熟地黄 300g	山萸肉 100g	怀山药 150g	牡丹皮 100g
云茯苓 100g	生黄芪 300g	炒白术 150g	炙五味子 100g
甘枸杞 200g	菟丝子 150g	潼蒺藜 150g	明天麻 150g
女贞子 200g	煅龙牡^各 200g	川芎 100g	鸡血藤 300g
生葛根 300g	赤白芍^各 150g	芡实 150g	金樱子 300g
桑螵蛸 100g	益智仁 90g	覆盆子 150g	怀牛膝 100g

上药煎取浓汁，文火熬糊，纳朝白参 90g（另煎取汁），龟板胶 60g（黄酒烊化），真阿胶 60g（黄酒烊化），鹿角胶 60g（黄酒烊化），木糖醇 500g，溶化收膏，每晨起、卧前各 1 匙。

二诊：2009-12-8

服膏方后，体质好转，感冒减少，现惟尿仍频多，夜寐质量欠佳。平素腰骶酸坠不舒，尿频，眼花，记忆力减退。舌苔薄白，脉细弦。今拟补肾益气、明目安神之剂调治。

熟地黄 300g	山萸肉 100g	怀山药 200g	茯苓 100g
杜仲 150g	桑寄生 150g	菟丝子 150g	枸杞子 300g
女贞子 200g	炙五味子 100g	炙黄芪 300g	党参 300g
炒白术 150g	覆盆子 300g	芡实 300g	桑螵蛸 150g
益智仁 150g	莲子肉 150g	制黄精 150g	炒枣仁 300g
柏子仁 300g	炙远志 100g	青龙齿 300g	红景天 150g
补骨脂 150g	石菖蒲 150g	防风己^各 100g	砂仁粉 30g

上药煎取浓汁，文火熬糊，纳朝白参 60g（另煎取汁），西洋参 30g（另煎取汁），鲜石斛 35g（另煎取汁），灵芝孢子粉 26g，阿胶 100g（黄酒烊化），龟板胶 100g（黄酒烊化），木糖醇 300g，溶化收膏，每晨起、卧前各 1 匙。

按语：洪老师提出膏滋药处方用药也应遵循审证求机论治的原则，从疾病的根本入手，辨证论治，以解决疾病的关键问题。每一种疾病各有其独特的病理特点，必然有其基本的治疗原则或治疗大法。患者素体肾气虚弱，而现尿频，动则汗出，腰酸等症。由于正气亏耗，肾气不足，封藏失职，应予益气滋肾、固摄之剂调之。故选用菟丝子、潼蒺藜等，配伍熟地黄、山药、女贞子、山萸肉等，益肾固本，阴阳并调，佐以桑螵蛸、益智仁、覆盆子、芡实收敛固涩。

洪老师认为，此证虽有尿频，非湿热蕴结所致，而由肾气亏虚引起，膀胱与肾相表里，肾气不足，则膀胱气化功能失常，固摄无力，而发为尿频。治疗本病时万不可不经辨证便盲目使用清热利水通淋之剂，尤要注重气虚之因。

第五节　神经系统疾病

1. 俞某，男，53 岁。

初诊：2015-11-25

有脑梗死病史 4 年余，慢性支气管炎病史 2 年余。平素夜寐差，自觉头胀眼干，近年来易紧张，性急躁，发易脱，晨起有白痰，苔厚，舌暗红，脉细滑。此肝气郁结，日久化火，气火上逆所致，今拟疏肝理气、清火化痰之剂调治。

北柴胡 100g	炒白芍 120g	炒枳壳 100g	云茯苓 100g
广陈皮 90g	炒白术 100g	炒丹皮 150g	炒山栀 100g
夏枯草 150g	决明子 150g	杭白菊 150g	制首乌 300g
制半夏 100g	合欢皮 300g	制香附 90g	八月札 200g
炙远志 100g	酸枣仁 300g	胆南星 90g	野百合 150g
柏子仁 150g	夜交藤 300g	生薏仁 150g	红景天 150g
大川芎 100g	生葛根 300g	川石斛 150g	怀牛膝 150g
玫瑰花 60g	清甘草 50g		

上药煎取浓汁，文火熬糊，纳朝白参 30g（另煎取汁），西洋参 30g（另煎取汁），灵芝孢子粉 20g，珍珠粉 18g，真阿胶 90g（黄酒烊化），龟板胶 90g（黄酒烊化），白蜜 300g，溶化收膏，每晨起、卧前各 1 匙。

二诊：2016-11-2

去年服膏方后，自觉精神好转，心烦急躁也减，但寐仍欠佳，头胀，目干仍存，伴腰酸、发脱、尿频，苔白薄，舌暗红，脉细弦。再以原法出入调治。

北柴胡 100g	炒白芍 120g	炒枳壳 100g	云茯苓 100g
广陈皮 90g	炒白术 100g	炒丹皮 150g	炒山栀 100g
生侧柏 150g	决明子 150g	杭白菊 150g	制首乌 300g
枸杞子 200g	合欢皮 300g	制香附 90g	炙远志 100g
酸枣仁 300g	胆南星 90g	制半夏 100g	野百合 150g
柏子仁 300g	夜交藤 300g	生薏仁 300g	红景天 150g
大川芎 100g	桑寄生 150g	怀牛膝 150g	玫瑰花 60g
清甘草 50g			

上药煎取浓汁，文火熬糊，纳朝白参 30g（另煎取汁），西洋参 30g（另煎取汁），珍珠粉 18g，真阿胶 100g（黄酒烊化），龟板胶 100g（黄酒烊化），白蜜 250g，木糖醇 100g，溶化收膏，每晨起、卧前各 1 匙。

三诊：2017-11-4

连服两载膏方后，自觉较好，平素人易感气恼，容易发火，痰较多色白，四肢易冷，易发脱，伴目干，喉部常有异物感，苔白，舌暗红，脉细。当守原法出入，膏滋调治。

北柴胡 100g	炒白芍 120g	炒枳壳 100g	云茯苓 150g
广陈皮 100g	炒白术 100g	炒丹皮 150g	炒山栀 100g
金樱子 300g	决明子 150g	野菊花 150g	制首乌 200g
制半夏 100g	合欢皮 200g	制香附 100g	八月札 200g
炙远志 100g	酸枣仁 300g	胆南星 100g	柏子仁 300g
夜交藤 300g	生薏仁 300g	红景天 150g	大川芎 100g
生葛根 300g	川石斛 150g	怀牛膝 150g	玫瑰花 90g
川厚朴 100g	清甘草 50g		

上药煎取浓汁，文火熬糊，纳朝白参 30g（另煎取汁），西洋参 30g（另煎取汁），灵芝孢子粉 20g，珍珠粉 36g，真阿胶 100g（黄酒烊化），龟板胶 100g（黄酒烊化），白蜜 300g，木糖醇 50g，溶化收膏，每晨起、卧前各 1 匙。

按语：本案患者患脑梗死多年，伴有头胀，肢体麻木，且平素性格急躁，易发火，发火时头胀更明显。本病为中风病，是由于阴阳失调、气血逆乱、上逆于脑而致的病证。《内经》中对本病病位作了最先的论述，所谓"伤于风者，上先受之"（《素问·太阴阳明论》）。《灵枢·五纪》提出："气乱于头，则为厥逆，头重眩仆。"认识到中风是头部受累。至于中风的发病机理,总结历代医家的论述,其基本病机为阴阳脏腑气机失调,气血逆乱。病位在脑,病性以肝肾阴虚为本,风、火、痰、瘀、虚、热毒互结为标。气血逆乱,上扰清空,脑脉失养,而发为中风。洪老师认为,本患者因七情失调,肝失条达,气机郁滞,血行不畅,瘀结脑脉,且患者素体肝旺,气机郁结,肝郁化火,烁津成痰,痰郁互结,携风阳之邪,窜扰经脉,发为本病。故当治以逍遥散合化痰通络汤加减,疏肝理气,清火化痰;又配以炒山栀、杭白菊、夏枯草清肝泻火,川芎、丹皮、葛根活血通络。《血证论·脏腑病机论》云:"肝属木,木气冲和条达,不致郁遏,则血脉得畅。"在临床上凡治肝气郁结诸病,洪老师善用柴胡配郁金、香附配夏枯草,以行气活血,清肝泻火。

2. 孙某,女,35岁。

初诊:2017-12-8。

平素夜寐欠佳,易醒,伴腰酸,头晕,面色欠华,唇干,记忆力减退,背部易发小疖,发易脱,苔薄白,舌暗红,脉细带弦。今拟补肾养血、宁心安神之剂调治。

生地黄 150g	熟地黄 150g	山萸肉 100g	怀山药 150g
炒丹皮 100g	云茯苓 100g	枸杞子 150g	杭白菊 150g
制首乌 200g	女贞子 200g	旱莲草 300g	桑椹子 300g
霜桑叶 150g	赤芍药 100g	炒白芍 100g	白蒺藜 100g
菟丝子 100g	怀牛膝 100g	炒当归 100g	生侧柏 150g
酸枣仁 300g	炙远志 100g	石菖蒲 150g	红景天 150g
柏子仁 150g	夜交藤 300g	绵茵陈 300g	青连翘 150g
炙五味 90g	阳春砂 45g	明天麻 150g	清甘草 50g

上药煎取浓汁，文火熬糊，纳灵芝孢子粉 20g，真阿胶 100g（黄酒烊化），龟板胶 150g（黄酒烊化），白蜜 450g，黑芝麻 90g（打粉），溶化收膏，每晨起、卧前各 1 匙。

二诊：2018–11–30

服膏方后，寐好转，头晕、脱发已瘥，背部小疖未发，自觉腰酸仍有，眼花，记忆力减退，偶有盗汗，夜尿较多，苔薄白脉细，此肝肾不足之证，再拟原法出入调治。

生地黄 150g	熟地黄 150g	山萸肉 100g	怀山药 150g
炒丹皮 100g	云茯苓 100g	枸杞子 300g	杭白菊 120g
女贞子 150g	桑椹子 200g	菟丝子 150g	潼蒺藜 100g
白蒺藜 100g	灵芝草 150g	红景天 150g	炙远志 100g
石菖蒲 150g	制黄精 150g	川麦冬 100g	炙五味 90g
糯稻根 300g	碧桃干 150g	穞豆衣 150g	煅牡蛎 300g
柏子仁 150g	金樱子 300g	桑寄生 150g	怀牛膝 100g
阳春砂 30g	煨木香 60g		

上药煎取浓汁，文火熬糊，纳真阿胶 100g（黄酒烊化），龟板胶 150g（黄酒烊化），白蜜 450g，黑芝麻 100g（打粉），溶化收膏，每晨起、卧前各 1 匙。

按语：患者以夜寐欠佳来求诊，属中医学"不寐"范畴。《灵枢·口问》云："阳气尽，阴气盛，则目瞑；阴气尽，而阳气盛，则寤矣。"提示阴阳不交是本病发病的主要原因之一。《外台秘要》云："虽复病后仍不得眠者，阴气未复于本故也。"《景岳全书》云："真阴精血不足，阴阳不交，而神有不安其室耳。"阴虚不能敛阳，使阳气不得入于阴分，阴阳失和，阳浮于外，导致失眠。《素问·病能论篇》云："人有卧而有所不安者，脏有所伤，及精有所乏，倚则不安。"说明失眠不仅与心神有关，肝、脾、肺、肾的失调皆可致不寐，且五脏亦涵养五神，神机不安亦可生本病。洪老师认为，本患者因素体阴虚，肝肾不足，不能上奉于心，水火不济，心神失养，而见不寐、腰酸、发脱、盗汗等症。另见头晕，面色欠华，此为心血不足，心所失养所致。正如《景岳全书·不寐》中所说："无邪而不寐者，必营气之不足也，营主血，血虚则无以养心，心虚则神不守舍。"洪老师以六味地黄丸为主方加减化裁，滋补肾阴，配以当归、熟地黄、芍药、阿胶补血养心，酸枣仁、远志、五味子、夜交藤、柏子仁养心安神，加杭白菊、茵陈、连翘、旱莲草、桑叶清热泻火，佐以怀牛膝、制首乌、菟丝子、桑椹子滋补肝肾，以达滋阴养血，清心安神。二诊时患者有盗汗、尿频症状，用糯稻根、碧桃干、稽豆衣、煅牡蛎、金樱子等敛阴止汗，固精缩尿。

3.郑某，男，41岁。

初诊：2015-11-3

平素夜寐欠佳，记忆力减退，大便易溏，有时腹胀，得嗳气较舒，神欠佳，眼花口干，苔微黄厚腻，脉小滑。今拟益气安神，健脾和胃之剂调治。

太子参 200g	炒白术 200g	云茯苓 300g	生薏仁 300g
怀山药 300g	炒芡实 300g	山萸肉 150g	广木香 90g
香砂仁 30g	炒白芍 150g	炒枳壳 100g	佛手花 100g
八月札 150g	北柴胡 60g	香橼皮 100g	玫瑰花 90g
炙远志 100g	石菖蒲 120g	酸枣仁 300g	合欢皮 300g
夜交藤 300g	青龙齿 300g	白蒺藜 150g	枸杞子 150g
葛条花 100g	杭白菊 150g	清甘草 50g	

上药煎取浓汁，文火熬糊，纳朝白参 50g（另煎取汁），西洋参 50g（另煎取汁），灵芝孢子粉 20g，真阿胶 150g（黄酒烊化），麦芽糖 450g，溶化收膏，每晨起、卧前各 1 匙。

二诊：2016-11-3

去年服膏方后，夜寐好转，大便溏稍瘥，自觉口燥，咽干，停服膏方后不久，寐差、便溏之症又有反复，苔薄，舌暗红，脉小弦滑。今再拟疏肝安神、健脾化湿之剂调治。

北柴胡 60g	炒白芍 150g	赤芍药 90g	炒枳壳 100g
紫丹参 200g	广郁金 150g	佛手花 100g	八月札 150g
玫瑰花 90g	枸杞子 200g	合欢皮 300g	酸枣仁 300g
炙远志 150g	石菖蒲 200g	川石斛 200g	夜交藤 300g
青龙齿 300g	太子参 150g	炒白术 200g	云茯苓 300g
生薏仁 300g	怀山药 300g	炒芡实 300g	山萸肉 200g
葛条花 100g	焦山楂 300g	炒扁豆 200g	清甘草 50g

上药煎取浓汁，文火熬糊，纳朝白参 50g（另煎取汁），西洋参 50g（另煎取汁），灵芝孢子粉 20g，琥珀粉 30g，真阿胶 150g（黄酒烊化），麦芽糖 450g，溶化收膏，每晨起、卧前各 1 匙。

三诊：2017-12-16

服膏方后，自觉较好，但寐仍欠佳，多思易怒，腰酸，便溏，记忆力减退，发易脱，苔白中微腻，脉细弦。再以原法出入调治。

北柴胡 100g	炒白芍 200g	炒枳壳 100g	广陈皮 100g
八月札 150g	玫瑰花 90g	制香附 100g	大川芎 100g
炒山栀 120g	合欢皮 300g	酸枣仁 300g	淮知母 100g
炙远志 100g	石菖蒲 150g	生薏仁 300g	夜交藤 300g

青龙齿 300g	炒白术 200g	云茯苓 200g	山萸肉 300g
煨葛根 300g	焦山楂 300g	炒杜仲 150g	桑寄生 150g
川玉竹 100g	怀牛膝 100g	川牛膝 100g	宣木瓜 200g
广木香 90g	威灵仙 300g	制首乌 200g	生侧柏 150g
清甘草 50g			

上药煎取浓汁，文火熬糊，纳鲜石斛 100g（另煎取汁），朝白参 50g（另煎取汁），西洋参 50g（另煎取汁），灵芝孢子粉 20g，琥珀粉 30g，真阿胶 150g（黄酒烊化），麦芽糖 400g，溶化收膏，每晨起、卧前各 1 匙。

按语：患者以夜寐欠佳就诊，洪老认为寐的条件有三，即气血盛、营卫运行正常和神安，脾胃运畅是保证三者正常的先决条件。脾主运化，统血藏意。脾气生化无源，气血不能濡养心、肝二脏，君相火旺，可致不寐。脾主思，思虑过度，可使脾气升降失司，形成气结或气滞，亦可形成不寐，正如《类证治裁》所论："思虑伤脾，脾血亏损，经年不寐。"患者因脾虚湿困，脾胃运化失司，而致不寐。故初诊以参苓白术散为主方益气健脾、化湿和中，佐以炒枳壳、佛手花、八月札、北柴胡、香橼皮、玫瑰花疏肝理气以助中焦运化，再加炙远志、石菖蒲、酸枣仁、合欢皮、夜交藤等以求宁心安神。二诊、三诊中患者夜寐反复，多思易怒，故主方以逍遥散加减，佐以益气健脾安神之药。不寐病的诊治中洪老师常用琥珀粉来镇惊安神，如遇脾虚便溏的不寐患者，更能发挥琥珀之功，正如《本草衍义补遗》所述：琥珀属阳，今古方用为利小便，以燥脾土有功。

4.高某，女，61 岁。

初诊：2016-10-25

平素头晕，伴项强、眼花，有高血脂、糖尿病病史，体检无其他明显异常，有时易发瘙疹，苔薄，舌淡红，脉细带弦。今拟滋肾柔肝、明目息风之剂调治。

生地黄 150g	熟地黄 150g	赤芍药 100g	炒白芍 100g
牡丹皮 120g	枸杞子 200g	女贞子 150g	潼蒺藜 100g
白蒺藜 100g	炙五味 90g	生葛根 300g	大川芎 100g
赤丹参 300g	生山楂 150g	决明子 150g	绞股蓝 150g
广地龙 150g	鲁蝉衣 60g	炒僵蚕 100g	云茯苓 100g
车前子 100g	广陈皮 60g	明天麻 150g	银杏叶 150g
红景天 150g	紫灵芝 150g	北柴胡 90g	生甘草 50g

上药煎取浓汁，文火熬糊，纳西洋参 60g（另煎取汁），珍珠粉 12g，龟板胶 150g（黄酒烊化），白蜜 300g，木糖醇 50g，溶化收膏，每晨起、卧前各 1 匙。

二诊：2017-11-7

服膏方后自觉尚可，头晕稍瘥，感冒减少，目花仍有，时有肢麻，有时下肢抽筋，苔薄白，脉细弦。再拟原法出入调治。

生地黄 150g	熟地黄 150g	赤芍药 100g	炒白芍 100g
牡丹皮 120g	枸杞子 200g	女贞子 150g	楮实子 100g
潼蒺藜 100g	炙五味 90g	决明子 150g	炒当归 120g
赤丹参 300g	大川芎 100g	广地龙 100g	车前子 100g
川石斛 150g	红景天 150g	鸡血藤 300g	银杏叶 150g
明天麻 150g	绞股蓝 150g	川牛膝 100g	生麦芽 300g
宣木瓜 150g	清甘草 60g	白蒺藜 100g	鲁蝉衣 60g
炒僵蚕 100g	蛇蜕 60g		

上药煎取浓汁，文火熬糊，纳西洋参 60g（另煎取汁），珍珠

粉 12g，龟板胶 200g（黄酒烊化），白蜜 300g，木糖醇 100g，溶化收膏，每晨起、卧前各 1 匙。

三诊：2018-12-4

服膏方后自觉尚可，感冒明显减少，下肢抽筋也瘥，有时头晕，肢麻仍有，近胃脘部易胀不舒，幽门螺杆菌（＋），腰酸，记忆力减退，苔薄，脉细弦。今拟疏肝利气和胃，兼以和血息风健腰之剂调治。

北柴胡 100g	炒白芍 120g	炒枳壳 100g	炒黄芩 120g
制半夏 100g	广陈皮 100g	小青皮 100g	广木香 100g
云茯苓 120g	赤芍药 90g	大川芎 100g	制香附 100g
生葛根 300g	地龙子 100g	鸡血藤 300g	明天麻 150g
银杏叶 150g	红景天 150g	桑寄生 150g	怀牛膝 100g
枸杞子 200g	女贞子 150g	决明子 150g	炙五味 60g
灵磁石 300g	清甘草 60g		

上药煎取浓汁，文火熬糊，纳西洋参 60g（另煎取汁），珍珠粉 18g，龟板胶 150g（黄酒烊化），白蜜 300g，木糖醇 100g，溶化收膏，每晨起、卧前各 1 匙。

按语：关于头晕，《类证治裁·眩晕》云："良由肝胆乃风木之脏，相火内寄，其性主动主升……或有高年肾液已衰，水不涵木……以致目晕耳鸣，震眩不定。"由于患者年事已高，肾阴素亏不能养肝，水不涵木，木少滋荣，阴不维阳，肝阳上亢，肝风内动，发为眩晕。故洪老师以六味地黄丸为主方，滋补肾阴，佐以地龙、蝉衣、炒僵蚕、天麻、银杏叶、柴胡平肝息风，通经活络，又添大川芎、丹参、红景天活血清经，祛瘀止晕，共奏滋肾柔肝、明目息风之功。二诊时患者诉有肢体麻木，伴下肢抽筋症状，用宣木瓜、蛇蜕平肝、祛风、舒筋。三诊时患者有胃胀不舒，用青皮、陈皮，加强疏肝理气和胃之功，来缓解胃胀。

5. 陈某，男，52岁。

初诊：2017-11-30

患者年过五十，记忆力减退，眼花，腰酸，有时头晕，如多思虑则寐差，性功能减退，苔薄白，舌边有齿痕，脉细带弦。今拟补益肝肾、安神健脑之剂调治。

生地黄 150g	熟地黄 150g	山萸肉 100g	怀山药 150g
云茯苓 100g	枸杞子 200g	女贞子 150g	菟丝子 150g
潼蒺藜 100g	白蒺藜 100g	炙五味 90g	赤丹参 300g
明天麻 150g	红景天 150g	灵芝草 150g	制首乌 200g
制黄精 150g	炙远志 100g	石菖蒲 150g	酸枣仁 200g
合欢皮 200g	盐杜仲 150g	桑寄生 150g	补骨脂 120g
淫羊藿 100g	大川芎 90g	广木香 60g	广陈皮 60g
香白芷 100g	白百合 150g	清甘草 50g	

上药煎取浓汁，文火熬糊，纳生晒参100g（另煎取汁），海马50g（另煎取汁），龟板胶100g（黄酒烊化），鹿角胶150g（黄酒烊化），白蜜200g，麦芽糖200g，胡桃肉100g（打粉），溶化收膏，每晨起、卧前各1匙。

二诊：2018-12-9

服膏方后，自觉较好，腰酸已瘥，头晕也消，寐可，但平时仍多思虑，眼花，记忆力及性功能减退，苔薄舌暗红，脉细稍弦。再以原法出入调治。

生地黄 150g	熟地黄 150g	山萸肉 100g	怀山药 150g
牡丹皮 100g	云茯苓 100g	枸杞子 200g	女贞子 150g

菟丝子 150g　　潼蒺藜 100g　　白蒺藜 100g　　炙五味 90g

赤丹参 200g　　明天麻 150g　　红景天 150g　　紫灵芝 150g

制首乌 150g　　炙远志 100g　　石菖蒲 150g　　白百合 150g

柏子仁 150g　　合欢皮 200g　　桑寄生 150g　　怀牛膝 100g

淫羊藿 100g　　益智仁 100g　　刺五加 150g　　广木香 60g

广陈皮 60g　　　肥知母 60g　　　关黄柏 60g　　　清甘草 50g

上药煎取浓汁，文火熬糊，纳生晒参 100g（另煎取汁），海马 50g（另煎取汁），龟板胶 100g（黄酒烊化），鹿角胶 100g（黄酒烊化），白蜜 200g，麦芽糖 200g，胡桃肉 100g（打粉），溶化收膏，每晨起、卧前各 1 匙。

按语：本案患者记忆力及性功能减退，伴腰酸、眼花、头晕，多思虑则寐差，此肝肾亏虚而致眩晕也。《灵枢·口问》曰："上气不足，目为之眩。"《灵枢·海论》云："髓海不足，则脑转耳鸣，胫酸眩冒。"清代医家叶天士认为，眩晕乃肝阴不足，肝风上扰，阻闭清窍所致。《临证指南医案》曰："肝为刚脏，其本质由于精液有亏，肝阴不足，血燥生热，热则风阳上升，窍络阻塞，故头目不清，眩晕跌仆。"又曰："水亏不能涵木，厥阴化风，上扰清窍而致眩。"患者素体肾亏，肾精虚少，又肝肾同源，肾精亏耗而不能滋养肝体，肝血亏虚不能补先天肾精，久之脑窍失养，发为眩晕。肾水不足，不能上济于心，从而导致不寐。故予六味地黄丸、桑寄生、杜仲、淫羊藿等治之。再加天麻，味甘性缓，息风止痉，平肝潜阳，祛风通络；石菖蒲清热化痰，祛风安神；因病久痰浊阻滞、日久成瘀，故以丹参、川芎行气活血化瘀。诸药合用，共奏滋补肝肾、化痰息风、安神健脑之效。

6. 虞某，男，64岁。

初诊：2016-12-14

平素有高血压史。5年前曾发生脑梗死，现左侧肢体偏硬，自感乏力，有时寐差，胸闷，左下肢有轻浮感。服西药后血压基本控制。舌淡，苔薄红，脉细弦。今拟益气活血、平肝息风之剂调治。

生黄芪 300g	西红花 60g	大川芎 100g	炒白芍 150g
赤芍药 150g	潞党参 150g	广地龙 150g	炒当归 100g
盐杜仲 150g	夜交藤 300g	生葛根 300g	豨莶草 300g
怀牛膝 150g	珍珠母 300g	双钩藤 200g	炒枣仁 150g
川麦冬 100g	桃核仁 100g	鸡血藤 300g	生蒲黄 100g
佛手干 90g	炒枳壳 90g	炙远志 90g	益母草 150g

上药煎取浓汁，文火熬糊，纳西洋参60g（另煎取汁），珍珠粉18g，龟板胶90g（黄酒烊化），真阿胶60g（黄酒烊化），麦芽糖500g，溶化收膏，每晨起、卧前各1匙。

二诊：2017-12-10

去年服膏方后，感觉尚好，乏力缓解，寐差、胸闷减轻。舌胖，苔中白，脉细带弦。再以原法出入调治。

生黄芪 300g	西红花 60g	大川芎 100g	炒白芍 150g
赤芍药 150g	紫灵芝 150g	广地龙 150g	炒当归 100g
盐杜仲 150g	夜交藤 300g	生葛根 300g	豨莶草 300g
怀牛膝 150g	红景天 200g	双钩藤 200g	炒枣仁 150g
潼蒺藜 150g	桃核仁 100g	鸡血藤 300g	生蒲黄 100g
佛手干 90g	炒枳壳 90g	炙远志 90g	益母草 150g
紫丹参 300g			

上药煎取浓汁，文火熬糊，纳西洋参60g（另煎取汁），珍珠粉18g，龟板胶90g（黄酒烊化），真阿胶60g（黄酒烊化），白蜜300g，白冰糖200g，溶化收膏，每晨起、卧前各1匙。

按语：本案患者患有脑梗死，自觉左侧肢体偏硬。洪老师认为，中风病机不外风、火、痰、瘀、虚、毒六端，但究其根本多由于气虚。如《读医随笔》云："气虚不足以推血，则血必有瘀。"此外，气虚易使水液输布障碍，导致痰湿内生，痰湿久郁，又可化火、生风。临床中发现，中风发病前，风、火、痰等邪多不明显，尤其是"火"，在发病24小时内绝大多数患者身不热、苔不黄，一天以后渐身热苔黄，舌质暗淡变红，因此可以这样认为，气虚是中风发病的病因病机，痰、火多为中风之后的病理产物。故李东垣提出："中风者，非外来风邪，乃本气自病也，凡人年逾四旬，气衰之际，或因忧、喜、愤、怒伤其气者，多有此疾。"清代医家王清任《医林改错》指出："半身不遂，亏损元气，是其本源。"又云："元气既虚，必不能达于血管，血管无气，必停留而瘀"。故洪老师以补阳还五汤为主方，重用黄芪补气，配当归养血，合赤芍、川芎、桃仁、红花、地龙、鸡血藤以活血化瘀通络，佐以党参、麦冬益气养阴，再加安神理气之剂，药证相合，故而取效明显。

7.魏某，女，77岁。

初诊：2015-12-9

有高血压、高脂血症、动脉硬化史，下肢间歇性麻木，自觉目糊。舌红，苔薄白，脉细稍弦。今拟滋肝肾、通血脉、化湿浊之法调治。

制首乌300g　　山萸肉90g　　女贞子150g　　甘杞子200g

制黄精 300g　制玉竹 200g　赤芍药 150g　炒白芍 150g

生地黄 200g　北沙参 150g　决明子 150g　夏枯草 200g

虎杖根 150g　广地龙 150g　生牡蛎 300g　生山楂 300g

生葛根 300g　紫丹参 300g　桑寄生 150g　绵茵陈 300g

广郁金 150g　大猪苓 150g　红景天 150g　明天麻 150g

双钩藤 200g　川牛膝 150g　绞股蓝 150g　佛手干 90g

麦门冬 100g　荷叶 150g

上药煎取浓汁，文火熬糊，纳西洋参 50g（另煎取汁），光节石斛 50g（另煎取汁），珍珠粉 24g，龟板胶 90g（黄酒烊化），鳖甲胶 100g（黄酒烊化），白蜜 300g，黑芝麻 60g（打粉），溶化收膏，每晨起、卧前各 1 匙。

二诊：2016-12-22

服膏方后，自觉尚好，下肢酸楚仍有，平日血压脉差较大，体检时显示尿酸、血脂偏高，苔薄白，舌红，脉细稍带弦。今拟健脾化浊、活血通络之剂调治。

茅苍术^各 150g　川厚朴 100g　炒白术 200g　云茯苓 150g

大猪苓 100g　生薏仁 300g　川牛膝 150g　汉防己 100g

绞股蓝 300g　建泽泻 150g　土茯苓 300g　绵萆薢 200g

绵茵陈 300g　广郁金 150g　紫丹参 300g　生蒲黄 100g

生葛根 300g　三七粉 30g　大川芎 100g　制首乌 300g

广地龙 100g　桑寄生 150g　怀牛膝 100g　红景天 150g

紫灵芝 150g

上药煎取浓汁，文火熬糊，纳西洋参 50g（另煎取汁），龟板胶 150g（黄酒烊化），木糖醇 400g，溶化收膏，每晨起、卧前各 1 匙。

三诊：2017-11-28

平素有高血压及高脂血症，经治未全控制，有时头晕，下肢酸楚，记忆力减退，眼花，背板不舒。舌红，苔白，脉细弦。今拟活血化浊、补益肝肾之剂调治。

制首乌 300g	山萸肉 100g	怀山药 150g	云茯苓 150g
建泽泻 100g	甘杞子 300g	女贞子 150g	菟丝子 150g
潼蒺藜 150g	制黄精 200g	大川芎 100g	生葛根 300g
广地龙 150g	赤丹参 300g	炒白芍 200g	赤芍药 150g
川牛膝 100g	生蒲黄 100g	生山楂 150g	绞股蓝 150g
红景天 150g	炙远志 100g	石菖蒲 150g	广郁金 150g
大猪苓 100g	西红花 60g	广木香 60g	桑寄生 150g
紫灵芝 150g	清甘草 50g		

上药煎取浓汁，文火熬糊，纳西洋参60g（另煎取汁），珍珠粉24g，龟板胶150g（黄酒烊化），鳖甲胶150g（黄酒烊化），白蜜250g，冰糖150g，溶化收膏，每晨起、卧前各1匙。

按语：本案患者因动脉硬化导致下肢麻木不利，属于中医学"脉痹"范畴。"脉痹"首见于《黄帝内经》，是因正气不足，风寒湿等外邪侵袭血脉，致血液凝涩，脉道闭阻而引起肢体麻木。《素问·痹论》曰："风寒湿三气杂至，合而为痹也。"《黄帝内经素问注证发微》云："心气衰，则三气入脉，故名之曰脉痹。"初诊中洪老师考虑患者脾虚湿邪不化，流注于下，久而损伤肝肾，导致筋脉失养，故以白芍、猪苓、葛根、茵陈等化湿健脾；首乌、山萸肉、甘杞、黄精、玉竹、生地黄、牛膝、桑寄生等补益肝肾；佐以红景天、赤芍、丹参等活血化瘀。二诊患者下肢酸楚明显，是因湿邪困阻下肢，洪老以加味二妙散为主方，方中苍术辛苦而温，芳香而燥，直达中州，为燥湿强脾之主药；又以萆薢、防己导湿下行；加厚朴、白术、茯苓、猪苓、薏仁、泽泻健脾益气，理气化湿；再酌予丹参、三七、川芎、红景天等活血通络，以达化湿除痹之功效。三诊考虑患者湿邪减退，故重用滋阴补肾、疏肝理气、活血化瘀之药善后。

8.沈某，女，37岁。

初诊：2016-1-11。

平素工作压力较大，易感乏力，神差，有时寐差，多梦，近来症状加重，且有心悸，胸闷，烦热，纳食欠香，时有便溏。舌淡胖，苔白，脉细。今拟调肝健脾、宁心之剂调治。

北柴胡 60g	赤芍药 100g	炒白芍 100g	炒当归 100g
炒白术 180g	云茯苓 200g	广陈皮 90g	制香附 90g
广郁金 150g	粉丹皮 150g	炒山栀 100g	太子参 300g
麦门冬 100g	炙五味 90g	紫丹参 300g	野百合 300g
合欢皮 300g	炒枣仁 300g	肥知母 100g	红景天 200g
紫灵芝 150g	夜交藤 300g	青龙齿 200g	大川芎 90g
生葛根 200g	生薏仁 300g	莲子肉 150g	怀山药 200g
大连翘 150g	焦山楂 300g	清甘草 50g	

上药煎取浓汁，文火熬糊，纳西洋参60g（另煎取汁），朝白参50g（另煎取汁），珍珠粉18g，龟板胶120g（黄酒烊化），真阿胶60g（黄酒烊化），麦芽糖500g，溶化收膏，每晨起、卧前各1匙。

二诊：2017-12-6

服膏方后，自觉较好，现便常秘，易紧张，心烦，夜寐多梦，舌红苔薄，脉细弦。今拟清热调肝、宁心安神之剂调治。

北柴胡 100g	赤芍药 150g	炒白芍 150g	炒当归 100g
炒白术 150g	云茯苓 150g	广陈皮 100g	制香附 100g
广郁金 150g	粉丹皮 150g	炒山栀 100g	北沙参 150g
麦门冬 100g	炙五味 90g	紫丹参 150g	野百合 300g
合欢皮 300g	酸枣仁 300g	肥知母 100g	夜交藤 300g
红景天 200g	紫灵芝 150g	大川芎 60g	生葛根 150g
大连翘 90g	清甘草 50g		

上药煎取浓汁，文火熬糊，纳西洋参 60g（另煎取汁），朝白参 60g（另煎取汁），珍珠粉 24g，龟板胶 120g（黄酒烊化），真阿胶 60g（黄酒烊化），白蜜 450g，溶化收膏，每晨起、卧前各1匙。

三诊：2018-11-22

服膏方后，自觉症有好转，现时有心悸，胸闷，人较易紧张。苔薄，舌暗胖，脉细弦。再以原法出入调治。

北柴胡 100g	赤芍药 200g	炒白芍 200g	炒当归 100g
炒白术 150g	云茯苓 150g	广陈皮 100g	制香附 100g
广郁金 150g	紫丹参 300g	粉丹皮 150g	炒山栀 90g
野百合 300g	潞党参 200g	麦门冬 100g	炙五味 90g
柏子仁 150g	夜交藤 300g	合欢皮 150g	红景天 150g
紫灵芝 150g	生葛根 150g	北沙参 150g	青龙齿 300g
玫瑰花 60g	大川芎 90g	北防风 60g	怀牛膝 150g
炙甘草 60g			

上药煎取浓汁，文火熬糊，纳西洋参 50g（另煎取汁），朝白参 60g（另煎取汁），珍珠粉 24g，龟板胶 120g（黄酒烊化），真阿胶 60g（黄酒烊化），白蜜 450g，溶化收膏，每晨起、卧前各

1匙。

按语：本案患者因工作压力过大，出现乏力、寐差等症状，属于中医学"不寐病"范畴。《灵枢·大惑论》言："卫气不得入于阴，常留于阳，留于阳则阳气满，阳气满则阳跷盛，不得入于阴则阴气虚，故目不瞑矣。"洪老师认为，不寐病的病因虽多，但其病理变化，总属阳盛阴衰，阴阳失交。本案患者由于工作原因，多思虑，思则气结，肝郁化火，邪火扰动心神，神不安而不寐。思虑过度又伤及心脾，心伤则阴血暗耗，神不守舍；脾伤则食少，纳呆，生化之源不足，营血亏虚，不能上奉于心，而致心神不安不寐。故洪老师以逍遥散合归脾汤为主方，柴胡、郁金、香附疏肝理气解郁；白芍、当归、白术、北沙参、麦冬益气滋阴补血；茯苓、陈皮健脾化痰，理气和胃；五味子、夜交藤、合欢皮、酸枣仁、百合养心益脾安神；佐以丹参、赤芍、川芎、红景天活血行血。

9. 金某，男，37岁。

初诊：2016-12-21

近半年来发生耳鸣，经检查未发现器质性病变，有时眼花，时有盗汗。舌红，苔薄，脉细弦。今拟滋肾活血之剂调治。

大泽泻 150g	炙五味 90g	石菖蒲 150g	灵磁石 300g
枸杞子 200g	白菊花 100g	川石斛 150g	决明子 150g
紫丹参 300g	大川芎 100g	女贞子 150g	菟丝子 150g
生葛根 300g	绞股蓝 300g	砂仁粉 24g	生山楂 300g
黑大豆 300g	北柴胡 150g	清甘草 50g	

上药煎取浓汁，文火熬糊，纳西洋参60g（另煎取汁）、龟板胶60g（黄酒烊化），鹿角胶60g（黄酒烊化），白蜜250g，麦

芽糖200g，黑芝麻100g（打粉），溶化收膏，每晨起、卧前各1匙。

二诊：2017-12-1

服膏方后，盗汗止，但耳仍有轻度鸣响，另肝功能、血脂轻度异常，面部易发小疖，有时出现口腔溃疡。舌淡白，苔薄，脉小滑。再以原法出入调治。

大泽泻 150g	炙五味 90g	石菖蒲 150g	灵磁石 300g
枸杞子 200g	白菊花 100g	生薏仁 300g	决明子 150g
紫丹参 300g	大川芎 100g	女贞子 150g	金银花 300g
生葛根 300g	绞股蓝 300g	砂仁粉 24g	生山楂 300g
绵茵陈 200g	北柴胡 150g	赤芍药 120g	清甘草 50g

上药煎取浓汁，文火熬糊，纳西洋参60g（另煎取汁），珍珠粉18g，龟板胶90g（黄酒烊化），白蜜250g，麦芽糖200g，黑芝麻100g（打粉），溶化收膏，每晨起、卧前各1匙。

三诊：2018-12-20

服膏方后，耳鸣缓解，但有时仍有轻响，口腔溃疡症有改善，盗汗也瘥，晨起自觉口苦，有过敏性鼻炎，近查发现尿酸增高。苔白薄，舌偏红，脉细弦。再拟原法出入调治。

大泽泻 150g	炙五味 90g	石菖蒲 150g	土茯苓 300g
枸杞子 200g	云茯苓 150g	生薏仁 300g	绵草薢 200g
紫丹参 300g	大川芎 100g	女贞子 150g	金银花 300g
生葛根 300g	绞股蓝 300g	砂仁粉 24g	生山楂 300g
绵茵陈 200g	北柴胡 150g	赤芍药 120g	清甘草 50g

上药煎取浓汁，文火熬糊，纳西洋参60g（另煎取汁），珍珠粉18g，龟板胶60g（黄酒烊化），白蜜250g，麦芽糖200g，黑

芝麻100g（打粉），溶化收膏，每晨起、卧前各1匙。

按语：本案患者以耳鸣为主症就诊。中医学认为，肾藏先天之精，主骨生髓，诸髓皆属于脑，脑为髓聚而成，故称"髓海"。肾开窍于耳，耳窍有赖于髓海的充养，肾气和则耳能闻五音。《灵枢·海论》曰："髓海不足，则脑转耳鸣，胫酸眩冒。"肾精不足可致髓海失充、耳窍失养，故见脑鸣如蝉，耳鸣如潮。肝气通于耳，胆经上络于耳，肝胆互为表里之脏腑，肝胆气机通畅，则耳聪能听。肝胆气郁，上逆冲犯两耳，可致耳鸣。肝主藏血，耳受血而能听，肝血亏虚而耳窍失养，亦可导致耳鸣。洪老师根据本案患者的症状及舌脉，以灵磁石益阴潜阳、重镇安神，为治耳鸣主药，佐以枸杞、菟丝子、石斛、女贞子滋补肝肾，柴胡、泽泻、菊花、石菖蒲清热平肝，丹参、川芎、绞股蓝活血养血，以助充养耳窍。二诊患者诉易发面部小疖、口腔溃疡，佐以金银花、茵陈、赤芍、薏仁清热化湿。三诊时有口苦症状，添土茯苓、粉萆薢、云茯苓以助清除肝胆湿热。

第六节　内分泌系统疾病

1. 钱某，女，58岁。

初诊：2009-12-30

神疲乏力，眼目昏花，记忆力减退，腰酸肢麻，夜尿频多，有时皮肤过敏，肤痒难忍，平素易感冒，苔薄，舌黯，脉细弦，体检血脂、尿酸偏高。证属脾肺气虚，肾气不化，湿浊内阻，拟益气固表化浊之剂调治。

生黄芪 300g　　炒苍术 150g　　炒白术 150g　　防风 100g

防己 100g　　　薏苡仁 300g　　川牛膝 150g　　五味子 100g

怀山药 150g　　辛夷 100g　　　桔梗 60g　　　　白茯苓 150g

远志 100g　　　石菖蒲 150g　　砂仁粉 30g　　　陈皮 100g

党参 200g　　　红景天 150g　　白蒺藜 150g　　白鲜皮 150g

炒枳实 150g　　茵陈 200g　　　土茯苓 300g　　连翘 150g

绵萆薢 200g　　清甘草 50g

上药煎取浓汁，文火熬糊，纳西洋参 30g（另煎取汁），朝白参 30g（另煎取汁），灵芝孢子粉 50g，龟板胶 150g（黄酒烊化），木糖醇 300g，溶化收膏，每晨起、卧前各 1 匙。

二诊：2012-12-6

平素乏力，皮肤易发痒疹，心悸胸闷，较易感冒，3 年前服膏方后症状有所改善，但停服后有反复，目前目糊，腰酸，尿频，记忆力减退，检查血脂、尿酸较前降低，苔薄根白，脉弦细。证属脾肺气虚，肾气不化，湿浊内阻，拟益气固表、化浊之法调治。

生黄芪 300g　　炒苍术 150g　　炒白术 150g　　防风 100g

防己 100g　　　薏苡仁 300g　　辛夷 100g　　　五味子 100g

党参 200g　　　白茯苓 150g　　桔梗 60g　　　　陈皮 100g

远志 100g　　　石菖蒲 150g　　红景天 150g　　白鲜皮 150g

茵陈 300g　　　连翘 150g　　　土茯苓 300g　　绵萆薢 200g

决明子 150g　　丹参 300g　　　生龙骨 300g　　金樱子 300g

怀牛膝 150g　　炒甘草 50g

上药煎取浓汁，文火熬糊，纳西洋参 30g（另煎取汁），朝白参 30g（另煎取汁），灵芝孢子粉 30g，龟板胶 150g（黄酒烊化），木糖醇300g，溶化收膏，每晨起、卧前各1匙。

按语：患者神疲乏力，眼目昏花，腰酸肢麻，夜尿频多，较易感冒，为脾、肺、肾气虚之证，而皮肤过敏，肤痒发疹，血脂尿酸高，为湿浊内蕴的表现，此乃正虚邪实。洪老师擅长以扶正祛邪理论治之。所谓"扶正"，就是扶助五脏六腑和气血津液的正常功能，调动机体抵抗疾病的能力。而"祛邪"，就是使用驱逐邪气的方药或针灸、推拿、理疗等治疗方法，祛除病邪，使"邪去正复"。《内经》云："正气存内，邪不可干。""邪之所凑，其气必虚。"其扶正固本，重视补益脾肾二脏。方中以党参、朝白参、黄芪、茯苓、白术、山药健脾益气，扶助后天之本，以川牛膝、五味子、龟板胶补肾强腰，充养先天之精。先天之精亦赖脾胃所化生的后天之精的不断充养，如《素问·上古天真论》云："肾者主水，受五脏六腑之精而藏之。"土茯苓、绵萆薢祛湿解毒，利关节，可降低血尿酸指标。白鲜皮、连翘、丹参清热凉血，祛风止痒。其扶正祛邪理论以"扶正不可留邪，祛邪不能伤正"为原则。

2. 裘某，女，74岁。

初诊：2011-12-8

神疲乏力，腰膝酸软，记性减退，眼睛昏花，夜尿频多，易受风感冒，化验提示血脂、尿酸偏高，苔稍腻，质暗红，脉沉细。证属肺脾气虚，肾气不固，治拟补肾缩尿，健脾固表。

党参300g	炒白术200g	薏苡仁300g	白茯苓200g
怀山药300g	姜半夏100g	陈皮100g	炒黄芩100g
广木香90g	生黄芪300g	防风100g	荆芥100g
紫苏梗120g	桔梗100g	前胡150g	红景天100g

灵芝 150g	熟地黄 300g	山茱萸 100g	芡实 300g
莲子 200g	金樱子 300g	覆盆子 300g	补骨脂 150g
砂仁粉 30g	土茯苓 300g	绵萆薢 200g	川牛膝 100g

上药煎取浓汁，文火熬糊，朝鲜白参 90g（另煎取汁），蛤蚧 1 对（研粉冲入），阿胶 200g（黄酒烊化），麦芽糖 300g，木糖醇 150g，溶化收膏，每晨起、卧前各 1 匙。

二诊：2013-1-3

乏力较前好转，腰膝酸软，记性减退，眼睛昏花，夜尿频多，夜寐欠佳，大便溏泻，化验提示血脂、尿酸已降，苔稍腻，质暗红，脉沉细。证属肝肾亏虚，脾虚湿蕴，治拟滋补肝肾，健脾化浊。

熟地黄 300g	山茱萸 100g	怀山药 300g	白茯苓 200g
槲寄生 150g	补骨脂 150g	枸杞子 300g	沙苑子 150g
菟丝子 150g	五味子 100g	芡实 300g	莲子 200g
金樱子 300g	覆盆子 300g	薏苡仁 300g	远志 100g
石菖蒲 150g	酸枣仁 300g	生黄芪 300g	炒白术 200g
防风 100g	紫苏梗 150g	广木香 100g	砂仁粉 48g
绞股蓝 300g	红景天 150g	土茯苓 300g	绵萆薢 200g
灵芝 150g	炒甘草 50g		

上药煎取浓汁，文火熬糊，朝鲜白参 90g（另煎取汁），蛤蚧 1 对（研粉冲入），阿胶 150g（黄酒烊化），麦芽糖 300g，木糖醇 100g，溶化收膏，每晨起、卧前各 1 匙。

按语：初诊患者表现以神疲乏力、易感冒脾肺气虚为主，洪老师治疗以六君子汤合玉屏风散为主方健脾益肺固表。二诊患者前症好转，出现腰膝酸软、眼目昏花、夜尿频多、记性减退等肝肾亏虚之象，则以六味地黄汤合五子衍宗丸化裁为主，熟地黄、山茱萸、枸杞子滋阴补肾、抗衰老，菟丝子、补骨脂补肾精、壮阳道、助精神，覆盆子、五味子、沙苑子养真阴、补肾水、固精关，配以芡实、金樱子固肾缩尿。洪老认为，老年病与肾脏密切相关，医者多以补肾益精为法，但他还强调调补脾胃来论治，以后天之精来补充先天之精。方中怀山药、莲子、白茯苓、薏苡仁、炒白术健脾益气化湿，配紫苏梗、广木香、砂仁粉健运之品，补而不滞。本案膏方调体又治病。绞股蓝配伍红景天可益气化浊散瘀，助降血脂，土茯苓配伍绵萆薢祛湿浊，利关节，可淡渗利尿，降尿酸。

通过本案例，可见洪老用膏滋药调治老年病的特点：其一，有主有辅，多而不杂。洪老所开之膏方，一般有三十余味，其处方中有君、臣、佐、使之分。其二，补通相兼，动静结合。膏方之用药虽多滋补，但洪老认为，老年病多具有脏虚腑滞、虚实夹杂的特点，故在开膏用药，常采用以补扶正，以通祛邪，补通相兼，动静结合的法则，既用有补气、滋阴、养血等腻滞的药物，又配用理气、活血、消导等辛香走窜的药物，同时，还注意气血、阴阳的互根互用，常用阴中求阳、阳中求阴等法。其三，顾护脾胃，补而兼运。脾胃乃后天之本，脾为阴土，喜燥恶湿，胃为阳土，喜润恶燥，饮食不慎，多有损伤，用药不慎，亦能伤矣，脾胃一伤，必碍调治，故洪老开膏方，必配健运之品，如砂仁粉、木香、苏梗等，使补而不滞。

3.叶某，男，57岁。

初诊：2016-12-1

近年来眼花头晕，记忆力减退，腰膝酸软，天气转凉则咳喘，受风鼻塞，易感冒，有过敏性鼻炎、哮喘及痛风病史，苔薄白，脉细弦。证属肺肾气虚，卫表不固，拟益气祛风固表、化浊清热之法调治。

生黄芪 300g	炒白术 150g	防风 100g	荆芥 100g
辛夷 100g	五味子 100g	桔梗 100g	防己 100g
炙麻黄 60g	杏仁 100g	红景天 150g	灵芝 150g
徐长卿 200g	苏叶 100g	远志 100g	石菖蒲 150g
枸杞子 200g	女贞子 150g	白蒺藜 100g	潼蒺藜 100g
补骨脂 100g	土茯苓 300g	山慈菇 90g	葛根 150g
明天麻 100g	杭白菊 100g	清甘草 50g	

上药煎取浓汁，文火熬糊，纳朝白参 60g（另煎取汁），蛤蚧 1 对（研粉冲入），阿胶 200g（黄酒烊化），白蜜 250g，木糖醇 100g，溶化收膏，每晨起、卧前各 1 匙。

二诊：2017-11-27

服用膏方后症状有所改善，目前眼花，记忆力减退，尿频多，腰膝怕冷，动则易气急。有过敏性鼻炎、哮喘及痛风病史。苔薄，脉细弦。

生黄芪 300g	炒白术 150g	防风 100g	荆芥 100g
白芷 120g	蝉衣 60g	桔梗 100g	防己 100g
炙麻黄 60g	杏仁 100g	地龙 100g	五味子 90g
红景天 150g	灵芝 150g	徐长卿 200g	远志 100g
石菖蒲 100g	女贞子 150g	白蒺藜 100g	潼蒺藜 100g
枸杞子 200g	菟丝子 150g	土茯苓 300g	山慈菇 60g
葛根 150g	清甘草 50g		

上药煎取浓汁，文火熬糊，纳朝白参 60g（另煎取汁），蛤

蛤蚧 1 对（研粉冲入），阿胶 200g（黄酒烊化），白蜜 250g，木糖醇
100g，溶化收膏，每晨起、卧前各 1 匙。

三诊：2018-11-30

服用膏方后，鼻炎症减，痛风少发，人仍怕冷，下肢易抽
筋，苔薄白，边有齿印，脉细。再拟原法调治。

生黄芪 300g	炒白术 150g	防风 100g	荆芥 100g
防己 100g	炙麻黄 60g	杏仁 100g	地龙 100g
五味子 90g	桔梗 100g	红景天 150g	灵芝 150g
徐长卿 200g	远志 100g	石菖蒲 100g	女贞子 150g
白蒺藜 100g	潼蒺藜 100g	枸杞子 200g	菟丝子 150g
炒山药 200g	炒当归 150g	炒麦芽 300g	木香 150g
补骨脂 100g	怀牛膝 150g	川牛膝 100g	清甘草 60g

上药煎取浓汁，文火熬糊，纳生晒参 100g（另煎取汁），蛤
蚧 1 对（研粉冲入），核桃肉 90g（打碎），阿胶 200g（黄酒烊化），
麦芽糖 300g，木糖醇 100g，溶化收膏，每晨起、卧前各 1 匙。

按语：患者素体虚，禀赋不足，属特禀体质。其畏风、易感
冒、咳喘、腰膝酸软乃肺肾气虚之表现。洪老认为，哮喘患者体
质多气虚、肾虚（肾阳虚），相关脏腑在肺、肾，外邪以寒为主，
宿根为痰、浊、瘀、饮，多由风邪引发。膏方治疗上以"却病纠
偏"为原则，虚实兼顾，祛邪扶正，促进人体机能的整体调整。
具体治疗在于补气固卫，调补肺、肾二脏，止咳平喘兼化痰、以
攻补兼施。初诊处方以朝白参、生黄芪、炒白术、防风、灵芝益
气固表，枸杞子、女贞子、白蒺藜、潼蒺藜、五味子、补骨脂、
蛤蚧补肾填精，共奏肺肾同补，益气纳喘之功，兼以炙麻黄、杏
仁、甘草止咳平喘，地龙通络止痉平喘，直达病灶，佐以土茯

苓、山慈菇清热解毒化浊，以预防痛风发生。患者三诊时痛风已少发，处方去土茯苓、山慈菇，而加核桃肉、牛膝以补肾固精，温肺定喘以治本。

4. 严某，男，54岁。

初诊：2008-11-29

平素神疲乏力，气短心慌，较易感冒，皮肤油腻，头发易脱，有脂肪肝、高脂血症病史。患者时常纳呆，多食腹胀，大便黏滞不成形，经用香砂六君子之剂健脾化浊开路，腻苔有化，但未净，脉滑。证属脾气虚弱，湿浊内盛，拟健脾化浊之剂调治。

潞党参 200g	苍白术^各200g	猪茯苓^各300g	生薏仁 300g
制半夏 100g	广陈皮 100g	炙远志 100g	石菖蒲 100g
川朴花 90g	豆蔻粉 30g	川芎 100g	防风己^各100g
绞股蓝 300g	决明子 300g	生山楂 150g	虎杖 150g
生葛根 300g	泽泻 150g	炒枳壳 100g	粉萆薢 150g
川牛膝 100g	黄柏 150g	淡竹茹 90g	清甘草 50g

上药煎取浓汁，文火熬糊，纳西洋参60g（另煎取汁），灵芝孢子粉50g，白蜂蜜200g，木糖醇300g，溶化收膏，每晨起、卧前各1匙。

二诊：2009-12-5

服膏方后，神疲乏力好转，体质有所增强，感冒减少，大便不畅，血脂复常，尿酸偏高，脂肪肝未瘥。苔薄白腻，脉小滑。此乃脾虚而痰浊内生之证，再以益气健脾化浊之剂调治。

潞党参 150g	苍白术^各150g	猪茯苓^各150g	生薏仁 300g
制半夏 100g	广陈皮 100g	生黄芪 150g	防风己^各90g
川朴 90g	虎杖根 150g	软柴胡 60g	炒枳实 90g

川芎 100g	绞股蓝 300g	决明子 150g	生葛根 300g
建泽泻 150g	花槟榔 100g	粉萆薢 200g	绵茵陈 200g
炒山栀 90g	生山楂 150g	川牛膝 150g	土茯苓 300g

上药煎取浓汁，文火熬糊，纳西洋参 50g（另煎取汁），灵芝孢子粉 50g，白蜂蜜 300g，溶化收膏，每晨起、卧前各 1 匙。

按语：高血脂是为病理产物，也是致病因素，统属中医学"痰"的范畴。高血脂是为狭义有形之痰。中医学理论归纳其病机为"清从浊化，脂由痰生"。凡饮食不节、情志失调、脾失健运，津液不能输布，皆可酿其为痰。肝胆疏泄失度，清浊难分，胆气郁遏则清净无权，脂浊难化，以致脂质代谢紊乱。本病以健脾益气治本，兼以利湿化浊消脂治标。洪老初诊用六君子汤健脾益气，运化中焦。用药以苍术配白术，一散一收，健脾燥湿，猪苓配茯苓，一阴一阳，增强淡渗利湿之功。《本经疏证》云："夫松之概，挺拔劲正；枫之概，柔弱易摇。松之理粗疏；枫之理坚细。松之针至冬益苍翠不凋，枫之叶至冬遂鲜赤而即落，是其一柔一刚，显然殊致。茯苓属阳，治停蓄之水不从阳化者；猪苓属阴，治鼓荡之水不从阴化者。"可见洪老用药讲究阴阳、气血的平衡。二诊因脂肪肝未愈，又以柴胡升脾阳，以陈皮、枳壳等疏畅气机。《素问·宝命全形论》云："土得木而达之。"肝气条达，气机通畅，则脾胃运化正常，痰湿无从化生。诸药相配，体现了肝脾同治，疏肝理脾，即"土中达木"之法。

5.张某，男，50 岁。

初诊：2010-12-4

平素易体倦乏力，动则汗出，足趾关节红肿而痛，时有胃脘胀痛不适，嗳气。体检发现有痛风，血脂偏高。有慢性浅表性胃炎史。苔黄稍腻，脉小滑。证属气虚痰浊，胃失和降证，今拟益气化浊和胃之剂调治。

土茯苓 300g	山慈菇 90g	百合 300g	粉草薢 200g
生薏仁 300g	黄柏 150g	苍术 150g	知母 60g
威灵仙 300g	防风 100g	防己 100g	川牛膝 100g
制半夏 100g	茯苓 150g	猪苓 100g	秦艽 150g
陈皮 90g	桃仁 90g	川芎 60g	鸡血藤 300g
绞股蓝 300g	炒白术 150g	生黄芪 300g	夏枯草 150g
清甘草 50g			

上药煎取浓汁，文火熬糊，纳西洋参100g（另煎取汁），三七粉50g，鳖甲胶150g（黄酒烊化），白蜜200g，木糖醇200g，溶化收膏，每晨起、卧前各1匙。

二诊：2011-11-22

乏力、动则易汗明显好转，记忆力减退，眼目昏花，头发易脱。有痛风史，现痛未作，但尿酸仍高。苔薄黄，舌暗红，脉小弦滑。再以原法出入调治。

土茯苓 300g	山慈菇 100g	云茯苓 100g	粉草薢 200g
百合 150g	生薏仁 300g	黄柏 150g	苍术 150g
知母 100g	威灵仙 300g	防风 100g	防己 100g
川牛膝 100g	猪苓 100g	秦艽 150g	赤白芍各 150g
炒枳壳 90g	炙远志 100g	石菖蒲 100g	红景天 150g
灵芝 150g	夏枯草 200g	双钩藤 200g	菊花 150g
麦冬 100g	煅牡蛎 300g	陈皮 60g	清甘草 50g

上药煎取浓汁，文火熬糊，纳西洋参100g（另煎取汁），三七粉50g，鳖甲胶150g（黄酒烊化），白蜜200g，木糖醇

150g，溶化收膏，每晨起、卧前各 1 匙。

按语：痛风是嘌呤代谢障碍引起的代谢性疾病，常与肥胖、糖类脂类代谢紊乱、高血压等聚集发生。中医学认为，痛风的发生多以脾虚为本，湿浊为标。本案患者湿浊为导致此病的主要原因，湿性重浊、黏滞，湿邪浸淫关节，郁而化热，留滞关节，出现关节红、肿、痛之症。四妙散为《丹溪心法》治疗湿热下注证之方，洪老以四妙散为主方治疗痛风急性发作期，又不忘益气健脾扶正，配以防己黄芪汤，两方相合，标本兼顾。粉萆薢、猪苓、防己引湿下行从小便走，知母、黄柏、秦艽、土茯苓、山慈菇清热利湿解毒，鸡血藤、桃仁活血止痛，共奏清热利湿、活血止痛之功。

6. 叶某，女，62 岁。

初诊：2008-12-17

头晕眼花，上脘胀满，夜寐欠佳，大便不畅。有颈椎病、高血压、血脂高、脂肪肝及慢性胃炎史。苔厚腻，舌暗红，脉小弦。证属气血失和，痰浊内蕴，今拟理气和血、化浊之剂调治。

软柴胡 100g	赤白芍^各 150g	炒枳壳 100g	川芎 100g
广郁金 150g	炒黄芩 150g	制半夏 100g	广陈皮 100g
制首乌 300g	生葛根 300g	紫丹参 300g	生山楂 150g
明天麻 150g	绞股蓝 300g	鸡内金 200g	柏子仁 200g
甘枸杞 200g	潼白蒺藜^各 150g	决明子 150g	佛手干 100g
石菖蒲 150g	炙远志 100g	夜交藤 300g	

上药煎取浓汁，文火熬糊，纳西洋参 90g（另煎取汁），灵芝孢子粉 30g，黑芝麻粉 60g，龟板胶 100g（黄酒烊化），真阿胶 60g（黄酒烊化），白蜜 450g，溶化收膏，每晨起、卧前各 1 匙。

二诊：2009-12-26

服膏方后，头晕明显减少，胃脘症也瘥，仍有脂肪肝，血脂偏高，腹部肥软，眼目昏花，常感项强，腰腿酸胀发麻。苔薄，舌暗红，脉细弦。再拟疏肝化浊、和血健腰之剂调治。

软柴胡 100g	赤白芍^各200g	炒枳壳 150g	广郁金 150g
绵茵陈 300g	制半夏 100g	青陈皮^各90g	炒黄芩 150g
生首乌 300g	绞股蓝 200g	生山楂 300g	猪苓 100g
川芎 100g	紫丹参 300g	生葛根 300g	明天麻 150g
决明子 150g	菊花 150g	潼白蒺藜^各150g	威灵仙 200g
桑寄生 150g	川怀牛膝^各150g	红景天 150g	柏子仁 200g
炙远志 100g	石菖蒲 150g	花槟榔 150g	清甘草 50g

上药煎取浓汁，文火熬糊，纳西洋参 90g（另煎取汁），灵芝孢子粉 50g，黑芝麻粉 60g，龟板胶 150g（黄酒烊化），真阿胶100g（黄酒烊化），白蜜 450g，溶化收膏，每晨起、卧前各 1 匙。

按语：脂肪肝大致属于《黄帝内经》"肥气""息积"范畴。脂肪肝致病因素众多，多为饮食不节、劳逸失度、情志失调、体质因素、他病失治等。此病病位在肝，与脾、胃、肾等脏腑功能失调密切相关，因肝失疏泄，脾失健运，湿热内蕴，痰湿郁结，瘀血阻滞，痹阻肝脏脉络，而形成脂肪肝。洪老认为"百病生于气"，气机不畅则津停为痰，血滞为瘀。痰瘀是脂肪肝的主要病理产物，治疗当以调畅气机为先，气机调畅则脏腑功能及机体代谢功能正常，脂浊无以生。方中以软柴胡、佛手、炒枳壳、广郁金、陈皮疏肝理气，川芎、紫丹参、赤芍活血而兼以理气。患者有高血压，症状为头晕眼花，腰膝酸软，属肝肾阴虚，肝阳上扰，以枸杞、潼白蒺藜、白芍、制首乌滋肝养肾，明天麻、决明子、菊花平肝息风。生葛根、紫丹参、川芎行气养血活血，改善颈椎病引起的项强。

7. 胡某，女，61岁。

初诊：2008-12-17

自诉目糊，动则汗出，自觉烘热，口干口苦，常易感冒，苔白薄，舌暗红，脉弦。有高血压、糖尿病、脂肪肝、高血脂、高尿酸、腰椎间盘突出病史，时感腰腿痛。气阴两虚，阴虚内热之证，当拟益气养阴，清热之法调治。

生地黄 300g	制玉竹 300g	怀山药 150g	山萸肉 100g
甘枸杞 200g	潼蒺藜 150g	白蒺藜 150g	女贞子 150g
旱莲草 150g	制首乌 150g	制黄精 200g	太子参 300g
北沙参 200g	麦门冬 100g	五味子 60g	南沙参 150g
红景天 150g	防风 60g	肥知母 60g	小川连 50g
决明子 150g	石菖蒲 100g	川牛膝 100g	怀牛膝 100g
桑寄生 150g	炒丹皮 150g		

上药煎取浓汁，文火熬糊，纳西洋参100g（另煎取汁），龟板胶100g（黄酒烊化），鳖甲胶100g（黄酒烊化），珍珠粉45g，木糖醇500g，溶化收膏，每晨起、卧前各1匙。

二诊：2009-11-28

服膏方后，目糊汗出好转，感冒明显减少，人感乏力，记忆力减退，多梦，腰酸。苔薄白，舌暗红，脉细。血压、血糖、血脂、尿酸经治基本控制。再拟益气、滋阴化浊之法调治。

生地黄 180g	玉竹 200g	怀山药 200g	山萸肉 100g
甘杞子 150g	潼蒺藜 150g	白蒺藜 150g	女贞子 150g
柏子仁 150g	制首乌 150g	制黄精 200g	太子参 300g

南沙参 150g	北沙参 150g	麦门冬 100g	五味子 60g
红景天 150g	防风己^各100g	肥知母 60g	灵芝 150g
决明子 150g	石菖蒲 120g	川牛膝 100g	怀牛膝 100g
桑寄生 150g	川芎 60g	云茯苓 150g	苍白术^各150g
土茯苓 200g	绞股蓝 150g	粉草薢 200g	

上药煎取浓汁，文火熬糊，纳西洋参 100g（另煎取汁），龟板胶 100g（黄酒烊化），鳖甲胶 100g（黄酒烊化），珍珠粉 45g，木糖醇 400g，溶化收膏，每晨起、卧前各 1 匙。

三诊：2010-11-20

服膏方后易感冒明显好转，现血脂、尿酸偏高，月经夹有血块，常有头胀痛，腰酸，梦多，夜尿多，苔薄舌暗，脉细弦。再拟益气滋阴、平肝化浊之剂调治。

太子参 200g	南沙参 150g	北沙参 150g	怀山药 300g
苍术 150g	元参 200g	生地黄 300g	制玉竹 200g
潼蒺藜 150g	白蒺藜 150g	麦冬 150g	山萸肉 90g
五味子 90g	枸杞子 200g	制首乌 300g	赤白芍 150g
生黄芪 200g	决明子 150g	石菖蒲 100g	川牛膝 100g
怀牛膝 150g	土茯苓 300g	珍珠母 300g	干地龙 150g
绞股蓝 200g	川芎 60g	绵草薢 200g	

上药煎取浓汁，文火熬糊，纳西洋参 100g（另煎取汁），龟板胶 100g（黄酒烊化），鳖甲胶 100g（黄酒烊化），珍珠粉 45g，木糖醇 400g，溶化收膏，每晨起、卧前各 1 匙。

按语：患者有高血压、糖尿病、脂肪肝、高脂血症、高尿酸血症病史，现代医学认为其由代谢紊乱或内分泌失调所导致。中医学认为本病起因多为过食肥甘厚味，肆意饮酒，或劳逸失衡，或情志失调等。本病与脾、肝、肾等脏腑关系密切，基本病机为气阴虚损、气化功能失常，而生湿邪、痰浊、瘀滞停留体内致病，疾病后期往往虚实夹杂。《素问·奇病论》曰："肥者令人内热，甘者令人中满。"说明肥甘之品，多伤脾胃，使脾胃运化失司，痰湿内生，阻碍气机，气机失调，则百病生。洪老用太子参、炒白术、苍术、黄精、茯苓、山药、生黄芪健脾益气化湿，生地黄、山茱萸、女贞子、墨旱莲、枸杞子等补益肝肾之阴，绞股蓝、决明子、草薢、土茯苓益气泄浊，知母、黄连、丹皮清热养阴，共奏益气养阴、清热泄浊之功，以恢复脏腑正常气化功能。现代药理学研究表明，黄芪、黄连、苍术、玄参有降血糖作用，绞股蓝能抑制血清中胆固醇、过氧化脂质的增加而起降血脂功效。方中以珍珠母、槲寄生平肝潜阳，可降血压，用地龙、川芎、赤芍活血通络，通而不滞。洪老开具膏方倡导平衡之法，气血流畅、平衡是人体生理功能正常的基础，气血平衡具有十分重要的地位，所谓"人之所有者，血与气耳"，"气血正平，常有天命"。而一旦气血不和，百病乃变化而生。洪老三诊中据证用药体现出衡阴阳、平脏腑，动静结合、升降同用，补泻兼施、通利气血之法。

8. 王某，男，41 岁。

初诊：2008-12-15

平素工作多思虑劳神，应酬较多，四肢怕冷，面部较油腻，易疲劳，多汗出，夜寐尿频。苔薄白，脉小滑，稍数。有脂肪肝、血脂偏高病史。证属气虚痰湿证，今拟益气化湿之法调治。

| 太子参 300g | 炒白术 150g | 猪茯苓各 200g | 粉草薢 150g |
| 五味子 90g | 广陈皮 60g | 制半夏 100g | 薏苡仁 300g |

生山楂 300g　　绞股蓝 300g　　汉防己 100g　　生侧柏叶 150g

石菖蒲 150g　　生葛根 150g　　制首乌 200g　　红景天 150g

炒枳壳 100g　　赤白芍^各150g　绵茵陈 200g　　紫丹参 150g

制黄精 200g　　芡实 300g　　　怀牛膝 150g　　金樱子 300g

川芎 60g

上药煎取浓汁，文火熬糊，纳朝白参 60g（另煎取汁），西洋参 50g（另煎取汁），真阿胶 120g（黄酒烊化），灵芝孢子粉 30g，麦芽糖 500g，溶化收膏，每晨起、卧前各 1 匙。

二诊：2009-12-9

服膏方后，自觉症明显好转，精力也感充沛，血脂复查已正常，但面部较油腻等症未净，偶感胁肋胀满不适。苔薄白，舌暗红，脉小弦滑。再拟疏肝化浊之法调治。

软柴胡 100g　　赤芍 150g　　　炒枳实 100g　　广郁金 150g

炒黄芩 150g　　绵茵陈 200g　　小川连 50g　　　广木香 90g

生山楂 200g　　制半夏 100g　　云茯苓 150g　　石菖蒲 100g

生侧柏叶 150g　生葛根 150g　　苍白术^各150g　建泽泻 150g

紫丹参 150g　　鸡内金 200g　　粉萆薢 200g　　炒薏仁 300g

炒山栀 90g　　　焦山楂 300g　　猪苓 100g　　　制黄精 150g

生甘草 30g

上药煎取浓汁，文火熬糊，纳朝白参 60g（另煎取汁），西洋参 50g（另煎取汁），龟板胶 100g（黄酒烊化），灵芝孢子粉 30g，麦芽糖 500g，溶化收膏，每晨起、卧前各 1 匙。

三诊：2010-12-4

平素人易乏力，寐欠佳，面部油腻较前好转，发易脱，腰膝酸楚，眼花，体检有脂肪肝，大便溏多，苔薄，脉弦滑。今拟益气调肝化浊之剂调治。

生黄芪 300g	炒白术 200g	防己 100g	怀山药 200g
绞股蓝 300g	薏苡仁 300g	猪茯苓各 100g	绵茵陈 300g
广郁金 150g	制香附 100g	炙远志 100g	石菖蒲 150g
生山楂 200g	焦山楂 200g	合欢皮 300g	补骨脂 100g
怀牛膝 150g	制黄精 300g	生侧柏叶 150g	干荷叶 150g
紫丹参 200g	泽泻 100g	木香 60g	芡实 300g
煨葛根 300g	炒黄芩 100g	柴胡 60g	夜交藤 300g
酸枣仁 30g	肥知母 60g	生甘草 50g	

上药煎取浓汁，文火熬糊，纳朝白参 60g（另煎取汁），西洋参 50g（另煎取汁），陈阿胶 100g（黄酒烊化），龟板胶 100g（黄酒烊化），灵芝孢子粉 50g，麦芽糖 500g，溶化收膏，每晨起、卧前各 1 匙。

按语：随着时代变迁，人们生活方式发生变化，疾病谱也随之发生变化，脂肪肝已成为国内第一大慢性肝病。脂肪肝是由多种疾病和病因引起的肝脏脂肪变性，是肝脏脂肪蓄积过多的一种病理状态，可由肥胖、乙醇中毒、病毒性肝炎、糖尿病及药物等引起，导致肝细胞变性坏死和肝纤维化、肝硬化，甚至肝癌。中医认为，脂肪肝是由于过食肥甘厚味，或久卧久坐，缺乏运动，体丰痰盛，或七情内伤，致肝失疏泄，脾失健运，水湿内停，痰浊内生，气滞血瘀而形成。其归属于中医学"痰浊""胁痛""肝痞"等范畴。治则为疏肝健脾，燥湿化痰，泄浊化瘀。洪老用药以柴胡、枳壳、香附、木香疏肝理气，太子参、白术、苍术、茯苓、山药、薏苡仁、陈皮、半夏健脾化湿，生山楂、焦山楂、荷叶、绞股蓝消脂化浊，猪苓、防己、泽泻、萆薢利湿，痰湿内蕴久而化热，热灼阴生瘀，茵陈配栀子、丹参配郁金可清热祛湿化瘀。

《难经》云："所谓治未病者，见肝之病，则知肝当传之与脾，故先实其脾气，无令得受肝之邪，故曰治未病焉。"洪老善于治未病，临证中常常采用"肝病实脾，脾病调肝"的肝脾同治原则，初诊治疗以健脾益气化湿为主，使脾胃运化之气足，二诊再以疏肝调肝，肝脾同治起疗效。

9. 李某，男，66岁。

初诊：2007-12-28

素有痛风病史，时有大足趾红肿作痛，平素易乏力，大便溏薄，记忆力减退，发脱，汗易出。化验尿酸、血脂偏高。苔白，舌偏红，脉细弦。证属脾气虚弱，湿热内蕴，今拟健脾益气、清热化浊之剂调治。

生黄芪 300g	炒白术 150g	汉防己 100g	云茯苓 300g
防风 90g	广陈皮 90g	绞股蓝 300g	生薏仁 300g
粉萆薢 200g	土茯苓 300g	黄柏 150g	川牛膝 100g
泽泻 150g	生焦山楂^各 150g	石菖蒲 100g	炙远志 100g
煨葛根 200g	赤芍 150g	煅龙骨 200g	绵茵陈 150g
煅牡蛎 300g	糯稻根 200g	怀山药 200g	生甘草 50g

上药煎取浓汁，文火熬糊，纳西洋参50g（另煎取汁），白蜜200g，麦芽糖300g，溶化收膏，每晨起、卧前各1匙。

二诊：2008-12-8

服膏方后，自觉上症有好转，痛风发作减少，仍偶感乏力，汗出仍有，便有时偏溏，尿酸仍高。苔薄白，质淡红，脉细弦。再以原法调治。

生黄芪 300g　　炒白术 150g　　汉防己 100g　　云茯苓 300g

防风 90g　　　广陈皮 90g　　　绞股蓝 300g　　生薏仁 300g

粉萆薢 200g　　土茯苓 300g　　黄柏 150g　　　川牛膝 100g

泽泻 150g　　　生焦山楂^各 150g　石菖蒲 100g　　炙远志 100g

煨葛根 200g　　赤芍 150g　　　煅龙骨 200g　　猪苓 100g

煅牡蛎 300g　　糯稻根 200g　　怀山药 300g　　生甘草 50g

上药煎取浓汁，文火熬糊，纳朝白参 30g（另煎取汁），西洋参 90g（另煎取汁），龟板胶 60g（黄酒烊化），白蜜 200g，麦芽糖 200g，溶化收膏，每晨起、卧前各 1 匙。

三诊：2009-12-26

平素易乏力，头晕，大便溏薄，神差，气短，眼花，尿频，发脱，记忆力减退。苔薄，舌略暗，脉细弦。体检提示：尿酸及甘油三酯偏高。今拟益气健脾化浊之剂调治。

潞党参 200g　　炒白术 200g　　云茯苓 300g　　猪苓 150g

炒薏仁 300g　　怀山药 300g　　制黄精 200g　　广陈皮 100g

汉防己 100g　　苍术 150g　　　广木香 60g　　　绞股蓝 150g

粉萆薢 200g　　土茯苓 150g　　川牛膝 100g　　炙远志 100g

生黄芪 200g　　石菖蒲 120g　　金樱子 300g　　绵茵陈 300g

广郁金 150g　　芡实 300g　　　煨葛根 300g　　清甘草 50g

煅龙牡^各 300g

上药煎取浓汁，文火熬糊，纳朝白参 30g（另煎取汁），西洋参 50g（另煎取汁），麦芽糖 200g，木糖醇 200g，溶化收膏，每晨起、卧前各 1 匙。

四诊：2011-1-1

平时人感乏力，大便常溏软，一日两次，腰酸眼花，易乏力，记忆力减退，体检发现脂肪肝，ST 段变化，甘油三酯高，尿酸已正常，感冒也减少，苔中白，质淡红，脉弦。再拟益气补脾、理血健脾之剂调治。

潞党参 300g	苍白术^各200g	云茯苓 300g	猪苓 100g
生薏仁 300g	怀山药 300g	芡实 300g	广陈皮 100g
绞股蓝 300g	生黄芪 300g	莲子肉 150g	制半夏 100g
炙远志 100g	石菖蒲 150g	紫丹参 300g	大川芎 150g
红景天 150g	生山楂 150g	焦山楂 300g	煨葛根 300g
广木香 90g	生蒲黄 100g	三七粉 30g	女贞子 150g
枸杞子 200g	杜仲 150g	桑寄生 150g	清甘草 50g

上药煎取浓汁，文火熬糊，纳朝白参 90g（另煎取汁），灵芝孢子粉 20g，麦芽糖 200g，木糖醇 200g，溶化收膏，每晨起、卧前各 1 匙。

按语：以血尿酸升高为主要生化指征的痛风属现代医学代谢性疾病。《金匮要略·中风历节病脉证并治》中的历节病，又名白虎风。《圣济总录·卷十》云："历节风者，由血气衰弱，为风寒所侵，血气凝涩，不得流通关节，诸筋无以滋养，真邪相搏，所历之节，悉皆疼痛，故为历节风也。痛甚则使人短气汗出，肢节不可屈伸。"历节风，以关节红肿，剧烈疼痛，不能屈伸为特点。此"历节风"与现代医学痛风有相似之处。中医认为，痛风的主要病机为湿浊瘀滞内阻。洪老分析认为，寒痰湿阻于血脉之中，难以泄化，与血相结而为浊瘀，滞留于经脉，则骨节肿痛，结节畸形，甚则溃破，渗溢脂膏。或郁闭化热，聚而成毒，损及脾肾。对于痛风的治疗，洪老根据发作期和稳定期分别制定不同的治法，发作期常用防己黄芪汤合四妙散为基础方治疗。防己黄芪汤解表除湿、益气固表，四妙散走下焦，清热利湿，两方相合，内外湿皆可除。以粉草薢配土茯苓、泽泻配茵陈加强泄热除湿祛邪之力，多于痛风发作期应用。患者三诊后尿酸已复常，足痛症状已减，痛风进入稳定期。洪老则以六君子汤健脾益气，以女贞子配枸杞子、杜仲配桑寄生益肾助气化，缓图以治其本。又以丹参配川芎、蒲黄配三七行气和血导瘀滞，以助消石，减少痛风发作。

10.卢某，男，54 岁。

初诊：2008-12-24

平素腰酸，眼花，有时脘胀，检查发现尿酸、血脂偏高，有痛风病史，大便易溏。苔白，脉小滑。证属脾肾两虚，痰浊内阻，今拟健脾化浊补肾之法调治。

苍白术^各150g	潞党参 150g	云茯苓 300g	炒薏仁 300g
泽泻 150g	广陈皮 100g	炒枳壳 90g	怀山药 150g
土茯苓 200g	粉草薢 200g	猪苓 150g	绞股蓝 300g
桑寄生 150g	怀牛膝 150g	紫丹参 200g	生葛根 300g
生焦山楂^各150g	广木香 60g	补骨脂 100g	石菖蒲 150g
赤白芍^各100g	阳春砂 30g	川牛膝 100g	清甘草 50g

上药煎取浓汁，文火熬糊，纳朝白参 50g（另煎取汁），西洋参 50g（另煎取汁），陈阿胶 60g（黄酒烊化），龟板胶 60g（黄酒烊化），黑芝麻粉 60g，白蜂蜜 200g，木糖醇 300g，溶化收膏，每晨起、卧前各 1 匙。

二诊：2010-11-25

服膏方后，感冒已少，身体状况有改善，血脂已正常，尿酸也降低，现惟感腰酸，苔白，舌暗，脉小弦滑。再拟健脾化浊健腰之剂调治。

苍白术^各150g	潞党参 150g	云茯苓 300g	炒薏仁 300g

苍白术^各150g　　潞党参 150g　　云茯苓 300g　　炒薏仁 300g

泽泻 150g　　　广陈皮 100g　　炒枳壳 90g　　土茯苓 200g

绞股蓝 300g　　猪苓 100g　　　生葛根 300g　　桑寄生 150g

炒川断 150g　　怀牛膝 100g　　川牛膝 150g　　补骨脂 100g

石菖蒲 150g　　赤白芍 150g　　砂仁粉 30g　　大川芎 100g

紫丹参 300g　　广木香 60g　　　生山楂 150g　　绵萆薢 200g

上药煎取浓汁，文火熬糊，纳朝白参 50g（另煎取汁），西洋参 50g（另煎取汁），陈阿胶 60g（黄酒烊化），龟板胶 60g（黄酒烊化），黑芝麻粉 60g，白蜂蜜 200g，木糖醇 300g，溶化收膏，每晨起、卧前各 1 匙。

三诊：2011-11-18

平素睡后感腰酸，记忆力减退，有慢性咽炎史，饮食不节，尿酸及血脂偏高。苔薄，舌暗，脉小弦。再拟补肾和血化浊之剂调治。

桑寄生 150g　　怀牛膝 150g　　川牛膝 150g　　紫丹参 300g

广郁金 150g　　海金沙 150g　　绵茵陈 300g　　泽泻 100g

猪茯苓^各100g　　汉防己 100g　　炒白术 150g　　土茯苓 300g

绵萆薢 300g　　生薏仁 300g　　绞股蓝 300g　　生葛根 300g

炒川断 150g　　大川芎 100g　　赤白芍^各150g　　砂仁粉 30g

炙远志 100g　　石菖蒲 150g　　红景天 150g　　灵芝 150g

银杏叶 150g

上药煎取浓汁，文火熬糊，纳西洋参 60g（另煎取汁），三七粉 50g，白蜂蜜 300g，木糖醇 150g，溶化收膏，每晨起、卧前各 1 匙。

按语:《金匮要略》对痛风病多有论述，其认为正气不足是痛风病的主要病因。洪老受《金匮要略》对痛风病病因相关论述的启发，认为痛风（特殊痹病）病因具体分三：一是阳气不足，二是阴血不足，三是肝肾亏损。并据此拟定治法，遣方用药。一诊、二诊其以党参、朝白参、绞股蓝、茯苓、白术、苍术、薏苡仁、陈皮益气健脾化痰，白芍、葛根、黑芝麻、西洋参、阿胶滋阴养血，桑寄生、牛膝、补骨脂、龟板胶滋补肝肾，以恢复机体泌清泄浊的气化功能。中医认为"久病必瘀"，洪老以丹参配郁金、赤芍配三七活血行瘀，使血行气和。三诊时患者因嗜食海鲜、啤酒，饮食不节，尿酸复高，用药随症而变，去陈阿胶、龟板胶、黑芝麻、朝白参等补益药，以防滋腻留邪，加茵陈、红景天、三七粉祛湿化瘀血，以去除体内湿、痰、瘀滞之邪，可防痛风石的形成。

第七节　其他系统疾病

1.陈某，男，46岁。

初诊：2007-1-8

2004年因外伤致左股骨颈骨折，经治后出现股骨头坏死作痛，现腰腿作痛，乏力，寐差，平素易感冒，便溏。苔白薄，脉细，带弦。此病系脾肾亏虚，气虚不能鼓动血脉，血脉瘀阻，不通则痛，故拟益气补肾、温经活血之剂调治。

| 制首乌300g | 熟地黄300g | 山萸肉100g | 炒当归100g |
| 赤白芍^各120g | 杜仲150g | 炒薏仁300g | 川断150g |

川牛膝 100g	潞党参 200g	北细辛 30g	炙龟板 180g
桑寄生 150g	独活 90g	云茯苓 300g	川芎 90g
防风己^各90g	补骨脂 100g	徐长卿 300g	北黄芪 300g
炒白术 150g	炙五味子 90g	鸡血藤 300g	夜交藤 300g
红花 50g	合欢皮 150g	威灵仙 150g	清甘草 50g

上药煎取浓汁，文火熬糊，纳朝白参 50g（另煎取汁），西洋参 50g（另煎取汁），鹿角胶 150g（黄酒烊化），三七粉 45g，麦芽糖 500g，黑芝麻 100g（打粉），溶化收膏，每晨起、卧前各 1 匙。

二诊：2007-12-7

服膏方后，自觉良好，但腰髋酸痛，股骨头坏死，寐差，心悸，眼花，有时潮热。苔白，脉细。再以原意出入调治。

熟地黄 300g	山萸肉 100g	炒当归 100g	赤白芍^各120g
杜仲 150g	炒薏仁 150g	川断 150g	川牛膝 100g
北细辛 30g	桑寄生 150g	独活 90g	云茯苓 200g
川芎 90g	炙远志 100g	灵芝 150g	炒枣仁 300g
防风己^各90g	补骨脂 100g	徐长卿 300g	北黄芪 300g
炒白术 150g	炙五味子 90g	鸡血藤 300g	夜交藤 300g
红花 50g	菟丝子 150g	合欢皮 150g	清甘草 50g

上药煎取浓汁，文火熬糊，纳朝白参 50g（另煎取汁），西洋参 50g（另煎取汁），鹿角胶 120g（黄酒烊化），龟板胶 90g（黄酒烊化），三七粉 45g，麦芽糖 500g，黑芝麻 100g（打粉），溶化收膏，每晨起、卧前各 1 匙。

按语：《素问·脉要精微论》曰："腰者，肾之府。"肾主藏精，主生长发育与生殖，为脏腑之本，主骨生髓化血。《素问·阴阳应象大论》云："肾生骨髓。"骨骼生长发育由肾气推动与调控，肾藏精，精生髓，髓居骨中，肾精充足，则骨髓生化有源，髓以养骨，则骨骼坚韧有力，若肾精不足，骨髓生化无源，骨骼失养，则出现骨软无力，或老年人骨质脆弱，易于骨折等。

肾与脾为先天与后天的关系，相互滋生，相互滋养。元气盛则脾气健旺，易于化生水谷精微；脾胃化生后天之精，充养先天之精。本案患者中年男性，肾气渐亏，肾虚骨骼失养，骨质疏松，因而受外力导致骨折。肾虚则元气虚衰，脾胃运化失常，脾虚气弱，运化无权，不能升清，气血生化乏源则乏力、寐差，气虚不能顾护肺卫则易感冒，脾虚湿盛则见便溏。气虚日久累及阳气，阳气虚弱，寒则血流瘀滞，滞而不通，不通则痛，见腰腿作痛。

治疗以左归丸补肾为主，药以制首乌、熟地黄、山萸肉、桑寄生、杜仲、补骨脂补益肝肾，填精益髓，川断补肝肾、强筋骨、续折伤，当归、赤白芍、红花、鸡血藤、川芎活血，川牛膝补肾兼以活血，威灵仙、防风、独活、徐长卿、北细辛温经通络止痛，薏仁、党参、云茯苓、白术、五味子益气健脾止泻，黄芪补气，夜交藤、合欢皮宁心安神。二诊患者仍有腰髋酸痛、眼花，给予菟丝子补益肝肾、益精明目，心悸，有时潮热，给予鹿角胶、龟板胶双补肾阴肾阳，寐差加用炙远志、灵芝、炒枣仁。

现代药理研究显示，制首乌、熟地黄、山萸肉可提高机体免疫功能，防止骨质疏松，山萸肉还有抑制血小板聚集、抗血栓形成的作用。杜仲、续断能促进骨髓基质细胞增殖及向成骨细胞分化，利于骨折愈合，具有预防和延缓骨质疏松症的作用。

2. 叶某，女，64 岁。

初诊：2007-12-29

一个半月前，因妇科肿瘤施切除手术，术中失血过多，术后夜寐甚差，多梦易醒，心悸健忘，伴头晕目眩，面色不华，神疲乏力，食少，四肢倦怠，腹胀便溏，舌淡苔薄，脉细无力。证属脾虚血亏，心神失养，神不安舍，今拟益气养血、健脾养心、安神之剂调治。

北黄芪 300g	潞党参 200g	炒白术 150g	云茯苓 200g
全当归 120g	女贞子 200g	制黄精 200g	广木香 30g
炒枣仁 300g	炙远志 120g	柏子仁 200g	红景天 200g
炙五味子 120g	青龙齿 300g	麦门冬 100g	杭白芍 100g
熟地黄 200g	砂仁粉 30g	紫丹参 300g	广陈皮 90g
夜交藤 300g	生牡蛎 200g	炙甘草 60g	津大枣 50 枚

上药煎取浓汁，文火熬糊，纳朝白参 90g（另煎取汁），西洋参 50g（另煎取汁），真阿胶 150g（黄酒烊化），灵芝孢子粉 50g，黑芝麻 100g（打粉），白蜜 300g，白冰糖 200g，溶化收膏，每晨起、卧前各 1 匙。

二诊：2008-12-10

平素感乏力，但较前好转，寐欠佳，时有腰酸，尿频，夜尿多，头晕，记忆力减退。苔薄，脉细带弦。证属气血不足，心肾亏虚，宜益气养血安神、补心益肾之剂调治。

北黄芪 300g	潞党参 200g	炒白术 150g	云茯苓 200g
熟地黄 200g	全当归 120g	女贞子 200g	炒枣仁 300g
肥知母 100g	柏子仁 200g	炙远志 120g	炙五味子 120g
青龙齿 300g	合欢皮 300g	夜交藤 300g	山萸肉 100g

砂仁粉 30g　　红景天 200g　　制黄精 200g　　金樱子 300g

炙甘草 60g　　芡实 300g　　覆盆子 300g　　麦门冬 100g

石菖蒲 150g　　野百合 150g　　大红枣 150g

上药煎取浓汁，文火熬糊，纳朝白参 100g（另煎取汁），西洋参 50g（另煎取汁），真阿胶 150g（黄酒烊化），龟板胶 100g（黄酒烊化），灵芝孢子粉 50g，黑芝麻 100g（打粉），白蜜 300g，白冰糖 200g，溶化收膏，每晨起、卧前各 1 匙。

按语：失眠在《内经》中称为"目不瞑""不得眠""不得卧"，《难经》最早提出"不寐"这一病名，《难经·四十六难》认为老人不寐的病机为"血气衰，肌肉不滑，荣卫之道涩，故昼日不能精，夜不得寐也"。《景岳全书·不寐》指出："无邪而不寐者，必营气之不足也，营主血，血虚则无以养心，心虚则神不守舍，宜以养营气为主治……即有微痰微火皆不必顾，只宜培养气血，血气复则诸症自退。"

本案患者术中失血过多，血虚心失所养，心神不宁，则失眠、多梦、心悸；血虚头面失养，则头晕，面色不华；脾虚运化失职，水谷不化，则见腹胀便溏，四肢倦怠，神疲食少；舌淡苔薄，脉细无力，均为脾气亏虚的表现。本病辨证为心脾两虚证，治疗以归脾汤方加减，补益心脾，养心安神。

方用党参、白术、黄芪、红景天、甘草益气健脾；当归补血；远志、酸枣仁、茯苓补心益脾，安神定志；木香、砂仁、陈皮行气健脾，丹参活血，使全方补而不滞。失眠较重，加五味子、柏子仁、夜交藤助养心宁神，或加龙齿、牡蛎以镇静安神。若心血不足，加熟地黄、芍药、女贞子、制黄精以滋阴养血。

二诊患者乏力好转，夜寐仍差，有时腰酸，尿频，夜尿也多，头晕，记忆力减退，为肾虚不能固摄，宜补益气血安神、补肾固摄之剂调治，药加合欢皮解郁安神，山萸肉、金樱子、芡实、覆盆子补肾固摄，石菖蒲、百合宁心安神益智。

洪老认为该病虽由气血亏虚引起，治疗宜心脾同治，气血并补，但重在补脾，重在补气。该方临床应用广泛，除应用于心脾两虚证外，还应用于脾不统血证，如便血、皮下紫癜以及妇女崩漏、月经先期、量多色淡或淋沥不止等。

3.方某，女，49岁。

初诊：2008-12-17

子宫全切术后，现感疲乏，头晕，时有烘热，夜寐欠佳，腰酸，视物模糊，肢麻，面色暗滞。苔薄，舌边暗，脉细弦。有颈椎病史。证为肝肾阴虚，阴虚内热，热扰神明，以滋补肝肾、活血安神之法调治。

生熟地黄各150g	山萸肉100g	怀山药150g	粉丹皮100g
云茯苓100g	炒枣仁300g	珍珠母300g	生牡蛎300g
炙鳖甲200g	肥知母100g	甘枸杞200g	女贞子150g
天麦冬各100g	野百合150g	明天麻150g	制黄精200g
夜交藤300g	川芎100g	生葛根300g	炒枳实100g
红景天150g	赤白芍各200g	紫丹参300g	砂仁粉30g

上药煎取浓汁，文火熬糊，纳西洋参120g（另煎取汁），龟板胶150g（黄酒烊化），真阿胶100g（黄酒烊化），灵芝孢子粉50g，黑芝麻100g（打粉），白蜜300g，白冰糖200g，溶化收膏，每晨起、卧前各1匙。

二诊：2009-12-19

服膏方后，腰酸、烘热、肢麻、易感冒等症均有改善，现感乏力，面色不华，头晕，记忆力减退。苔薄，舌暗，脉细。今拟益气养血、活血安神健脑之剂调治。

北黄芪 300g	炒白术 150g	云茯苓 100g	怀山药 150g
生熟地黄^各150g	山萸肉 100g	粉丹皮 100g	云茯苓 100g
炒枣仁 300g	珍珠母 300g	生牡蛎 300g	炙鳖甲 200g
甘枸杞 200g	女贞子 150g	潼白蒺藜^各150g	天麦冬^各100g
明天麻 150g	制黄精 200g	菟丝子 150g	夜交藤 300g
川芎 100g	生葛根 300g	石菖蒲 150g	红景天 150g
赤白芍^各200g	紫丹参 300g	炙远志 100g	

上药煎取浓汁，文火熬糊，纳朝白参 60g（另煎取汁），西洋参 50g（另煎取汁），真阿胶 250g（黄酒烊化），珍珠粉 60g，白蜜 450g，溶化收膏，每晨起、卧前各 1 匙。

按语：中医认为，肾藏精，肝藏血，肝血有赖于肾精的滋养，肾精也不断得到肝血所化之精的填充，精血是相互资生的，所以有"精血同源""肝肾同源"之说。因此肾精亏损必导致肝血不足，肝血不足也可引起肾精亏损。《医宗必读·乙癸同源论》云："东方之木，无虚不可补，补肾即所以补肝。北方之水，无实不可泻，泻肝即所以泻肾……故曰肾肝同治。然木既无虚，又言补肝者，肝气不可犯，肝血自当养也。血不足以濡之，水之属也，壮水之源，木赖以荣。水既无实，又言泻肾者，肾阴不可亏，而肾气不可亢也。……故知气有余便是火者，愈知乙癸同源之说也。"

本案患者子宫全切术后，气血精液大亏。肾阴不足，则耳鸣健忘；腰膝失于滋养，则腰膝酸软；肝肾阴虚，水不涵木，肝阳上亢，则头晕目眩；肝阳化风，可见肢麻；肝肾阴虚，目失涵养，则视物不清；阴虚则热，虚热上扰，心神不安，则失眠多梦；虚热内扰，则五心烦热，时有烘热。面色暗滞，舌暗，是内有瘀阻之象。

方以六味地黄汤滋补肾阴为主，即王冰所谓"壮水之主，以制阳光"。该方"三补"与"三泻"相伍，以补为主，肾、肝、脾三脏兼顾，以滋肾精为主。鳖甲、知母、甘枸杞、女贞子、天麦冬、野百合滋阴清热，枣仁、珍珠母、生牡蛎、夜交藤镇静安神，当归、川芎、赤白芍、紫丹参活血化瘀，天麻、葛根通络止痛。二诊患者腰酸、烘热、肢麻等症均有改善，感乏力，面色不华，头晕，视物模糊，记忆力减退。原方中加入黄芪、党参、白术益气健脾扶正，菟丝子、潼白蒺藜滋阴明目，石菖蒲、远志安神益智。

临证洪老善用天麻，其甘，平，入肝经。《本草汇言》言其"主头风，头痛，头晕虚眩，癫痫强痉，四肢挛急，语言不顺，一切中风，风痰"。《开宝本草》言其"主诸风湿痹，四肢拘挛，小儿风痫、惊气，利腰膝，强筋力"。

4.杨某，女，50岁。

初诊：2010-12-4

胃手术后，出现胆汁反流现象，胃脘不舒，并畏寒，有时出现呕吐，大便较软，寐差，记忆力减退，苔薄，脉细弦。此属胃病术后脾胃虚弱，运化失职，久则阳虚失于温煦之证。正值冬令进补之时，予益气健脾、温中安神之剂调治。

党参200g	炒白术200g	云茯苓300g	姜半夏150g
陈皮100g	怀山药300g	木香90g	炒黄芩60g
干姜60g	海螵蛸300g	生薏仁300g	旋覆花100g

莲子肉 150g　　苏梗 150g　　吴茱萸 50g　　炙远志 100g

石菖蒲 150g　　合欢皮 300g　　杭白芍 150g　　炒枳壳 100g

路路通 90g　　砂仁粉 30g　　潼蒺藜 150g　　枸杞子 200g

清甘草 50g

上药煎取浓汁，文火熬糊，纳朝白参 50g（另煎取汁），西洋参 50g（另煎取汁），真阿胶 150g（黄酒烊化），灵芝孢子粉 50g，麦芽糖 400g，溶化收膏，每晨起、卧前各 1 匙。

二诊：2011-12-17

去年服膏方后，呕吐等症有减，但未净，有时腹胀，怕冷，眼花，记忆力减退。化验白细胞减少。苔薄，脉细。再拟原意出入调治。

党参 200g　　炒白术 200g　　云茯苓 300g　　姜半夏 150g

陈皮 100g　　怀山药 300g　　木香 90g　　干姜 60g

海螵蛸 300g　　生薏仁 300g　　莲子肉 150g　　旋覆花 100g

苏梗 150g　　吴茱萸 50g　　炙远志 100g　　石菖蒲 150g

合欢皮 300g　　杭白芍 150g　　炒枳壳 100g　　砂仁粉 30g

潼蒺藜 150g　　枸杞子 200g　　清甘草 50g　　菟丝子 150g

楮实子 100g　　太子参 150g　　补骨脂 100g　　芡实 300g

上药煎取浓汁，文火熬糊，纳朝白参 50g（另煎取汁），西洋参 50g（另煎取汁），真阿胶 200g（黄酒烊化），灵芝孢子粉 50g，麦芽糖 450g，溶化收膏，每晨起、卧前各 1 匙。

按语：中医认为"脾胃为后天之本"，并有"内伤脾胃，百病由生"一说。脾胃同为气血生化之源、后天之本，同时脾胃居于中焦，脾气主升而胃气主降，相反相成。脾宜升则健，胃宜降则和。故《诸病源候论·脾胃诸病候》云："脾胃二气相为表里，胃受谷而脾磨之，二气平调，则谷化而能食。"若脾胃功能失调，即所谓"清气在下，则生飧泄，浊气在上，则生膜胀"（《素问·阴阳应象大论》）。

本案患者胃术后脾胃虚弱，胃失和降，气机壅滞于中焦，见胃脘痞满不舒；胃气虚弱，失于和降，胃气上逆，出现胆汁反流，呕吐；阳虚则脾胃运化失常，可见大便软溏；阳虚不能温煦全身，则见畏寒；脾主升清，若脾虚气弱，运化无权，不能升清，气血生化乏源，则神疲乏力，寐差，记忆力减退。

洪老治以香砂六君子汤为主，健脾和胃，全方健中有消，行中有补。现代药理研究表明，本方具有调整胃肠功能、调节免疫、治疗胃及十二指肠溃疡等作用。阳虚加干姜温中，反酸加海螵蛸、旋覆花、吴茱萸温中降逆止泻，山药、薏仁、莲子肉健脾止泻，枳壳理气宽中，石菖蒲、远志、合欢皮开窍、益智、安神。

二诊患者呕吐等症有减，但仍有怕冷，眼花，记忆力减退，白细胞减少，原方中加入补骨脂、菟丝子、楮实子、太子参、芡实温阳健脾，益气养血，养阴明目。

在改善记忆方面，石菖蒲配合远志是洪老常用者。其中，石菖蒲入心、肝、脾经，《本经》谓其"主风寒湿痹，咳逆上气，开心孔，补五脏，通九窍，明耳目，出音声"，具有化湿开胃、开窍化痰、醒神益智的作用；远志入心、肾经，《本经》谓其"主咳逆伤中，补不足，除邪气，利九窍，益智慧，耳目聪明，不忘，强志倍力"，具有安神益智、祛痰消肿的作用。石菖蒲通中有补，以通为用，远志补中有通，以补为主，二药相须而得，心神荣，脑窍通，则记忆大为改善。

5.余某，女，34 岁。

初诊：2014-3-3

7 年前于产后两个月确诊为卵巢癌，行左卵巢及其附件切除术，术后化疗 3 次，一度病危，经中西医结合治疗病情有所好转，现自觉身体未全恢复，易疲劳，易感冒，怕冷，多愁善忘，腰膝酸软，性功能减退，脱发，面额油腻，易发小疖，形瘦，纳欠佳，便秘，寐欠佳，苔薄白，舌暗，边有齿痕，脉细带弦。此为脾肾亏虚，运化失司，气血生化乏源，刻值冬藏之时，拟补肾健脾、助运化浊之剂调治，以期先后天同养，气阴双补。

熟地黄 150g	生地黄 150g	山萸肉 100g	茯苓 150g
枸杞子 200g	桑寄生 150g	怀牛膝 150g	仙茅 100g
生黄芪 300g	女贞子 150g	炒白术 150g	防风 100g
汉防己 100g	炙五味子 90g	绞股蓝 200g	决明子 300g
柏子仁 150g	刺五加 150g	八月札 150g	荷叶 150g
玫瑰花 100g	绵茵陈 300g	佛手 100g	炒黄芩 150g
桑白皮 150g	蛇舌草 300g	生山楂 150g	炒谷芽 200g
炒麦芽 200g	火麻仁 300g	广陈皮 90g	生甘草 50g

上药煎取浓汁，文火熬糊，纳西洋参 50g（另煎取汁），朝白参 50g（另煎取汁），灵芝孢子粉 30g，龟板胶 150g（黄酒烊化），真阿胶 100g（黄酒烊化），白蜜 500g，溶化收膏，每晨起、卧前各 1 匙。

四诊：2017-11-12

守上方加减服膏数载，患者自觉整体情况已明显好转，但有时仍易疲劳，经量偏少，经期情绪不稳定，经前易发痤疮。补气养阴基础上加以柔肝解郁，养血调经。

生黄芪 300g	女贞子 150g	炒白术 100g	汉防己 100g
炙五味子 90g	刺五加 150g	猪苓 100g	生侧柏 150g
制首乌 200g	枸杞子 300g	决明子 150g	绞股蓝 300g
菟丝子 150g	炒当归 120g	蛇舌草 300g	炒白芍 120g
炒枳壳 100g	丹参 300g	广郁金 150g	绵茵陈 300g
玫瑰花 100g	制黄精 200g	柏子仁 100g	制远志 100g
石菖蒲 150g	合欢皮 300g	生山楂 150g	柴胡 60g
清甘草 50g			

上药煎取浓汁，文火熬糊，纳西洋参 60g（另煎取汁），朝白参 60g（另煎取汁），灵芝孢子粉 30g，龟板胶 150g（黄酒烊化），真阿胶 100g（黄酒烊化），白蜜 450g，黑芝麻 90g（打碎），溶化收膏，每晨起、卧前各 1 匙。

五诊：2018-11-10

去岁服膏后自觉体质增强，月经亦正常，现平时多思虑，易紧张，有时心悸，寐较浅，夜尿偏多，腰酸。舌淡红，苔薄白，脉细弦。拟疏肝解郁、养心安神之剂调治。

柴胡 100g	炒白芍 120g	炒当归 120g	炒白术 150g
茯苓 150g	灯心草 30g	炒丹皮 120g	炒山栀 60g
制香附 100g	丹参 300g	合欢皮 300g	制远志 90g
石菖蒲 150g	生龙骨 300g	酸枣仁 200g	枸杞子 300g
女贞子 150g	决明子 150g	绞股蓝 200g	炒枳壳 100g
玫瑰花 60g	炙五味子 90g	金樱子 300g	猪苓 100g
生侧柏 150g	桑寄生 150g	怀牛膝 100g	淮小麦 300g
炙甘草 60g			

上药煎取浓汁，文火熬糊，纳西洋参 60g（另煎取汁），朝白

参 60g（另煎取汁），灵芝孢子粉 30g，龟板胶 150g（黄酒烊化），真阿胶 100g（黄酒烊化），白蜜 450g，黑芝麻 90g（打碎），溶化收膏，每晨起、卧前各 1 匙。

按语：人体元气来源于肾中先天之精所化生的"先天之气"及脾胃水谷之精所化生的"后天之气"，正如《灵枢·刺节真邪》所说："真气者，所受于天，与谷气并而充身者也。"该患者产后两个月，肾气未复，本属气血亏虚，又因癌症行手术化疗，白细胞降低，一度病危，经治虽癌邪已除但元气严重受损。初诊时腰膝酸软、性功能减退、脱发等均是肾气不足的表现，而神疲易感、形瘦纳差、便秘、舌有齿痕等则为脾胃虚弱之故。张景岳云："精虚者，宜补其下，熟地、枸杞是也。"强调了补肾，尤其是补益肾阴在治疗精气亏虚证中的重要性。故在治疗上洪老选择了六味地黄去功偏泻的丹皮、泽泻为基础方，重用生黄芪、熟地黄、女贞子等补气养阴，填精益髓，并在较多补阴药中少佐仙茅，体现了"阴阳互根""阴中求阳"的思想。另一方面，健脾益气以充"后天气血生化之源"。因补阴药多滋腻碍胃，该患者本身脾胃功能也欠佳，故洪老在方中酌情增加了健脾理气之品以助运化，使"动静合宜"。

值得注意的是，该患者总体表现以虚证为主，但仔细观其脉证，发现还存在肝郁、湿热等病机。膏方区别于普通汤剂的其中一点便是组方更为全面，所以初诊在用药上也兼顾了次要病机。连进膏滋数年，随着脾肾亏虚、气血不足的纠正，肝郁逐渐变成了主要矛盾，洪老的用方也逐渐过渡到了柴胡疏肝散加减，可见膏方看似大而庞杂，还是没有离开中医辨证论治的中心思想。肿瘤患者作为膏方调治的一个相对特殊的群体，在遣方用药上更应考虑周详，谨慎为之。

6. 屠某，男，70 岁。

初诊：2016-11-26

2009 年罹患下咽癌，行全喉、全食道切除术，未行放化疗。平素夜尿频多，乏力易感，动则气急，咳嗽痰多，色白，怕冷，有时头晕，记忆力减退，大便常干，形体消瘦，纳寐一般，舌苔薄白，舌暗红，脉弦。有高血压史，服药基本控制。另有肠梗阻、痛风及脾脏切除史。此为气虚不固，水液运化失司，痰浊内生，肺失宣降之证。正值冬令封藏之时，当拟益气固表、止咳化浊之剂，制膏缓图，以期水精四布、五经并行、疏泄有度、宣降得宜之效。

生黄芪 300g	女贞子 150g	炒白术 150g	北防风 100g
辛夷花 100g	炙五味子 90g	桔梗 100g	苦杏仁 100g
制半夏 100g	广陈皮 100g	云茯苓 120g	白前 120g
枳实 100g	生侧柏叶 150g	前胡 100g	广地龙 100g
制远志 100g	石菖蒲 120g	红景天 150g	刺五加 150g
紫灵芝 150g	双钩藤 150g	明天麻 150g	生葛根 300g
金樱子 300g	桑螵蛸 100g	广郁金 100g	丹参 300g
山慈菇 90g	瓜蒌仁 300g		

上药煎取浓汁，文火熬糊，纳西洋参 50g（另煎取汁），朝白参 50g（另煎取汁），蛤蚧 1 对（打粉），龟板胶 100g（黄酒烊化），真阿胶 100g（黄酒烊化），白蜜 400g，胡桃肉 100g（打粉），溶化收膏，每晨起、卧前各 1 匙。

二诊：2017-11-12

服膏方后自觉效可，尿频有所改善，咳痰减少，但仍易气急，记忆力差，大便尚干，近 1 年感腰膝酸软，盗汗，有时发口疮，舌苔薄，舌暗红，脉弦细，再拟原法出入调治。

生黄芪 240g	女贞子 200g	炒白术 100g	北防风 100g
炙五味子 100g	桔梗 100g	制半夏 100g	广陈皮 100g
云茯苓 100g	白前 120g	枳实 100g	生侧柏叶 150g
广地龙 100g	绵茵陈 300g	金银花 150g	生蒲黄 100g
制远志 100g	石菖蒲 150g	红景天 150g	刺五加 150g
紫灵芝 150g	双钩藤 150g	明天麻 150g	生葛根 300g
金樱子 300g	桑螵蛸 100g	山慈菇 60g	瓜蒌仁 300g

上药煎取浓汁，文火熬糊，纳西洋参 90g（另煎取汁），朝白参 60g（另煎取汁），蛤蚧 1 对（打粉），龟板胶 100g（黄酒烊化），真阿胶 100g（黄酒烊化），白蜜 450g，胡桃肉 100g（打粉），溶化收膏，每晨起、卧前各 1 匙。

三诊：2018-11-17

连进膏滋二载，自觉诸症均有所改善，现夜寐欠佳，动后仍有气急，腰酸，易疲劳，有时头晕痛。近期体检示：尿蛋白（++），肌酐、尿酸偏高，肾囊肿，前列腺增生，胆囊结石。舌苔薄，舌暗红，脉弦。再拟原法酌加养心安神之品调治。

生黄芪 300g	女贞子 150g	太子参 150g	炙五味子 90g
桔梗 100g	南沙参 150g	苦杏仁 100g	广陈皮 90g
广地龙 100g	枳实 100g	生侧柏叶 150g	姜半夏 100g
炒黄芩 100g	金银花 150g	元参 120g	炒丹皮 100g
绵茵陈 300g	红景天 150g	刺五加 150g	制远志 90g
茯苓 100g	生葛根 300g	明天麻 150g	双钩藤 150g
金樱子 300g	山慈菇 60g	瓜蒌仁 300g	生甘草 50g

上药煎取浓汁，文火熬糊，纳西洋参90g（另煎取汁），朝白参60g（另煎取汁），灵芝孢子粉20g，蛤蚧1对（打粉），龟板胶100g（黄酒烊化），真阿胶100g（黄酒烊化），白蜜400g，溶化收膏，每晨起、卧前各1匙。

按语：该患者为老年男性，脏腑功能本趋于衰退，经历癌症、重大手术之后虽癌邪已除，正气亦严重受损，故出现明显的气虚之证。《素问·经脉别论》指出："饮入于胃，游溢精气，上输于脾，脾气散精，上归于肺，通调水道，下输膀胱。"《素问·逆调论》指出："肾者水脏，主津液。"说明人体的津液代谢是通过胃的摄入、脾的运化、肺的宣降、肾的蒸腾和气化作用，由三焦这一通道，输送至全身，代谢后的水液废物主要通过膀胱以尿液形式排出，故水液代谢异常尤责之肺、脾、肾三脏。该患者夜尿频多、小便清长，此为肾之气化功能减退之故。又肾主纳气，肾气虚则呼吸表浅，动则气急。另一方面，肺主一身之气，为水之上源，该患者肺气虚弱，失于宣降，故而出现咳嗽痰多、乏力、易感冒的表现。肺气虚则无以宣发卫气于皮毛肌腠，故怕冷，汗液的生成和排泄减少，又导致了尿液的增多。综上所述，本证以肺肾气虚为本，痰饮为标，病位主要在肺肾，又与脾胃密切相关，故在治疗上应当着重补气以治本，化浊缩尿以治标。在遣方用药上以玉屏风散配合西洋参、朝白参益气固表为主，加半夏白术天麻汤及补肾固精之品以化痰、缩尿。

本例与一般膏方案例的不同之处在于患者是有恶性肿瘤史的老年人。洪老认为在肿瘤患者的膏方调治中，要做到"扶正"不忘"祛邪"。膏方总体是以补益功效为主，进展期的肿瘤患者并不适宜，而术后、放化疗后的以虚证为主的患者是可以进行膏方调治的。治疗上首先要考虑可能存在"热""毒""瘀"的肿瘤体质，还要做到"未病先防、既病防变"，即要注意预防术后复发、预防或防止肿瘤转移。故洪老在补益药中会酌情加入清热解毒、活血化瘀、散结消痰之品，现代药理研究也证实了山慈菇、猫爪草、丹参、夏枯草等具有抗肿瘤的作用。不同的肿瘤还可在辨证基础上选用更具有针对性的中药，使辨证与辨病相结合。而老年人一般病程较长，体质较差，临床更常见的是虚实夹杂证而非单纯的虚证。如本例中该患者不仅有水饮痰浊等病理产物的"实"，本身还有前列腺增生、肾囊肿等基础疾病的"实"。洪老认为对于老年肿瘤患者，在膏方的用药上更要注意攻补结合，最重要的是徐徐图之，以平为期。

后记

　　膏方（膏滋药）是中医药学伟大宝库中的瑰宝，历经千百年的磨砺，如今已发出更加灿烂的光芒。改革开放以来，随着人民生活水平的提高，膏方已成寻常百姓广为接受的防病治病和养生保健的重要手段之一，在保障和促进人民健康方面发挥了积极作用。

　　"膏方是一种高深的中医治疗技术"，其与汤剂有所不同，医生要开出一张好的膏方并非易事。中医老前辈秦伯未先生曾指出，开膏方是一件需要"深思细虑""慎之慎之"的事情。这就要求医生有扎实的中医理论功底和丰富的临床实践经验，并具有良好的医德医风。有了一张好的膏滋处方，加之地道药材和规范的熬制及服方法，膏方就一定能发挥出调理补益的疗效。

　　2003年冬，我院为满足群众对膏方的需求，在我市率先开设了膏方门诊，我身体力行参与其中，至今已近二十年。承蒙病家信任，每临膏方季节，慕名前来找我求膏方者甚多。为了保证诊疗时间和处方的质量，我除了每次门诊限号外，还施行病家预约门诊并提供相关的病史资料等方法。在门诊前，我根据提供的资料先要初步了解每位患者的一些情况，以便处方时能更好地做到辨证（质）施治，全面调理。

经过近二十年在膏方门诊中不断的揣摩，我悟出了一些体会和经验，并保存了绝大部分膏方病案的原始记录。工作室成立后，同道们要求把这些资料加以整理，编辑成书予以出版，供同行之间互鉴互学，以便更好传承中医药文化，提高膏方的诊疗水平，服务于人民的健康事业。

《洪善贻膏方经验集》一书，经过我们工作室同仁的辛勤努力，即将付梓印刷出版，在此，我代表工作室向为本书作序的国家名中医、浙江中医药大学原校长范永升教授和为本书编辑出版付出心血的钟光辉、潘照、唐亚军、魏升、骆震、叶兴涛、李苗医师表示衷心感谢，对促进本书出版的单位和有关领导、朋友致以谢意。

由于编辑时间仓促，限于本人水平，纰漏一定难免，敬请行家和读者谅解并不吝赐教，给予批评指正。

洪善贻

2019 年 10 月